U0305417

伽玛刀治疗颅脑疾病

——临床与影像

主　编　张雪宁　徐德生

　　　　刘　东　杨连海

副主编　李小东　刘晓民

　　　　吴　天　张　虹　韩　悦

主　审　郑立高　张云亭　廉宗澂

天津科学技术出版社

图书在版编目(CIP)数据

伽玛刀治疗颅脑疾病：临床与影像/张雪宁等主编.
--天津：天津科学技术出版社,2010.12
ISBN 978-7-5308-6145-5

Ⅰ. ①伽… Ⅱ. ①张… Ⅲ. ①脑病—钴60治疗机—放
射疗法 Ⅳ. ①R816.1

中国版本图书馆 CIP 数据核字(2010)第 228920 号

策　　划：袁向远
责任编辑：袁向远　王连弟
责任印刷：兰　毅

天津科学技术出版社出版
出版人：蔡　颢
天津市西康路 35 号　　邮编：300051
电话(022)23332399(编辑室)　23332393(发行部)
网址：www.tjkjcbs.com.cn
新华书店经销
廊坊市海涛印刷有限公司印刷

开本 889×1194　1/16　印张 23.25　字数 530 000
2010 年 12 月第 1 版第 1 次印刷
定价：268.00 元

作者名单（以姓氏笔画为序）

戈有林　　　天津医科大学第二医院

王国开　　　天津医科大学第二医院

王琮荫　　　天津医科大学第二医院

邓彦玲　　　天津医科大学第二医院

田立新　　　天津医科大学第二医院

田恩瑞　　　天津医科大学第二医院

白　玫　　　天津医科大学第二医院

关祥祯　　　天津医科大学第二医院

刘　东　　　天津医科大学第二医院

刘晓民　　　天津医科大学第二医院

吕志新　　　天津医科大学第二医院

吴　天　　　天津市第三中心医院

张文煜　　　天津医科大学第二医院

张志远　　　天津医科大学第二医院

张宜培　　　天津医科大学第二医院

张雪宁　　　天津医科大学第二医院

张雪君　　　天津医科大学医学影像学院

张　虹　　　天津医科大学第二医院

李小东　　　天津医科大学第二医院

李　茂　　　天津医科大学第二医院

李彦和　　　天津医科大学第二医院

杜春发　　　天津医科大学第二医院

孟华伟　　　天津医科大学第二医院

杨　静　　　天津医科大学第二医院

杨连海　　　天津医科大学第二医院

杨树喜　　　天津医科大学第二医院

林益光　　　天津医科大学第二医院

赵　博　　　天津医科大学第二医院

赵　蕾　　　天津医科大学第二医院

徐德生　　　天津医科大学第二医院

贾　强　　　天津医科大学第二医院

高　晓　　　天津医科大学第二医院

夏庆来　　　天津医科大学第二医院

隋秀丽　　　天津医科大学总医院

程轶峰　　　天津医科大学第二医院

韩　悦　　　天津医科大学第二医院

薛新生　　　天津医科大学第二医院

序一

  1949 年瑞典神经外科学家 Lars Leksell 教授研制出了第一代 Leksell 立体定向仪，1951 年他率先提出了放射外科的概念，1967 年他与 Larsson 合作研制出第一台 Leksell 伽玛刀，这是一种能将高能伽玛射线精确聚焦于颅内局限性靶区进行单次照射产生特殊放射生物学效应的技术，最初主要用于功能神经外科疾病的治疗，此后其设备、计划软件与适应证都在不断地进展，特别是二十世纪九十年代以来计算机和医学影像技术的迅猛发展赋予了伽玛刀放射外科全新的方法和概念。立体定向放射外科，伽玛刀等术语已被医学索引正式采纳，伽玛刀放射外科也衍生为神经外科的重要分支。伽玛刀作为一种现代化的高科技治疗手段，它涉及理、工、医、技等领域，在临床方面融合了神经外科学、神经影像学、放射治疗学等多个学科，截至 2008 年底，全球 267 家 Leksell 伽玛刀中心累计治疗各种颅脑疾病患者 50 余万例，发表学术论文近万篇。我国自 1993 年开始引进 Leksell 伽玛刀，十几年来开展了大量的临床和基础研究工作。

  天津医科大学第二医院自 1995 年引进天津市第一台 Leksell 伽玛刀设备至今已累计治疗各类颅脑疾病 8000 余例，积累了大量珍贵的病历资料和丰富的临床经验，特别是在眼眶疾病伽玛刀治疗方面独树一帜，得到国内外同道的认可。为了给从事放射外科、神经外科、放射学科及放射治疗学科的同道们提供关于颅脑疾病伽玛刀治疗的临床应用与影像学评价方面的参考，天津医科大学第二医院组织了长期从事伽玛刀放射外科临床及神经影像学专业的专家共同编写了《伽玛刀治疗颅脑疾病——临床与影像》一书，填补了国内在这方面的空白，为我国的神经外科事业做出了一定的贡献。

  本书既有各位作者长期从事临床实践的体会，又广泛吸收了国内外同行的先进经验和成果，博采众长，图文并茂，对伽玛刀放射外科、神经外科、放射学科及放射治疗学科等工作者是很有帮助的参考书。

天津医科大学总医院神经外科教授

天津医科大学博士研究生导师

天津市神经病学研究所原所长

中华医学会天津分会神经外科学会主任委员

欧亚神经外科学会主席

杨树源

2010 年 5 月于天津

序二

　　二十纪九十年代以来由于计算机和医学影像技术的迅猛发展赋予了伽玛刀放射外科全新的方法和概念。伽玛刀放射外科也逐步衍生为神经外科的一个分支。伽玛刀作为一种现代化的高科技治疗手段，它的发展涉及理、工、医、技等领域，在临床方面融合了神经外科学、神经影像学、放射治疗学等多个学科，天津医科大学第二医院自 1995 年在天津首家引进 Leksell 伽玛刀设备至今已累计治疗各类颅脑疾病 8000 余例，积累了大量珍贵的病历资料和丰富的临床经验，涉及参与工作的还有口腔科、头颈外科、耳鼻喉科、除痛科等，特别值得提及的是在我院眼眶疾病诊断治疗位于国内领先的基础上，又融入了伽玛刀放射外科的治疗技术，结合边缘学科知识，多学科融合协作治疗疾病是医学发展的一个趋势，作者对此进行了有益的尝试与探索。

　　天津医科大学第二医院张雪宁教授、徐德生教授组织了一批长期从事伽玛刀放射外科临床及神经影像学专业的专家共同编写了《伽玛刀治疗颅脑疾病——临床与影像》一书，作为涵盖颅脑疾病伽玛刀治疗学临床与影像方面内容的力作，该书从专业角度系统阐述了伽玛刀放射外科发展历程、基本理论、临床应用、影像随访等方面的内容。上述内容恰是众多伽玛刀放射外科专业人员、神经外科、放射学科及放射治疗学科医师所必须掌握的内容。这正是本书出版的意义。该书作者都是具有长期临床实践经验的医生，在对众多患者进行长期临床随访的过程中付出的劳动是可想而知的，这从本书大量系统翔实的病历资料中可窥一斑。同时该书作者广泛吸收了国内外同行的先进经验和成果，博采众长，图文并茂，对伽玛刀放射外科、神经外科、放射学科及放射治疗学科等工作者是很有帮助的参考书。该书的出版填补了我国关于 Leksell 伽玛刀放射外科治疗学方面的空白，为更进一步推动我国的神经外科事业作出了贡献。值此机会向为本书出版付出艰辛劳动的众位编者及本书编辑人员致以由衷的谢意。希望各位同道对书中不妥之处不吝指教。

天津医科大学第二医院教授

天津医科大学博士研究生导师

天津医科大学第二医院院长

中华医学会老年医学分会副主任委员

王林

2010 年 5 月于天津

前　言

伽玛刀放射外科应用于临床以来，已经历四十余年的发展。近十年来伽玛刀放射外科的迅速发展主要归因于医学影像、计算机及自动化技术的发展。伽玛刀放射外科已从最初的一个概念发展成为神经外科的一个重要分支学科——放射神经外科。他超过了同时代的其他神经外科技术，得到了迅速发展和广泛的应用，已成为脑血管疾病、颅脑肿瘤、功能性神经外科疾病治疗的重要工具。我们对于放射外科在不同组织所产生的放射生物学效应已经有了更深入的理解。放射外科现在恰当的定义应为：在单次治疗过程中，在严格确定的靶点容积范围内产生特殊的放射生物学效应的一种手术技术。至 2008 年 12 月，全世界已安装 Leksell 伽玛刀 267 台，治疗各种颅脑疾病患者超过 50 万例。

我国自二十世纪九十年代初开始引进 Leksell 伽玛刀，至今已有 19 台 Leksell 伽玛刀分布于全国各地，开展了大量的临床工作，治疗病例达数万例之多，取得了满意的疗效。然而伽玛刀放射外科临床疗效的评价对于广大神经外科、放射科医生来说仍然存在许多模糊的认识。天津医科大学第二医院神经外科暨伽玛刀中心自 1995 年成立至今，积累了八千多例各种类型颅脑疾病伽玛刀放射外科治疗的经验，其中包括大量患者的诊断、治疗、随访和并发症处理的临床和影像资料。为了给放射外科、神经外科、放射科及放射治疗学科的同道们提供关于颅脑疾病伽玛刀治疗的临床应用与影像学评价方面的参考，从而对颅脑疾病伽玛刀治疗学有更加全面和深入的认识，我们组织了本市在伽玛刀治疗、医学影像、眼科、耳鼻喉科的资深专家教授，共同编写了这本专著。

本书共分两篇十章，约 50 万字，附图 400 余幅。全书系统介绍了颅脑疾病伽玛刀放射外科治疗的临床应用与影像学评价，全部采用我们多年临床实践中积累的诊疗及影像资料，从伽玛刀治疗的原理和基础、神经影像学进展、伽玛刀的临床应用及影像学评价等方面进行了全面地阐述。全书内容翔实、图文并茂、实用性强，同时还体现了我们自身的特色，如眼眶疾病的伽玛刀治疗。希望能对我国伽玛刀放射外科工作的深入开展有所帮助。

本书在编写过程中，得到了已故影像学界德高望重的吴恩惠教授的亲切关心和帮助，得到了天津医科大学第二医院领导和伽玛刀中心、放射科全体同志的大力支持。全书完稿后，由郑立高教授、张云亭教授、廉宗澂教授精心审阅，特别是各位编委花费了大量的心血。刘东副主任医师对全书的文字修改、审校和图片编辑做了大量的工作，在此一并表示感谢！

　　本书从开始策划到出版历经三年多时间，虽经反复修改，但难免存在偏颇及疏漏之处，在此恳请各位同道批评指正。

张雪宁、徐德生

2010 年 10 月于天津

目　　录

第一篇
Leksell 伽玛刀及神经影像学的进展

第一章　立体定向伽玛刀放射外科发展概述

一、Leksell 立体定向系统的建立

二十世纪中叶，限于当时的医疗条件，神经外科手术的死亡率高达 40%，致残率更高。瑞典神经外科医生 Lars Leksell（图 1-1-1）在师从著名神经外科学家 Olivecrona 期间，目睹了这位神经外科先驱所遇到的成功与失败，他逐渐认识到神经外科应该朝着微创伤的方向进行努力。当时 Clark 和 Horsley 研制的立体定向装置已在实验室中应用，并由

Spiegel 和 Wycis 在 1947 年最先应用在临床上。Leksell 认识到这是一种很有前景的微创技术，在此基础之上，他根据几何学弓形设计原理在 1949 年研制出了第一代 Leksell 立体定向仪（图 1-1-2）。随后又逐渐完善改进推出了 Leksell-D 型和 G 型立体定向仪，适用于 X 线、CT、MRI 定位，成为临床应用最为广泛的立体定向系统，后来也发展成为放射外科治疗系统的重要组成部分。

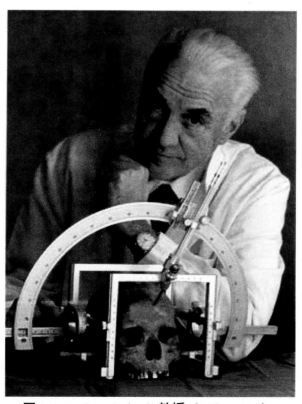

图 1-1-1　Lars Leksell 教授（1907-1986）

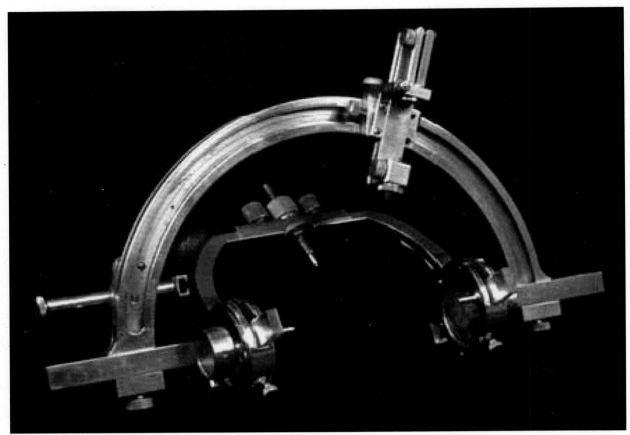

图 1-1-2　于 1949 年研制的第一台 Leksell 立体定向仪

二、放射外科概念的提出

1951 年 Leksell 和他的同事们设计了一种全新的立体定向治疗技术，这种手术技术利用窄细的射线束来代替手术器械，通过聚焦、适形的方法将大剂量外源性射线束单次投照于脑神经核团或病变上，利用焦点高能量来损毁脑组织或杀死病变组织细胞，达到治疗疾病的目的。Leksell 将这种技术命名为"立体定向放射外科"（Stereotactic radiosurgery，SRS）。

关于放射外科选择哪种射线源的问题在早期的试验中进行了一系列探索。他们最初选用高能质子束作为射线源进行了尝试，但最终由于技术复杂、设备昂贵而告罄。后来他们将 X 射线引入立体定向系统来治疗颅内疾病，经过 X 线平片对三叉神经半月节定位后，采用 280keV 的牙科 X 光机的管球沿着立体定向仪的半环弓滑动（图 1-1-3），使其发射的 X 线聚焦照射于半月节上，单次照射治疗三叉神经痛，意想不到地取得了堪比手术的良好效果。从此开创了立体定向放射外科的新纪元。但由于当时的 X 线装置放射剂量较低、设备简陋，限制了该技术在临床上的推广运用。经历多次试验和失败，Leksell 最终将目光锁定在 ^{60}Co 释放的伽玛射线之上，并开始研制与之相适应的放射外科装置。

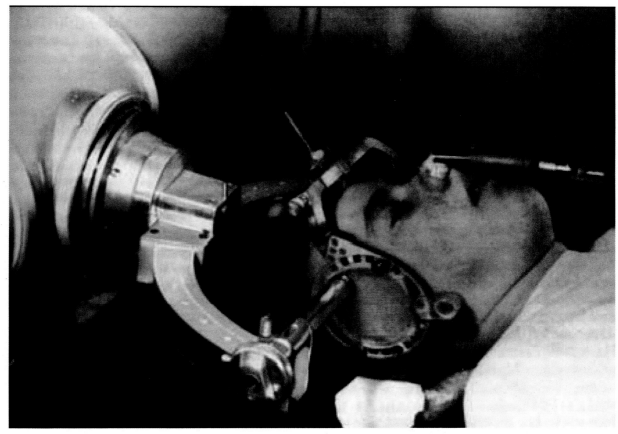

图 1-1-3　用 X 线管球与第一代 Leksell 立体定向仪治疗疾病

三、伽玛刀的诞生

实施放射外科治疗技术，需要将高剂量的放射线投射到颅内结构或病变中，因此必须满足两个先决条件：首先是对靶点进行精确定位，这可以通过立体定向的方法来实现；其次就是受照靶区边缘吸收剂量的锐减（即使靶区周围的正常组织受照获损的范围减到最低）。如何才能满足这些条件来保证治疗的安全、有效呢？Leksell 和 Uppsala 大学的放射生物学家 Borje Larsson 教授经过反复研究，论证了有关方法和设备，在排除了直线加速器和回旋加速器被使用的可能性后最终选择 ^{60}Co 作为最理想的射线源，并于 1967 年研制成功了第一台伽玛刀（Leksell Gamma knife）。这台伽玛刀装有 179 个钴源，呈半球状分布于内准直器中，配备有 4mm，8mm，14mm 三种外准直器，伽玛刀的主体外形酷似橄榄球（图 1-1-4），安装在瑞典斯德哥尔摩的索非娅医院，由卡罗林斯卡医院神经外科的人员来负责使用，主要用于临床和实验研究。1974 年第二台伽玛刀安装在卡罗林斯卡医院，命名为 A 型伽玛刀，这也是唯一一台 A 型伽玛刀，正式用于临床治疗病人，九年后卡罗林斯卡医院报告了伽玛刀治疗疾病的初步经验。

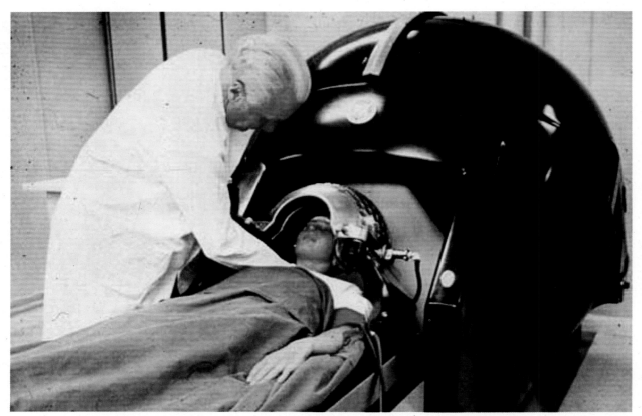

图 1-1-4   1968 年 Leksell 应用第一代伽玛刀治疗首例听神经瘤

四、伽玛刀机械部分的发展

Leksell 伽玛刀自诞生之日起，便不断进行着改进和完善，第三和第四台伽玛刀分别安装在阿根廷的布宜诺斯艾利斯和英国的谢菲尔德，此时 ^{60}Co 源已增至 201 个，但仍只有三种准直器。自这两台伽玛刀起，便进入了 B 型伽玛刀时代。1985 年在美国的匹兹堡大学医院安装了第五台伽玛刀，在原有基础上增加了 18mm 外准直器，使准直器数目增至 4 个，^{60}Co 源仍为 201 个，但应美国 FDA 的要求，射线的方向朝向地面，故安装在美国的伽玛刀称为 U 型伽玛刀，而安装在世界其他地方的伽玛刀仍统称为 B 型。Leksell B 型伽玛刀由内置钴源的中央体、外准直器、治疗床、控制台和剂量计划系统构成。201 个钴源呈半截球形分布在中央体内，每个钴源直径 1mm，长 20mm，初装时每一个钴源为 1.1TBq（30Ci），共计约 6 000Ci。201 束放射源射线束的中间束与水平面成 55°，其余射线束均匀分布在中间束旁的 ±48° 的范围内。每个钴源聚焦在中心的误差为 ±0.3mm。中央体上屏蔽门的开关则由控制台

操控完成。从剂量计算、多等中心适形到剂量模拟均由计算机工作站完成。最后在控制台监视器的监视下完成治疗计划。

1999 年，Leksell C 型伽玛刀研制成功，他将剂量计划的进步与自动化控制技术结合到了一起。C 型伽玛刀的新特征包括：自动定位系统（APS）、头盔交换机、头盔转运车、坐标操手柄、彩色编码的准直器和塞子。C 型伽玛刀治疗时用自动定位系统（APS）去调节每一个等中心的靶点坐标，这就省却了在多等剂量中心计划中用人工调整坐标的操作，这可明显的减少完成整个治疗所需的时间。由于治疗时间可以缩短，就可以用小的准直器来使剂量计划的容积适形更加精确，这样在靶点以外就形成了陡峭的剂量衰减。第一台 C 型伽玛刀于 2000 年安装在美国匹兹堡大学，4 月正式开始治疗病人。到目前为止，C 型伽玛刀仍是伽玛刀的主流产品。在 C 型普及后不久，4C 型伽玛刀便问世，其主要在坐标显示屏的改进和脑磁图连接等方面的改进，但由于其与 C 型的功能差别不大，故市场的占有率并不高。

2006 年，在韩国首尔举行的第 13 届国际伽玛刀会议上发布了最新型 Leksell Perfexion 伽玛刀（图 1-1-5）研制成功并正式推向市场的消息。首台 Perfexion 伽玛刀在法国马赛的 Timone 大学医院安装使用。2008 年在加拿大魁北克举行的第 14 届国际伽玛刀会议上 Regis 等发表了《世界第一台全自动 192 个 ^{60}Co 源的 Leksell Perfexion 伽玛刀的临床应用报告》。其特点可以概括为：^{60}Co 源为 192 个；准直器改为三种：4mm，8mm 和 16mm；准直器亦非头盔状，而呈筒状，不同的准直器规则分布于其上并由机器人操纵拉杆当板调控；准直器的治疗空间比头盔状者增大了三倍，没有治疗死角，头部的任何部位的病灶均可获得治疗，而治疗的范围扩大至整个颈部，可达胸椎 1 水平，可根据设计要求进行自动堵塞适形，不再人工更换准直器；解决了 Lekseell C 型伽玛刀无法解决的难题，扩大了适应证范围，计算机的剂量计划软件更加完美。

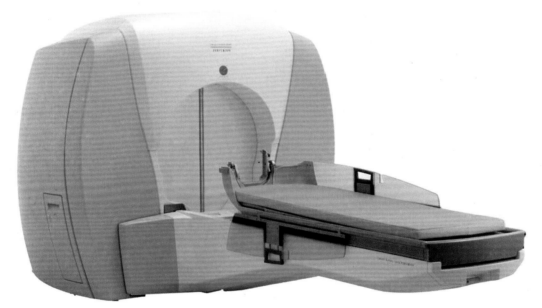

图 1-1-5　Leksell 伽玛刀® Perfexion™

五、计算机软件系统的升级

伽玛刀治疗的早期，治疗计划的设计是基于 X 线片和血管造影片来实现，直到 20 世纪 80 年代，CT 和 DSA 的应用，研制出了 KULA 计划系统，使计划设计有了很大的进步。随着影像技术的飞速发展，MRI 的应用及影像融合技术的发展，计算机软件技术的迅速提高，剂量计划软件也在不断更新，目前已达 GammaPlan 8.0 系列。

（1）KULA——（1985~1995）。
（2）Gamma Plan 1~7——（1995~2008）。
（3）Gamma Plan 8——（2008~）。

六、神经影像的发展

神经影像是立体定向技术的基础，从最早的 X 线片到最新的影像融合技术，乃至今日的功能影像定位技术，可以说飞速发展。由于这种高新技术的发展，对于疾病的诊断和治疗也有了很多新的认识，对于治疗结果的追求，也不只停留在肿瘤的控制上，目前已提高到功能保留的水平。功能检查和功能成像的融合为控制病变、更好的保留功能起到了重要的作用（图 1-1-6）。

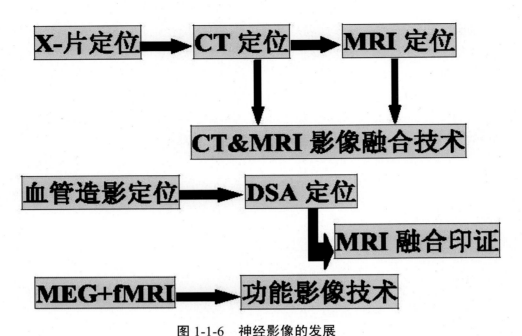

图 1-1-6　神经影像的发展

七、伽玛刀临床应用进展

研制伽玛刀的初衷，只是为了治疗功能性神经外科疾病，例如疼痛、精神疾病和运动性疾病，后来伽玛刀的适应证不断发展，开始应用于治疗颅脑器质性病变，如脑血管畸形和肿瘤。

（一）功能性疾病

1968 年 2 月 22 日用伽玛刀对一例顽固性癌痛的病人进行了治疗，这是使用伽玛刀治疗功能性疾病的开端；1971 年，Leksell 发表了伽玛刀治疗三叉神经痛的报告；此后又开展了顽固焦虑症，强迫症，帕金森病，癫痫等的伽玛刀治疗的研究和临床应用。

（二）肿瘤

1967 年 10 月，Backlund 用伽玛刀治疗了第一例颅咽管瘤病人，并于 1969 年发表报告。此后，陆续开展了各种颅内肿瘤的伽玛刀治疗，如：1968 年 1 月 27 日 Leksell 治疗了第一例垂体腺瘤病人；1971 Leksell 报告了听神经瘤的伽玛刀治疗；1974 年 Backlund 报告了松果体肿瘤的伽玛刀治疗的结果；1978 年 Thoren 等报告了 Cushing 病的伽玛刀治疗。1987 年美国匹兹堡大学安装了北美的第一台伽玛刀，并于 1992 年在《北美神经外科临床》出版了伽玛刀专辑，报告了他们的治疗经验，从而使伽玛刀放射外科在全球得到了迅速的发展，也使颅脑肿瘤

成为伽玛刀治疗的主要适应证。

（三）血管畸形

Steiner 于 1970 年在瑞典首次采用伽玛刀治疗直径小于 2cm 的 AVM，开伽玛刀治疗颅内血管畸形的先河，之后颅内海绵状血管瘤，颈内动脉海绵窦漏，硬脑膜漏等也成为伽玛刀治疗的指征。

（四）眼眶疾病

1995 年后，天津医科大学第二医院伽玛刀中心与该院眼科合作，开展了眼眶疾病的伽玛刀治疗研究，对眼眶肿瘤、血管畸形等进行了伽玛刀治疗，取得了较好的治疗效果，使人们逐渐认识到伽玛刀可以作为治疗眼眶疾病的较好的选择之一。2002 年捷克学者也报告了眼眶肿瘤的伽玛刀治疗的经验；2004 年阿根廷的学者报告了甲状腺相关性眼病和青光眼伽玛刀治疗的结果。

八、伽玛刀放射外科的团队组成

伽玛刀放射外科的团队是以神经外科医生为主体，包括神经影像学家，肿瘤放射治疗学家，物理师，护理学和技术等部门的人员组成的一支多学科协作的队伍，已逐渐成为神经外科的一个重要分支学科。经过 40 余年的实验研究和临床实践证明伽玛刀放射外科具有外科手术无法比拟的优点：无手术创伤，无手术死亡，无感染和低并发症。伽玛刀既

可以作为神经外科的首选治疗手段，又可与神经外科其他分支学科相结合，使疾病得到更完善的治疗。

九、伽玛刀放射外科的剂量—容积效应

伽玛刀放射外科是将高能伽玛射线精确聚焦于颅内局限性靶区进行单次照射产生特殊放射生物学效应的技术，而靶区外周组织因剂量迅速递减而免受累及，从而在其边缘形成一如刀割样的界面，达到类似外科手术的效果。伽玛刀的剂量计算采用单源效果累加的方法实现。在靶点处，该方法将靶物质分成若干个小体积元，小体积元的总数为 $33 \times 33 \times 33$ 个，其边长根据靶物质的大小进行调整。其剂量计算是按均匀介质模型进行的。伽玛刀剂量分布已被广泛研究，剂量学研究应该包括两个方面和三种手段。

两个方面是指宏观剂量和微观剂量的问题；三种手段是指解析方法计算、Monte Carlo（MC）计算和实验测量。就二维的剂量分布研究结果，在伽玛刀聚焦的病变范围内高剂量，病变边缘（周围）正常组织接受剂量呈锐减分布。这种小靶点、病变边缘放射剂量高梯度变化（90%～30%的宽度大约2mm）。经过半导体二极管测量法、胶片法、Monte Carlo 模拟计算法和 Leksell GammaPlan 计算。应用 Monte Carlo 模拟法计算并与半导体二极管测量法和胶片法测量的结果比较，认为模拟计算法与半导体二极管结果近似，并测量了模拟计算的 X、Z 轴最大经线的半值（full width at half maxinum, FWHM），4、8、14 和 18mm 准直器的 X 轴 FWHM 分别为 5.6、11.3、19.2、24.4mm，Z 轴 FWHM 分别为 4.7、9.2、15.7 和 20.1mm。这种准直器范围的空间差异，也就构成了伽玛刀放射外科剂量计划中多等中心组合的基础。应用 Monte Carlo 模拟计算，结果显示等剂量曲线的剂量从中心点开始由内向外从 90%降到 10%，锐度比单源情况大，为 7.3mm；4mm,14mm,18mm 准直器的剂量分布，其半剂量曲线的宽度分别为 6.0mm,19.5mm,25.0mm。相应的锐度分别为 3.5mm,12.0mm,和 12.1mm。

正确处理肿瘤容积和处方剂量的关系是治疗成功的关键。大容积、高剂量照射增加伽玛刀治疗后并发症发生的概率；对于给定容积的肿瘤，并发症发生概率与处方剂量成正比。因此，容积在伽玛刀放射外科中是个重要因素，它决定边缘剂量的选择，并与治疗后并发症的发生相关。1989 年 Flikinger 提出 Logistic 综合方程，将放射外科中的剂量、容积和脑坏死的关系用数学方法阐明，并与 Schell 和 Larsson 提出伽玛刀和 X-刀的 3%等效应线与 Kjellberg 的 1%脑坏死等效应线接近。最近,Flikinger 等在分析 AVM 伽玛刀放射外科治疗后的并发症时提出，12Gy 容积与并发症相关，但对于脑肿瘤则没有论述。在功能性放射外科如帕金森病等中，其剂量容积效应与大容积的肿瘤、AVM 等不同，因此，Flikinger 等提出二重乘积的 Logistic 综合方程以确定剂量容积效应：

$$P=\Pi\{1+[NTD2（i）/NTD2（D50）]k\}\text{-}v/V$$

P 为放射外科治疗后靶容积外放射性脑坏死发生的概率；NTD2 指每次分割剂量为 2Gy 的标准总剂量（Normalized Total Dose, NTD）；NTD2（D50）指在每次分割剂量为 2Gy 的情况下，参照容积内 5 年中有 50%概率发生脑坏死的 NTD2 值，其数学推导平均值 72.19Gy；V 为参照容积，在数学模型计算时采用全脑容积 1 367ml，在计算每个病例的 Logistic 风险概率时男性 V 取 1 296.6ml，女性取 1 230.4ml；v 为治疗靶容积。k 常数项，在应用指数法计算时为 12.2，在应用直线二次法计算时为 18.5。

对于颅神经而言，视神经一般认为的耐受剂量为 10Gy 以下，海绵窦内的颅神经在 15Gy 以下，面神经和前庭听神经的耐受剂量则与照射剂量和照射长度相关。对于大容积的脑膜瘤和 AVM，国内外学者还进行了伽玛刀放射外科分次阶段治疗的尝试，但病例数较少，需进一步临床探索。

大容积、高剂量照射会增加伽玛刀治疗后并发症的发生概率，对于给定容积的肿瘤，并发症发生概率与处方剂量成正比。因此，治疗容积在伽玛刀放射外科中是十分重要的因素，它决定着靶区边缘

剂量的选择，并与治疗后并发症的发生相关，按照3%等效应线建立的剂量容积效应曲线直观地说明了这一点。幂曲线拟合与拟合曲线的对数转换从数学的角度说明了伽玛刀放射外科中剂量容积效应的关系：在一定的安全限度内（3%等效应线内），肿瘤容积和边缘剂量的选择是一对矛盾体，二者相互制约，又相互依赖；其中，肿瘤容积是剂量选择的决定因素，因为在放射外科中肿瘤容积是不能随意改变的，而边缘剂量是决定放射外科疗效的重要因素，过低剂量达不到治疗效果。

十、展望

伽玛刀自诞生至今，其核心技术都经历了一系列的发展进步，尤其是软件系统更新、自动化技术应用以及医学影像技术的进步。Perfexion 伽玛刀的出现，将伽玛刀治疗适应证的范围扩大至头颈部。作为神经外科的分支学科，伽玛刀放射外科对神经外科学发展的影响不可忽视，他已经彻底改变了神经外科学家和放射肿瘤学家的一些传统观点。然而这还不是他的全部，目前许多中心都成立了以神经外科医生为主体，包括放射肿瘤学家，医学物理师和其他专业技术人员的多学科协作团队，充分发挥各学科的优势，更好的选择适应证，制定合理的治疗方案，并进行系统地随访，不断推动伽玛刀放射外科取得新的进步。

（徐德生）

参 考 文 献

1. Spiegel E, Wycis H, Marks M, Lee A. Stereotaxic apparatus for operations on the human brain. Science, 1947, 106:349-350.

2. Laitinen LV. Personal memories of the history of stereotactic neurosurgery. Neurosurgery 2004, 55: 1420-1428.

3. Larsson B, Leksell L, Rexed B, Sourander P, Mair W, Andersson B. The high-energy proton beam as a neurosurgical tool. Nature 1958,182（4644）:1222-1223.

4. Lindquist C, Kihlstrom L. Department of Neurosurgery, Karolinska Institute: 60 years. Neurosurgery 1996, 39:1016-1621.

5. Leksell L. A stereotaxic apparatus for intracerebral surgery. Acta Chir Scand 1949;99:229-233.

6. Leksell L. The stereotaxic method and radiosurgery of the brain. Acta Chir Scand 1951,102:316-319.

7. Leksell L. Cerebral radiosurgery. I. Gammathalamotomy in two cases of intractable pain. Acta Chir Scand 1968,134:585-595.

8. Leksell L, Backlund EO, Johansson L. Treatment of craniopharyngiomas. Acta Chir Scand 1967,133: 345-350.

9. Leksell L. A note on the treatment of acoustic tumours. Acta Chir Scand 1971,137:763-765.

10. Leksell L. Sterotaxic radiosurgery in trigeminal neuralgia. Acta Chir Scand 1971,137:311-314.

11. Noren G, Arndt J, Hindmarsh T. Stereotactic radiosurgery in cases of acoustic neurinoma: further experiences. Neurosurgery 1983,13: 12-22.

12. Steiner L, Leksell L, Greitz T, Forster DMC, Backlund EO. Stereotaxic radiosurgery for cerebral arteriovenous malformations: report of a case. Acta Chir Scand 1972, 138:459-464.

13. Niranjan A, Lunsford LD. Radiosurgery: where we were, are, and may be in the third millennium. Neurosurgery 2000，46（3）:531-43.

14. Lindquist C, Paddick I. The Leksell Gamma Knife Perfexion and comparisons with its predecessors. Neurosurgery 2007,61（3 Suppl）: 130-40.

15. Hoh DJ, Liu CY, Pagnini PG, Yu C, Wang MY, Apuzzo ML. Chained lightning, part I: Exploitation of energy and radiobiological principles for therapeutic purposes. Neurosurgery 2007;61（1）:14 -27.

第二章　LEKSELL 伽玛刀的原理与立体定向技术

第一节　伽玛刀设备介绍

立体定向放射外科治疗已经成为治疗颅脑肿瘤、血管性疾病、功能性疾病的主要方法之一。Leksell 伽玛刀因其高度的精确性、安全性而成为立体定向放射外科治疗的主要设备。伽玛刀原理就是一种能将多束高能伽玛射线精确聚焦于颅内局限性靶区进行单次照射产生特殊放射生物学效应而靶区外射线剂量迅速衰减的技术，由于其机械精度高，治疗后产生的放射性毁损灶边界清晰，犹如"刀割"样，故被形象地称之为"伽玛刀"（图1-2-1）。

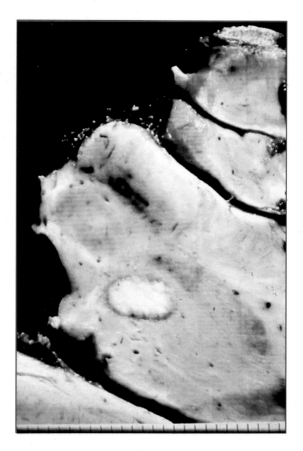

图 1-2-1　癌痛患者行伽玛刀丘脑中央中核毁损 14 个月后形成边界清晰的毁损灶

一、Leksell 伽玛刀设备的发展

1949 年瑞典神经外科学家 Lars Leksell 教授研制出了第一代 Leksell 立体定向仪，1951 年他又创造性地提出了放射外科的概念，随后他进行了一系列的探索。1967 年 Leksell 与放射物理学家 Borje Larsson 合作研制出世界第一台伽玛刀，后来被称为"U"型 Leksell 伽玛刀（图 1-2-2），他采用了 179 个 ^{60}Co 源，发出的伽玛射线束经准直器聚焦后可形成一个盘状的照射野，最初主要用于功能神经外科领域。1974 年，第二台伽玛刀在瑞典卡罗林斯卡医院安装并投入使用。后来阿根廷布宜诺斯艾利斯和英国设菲尔德分别在 1984 和 1985 年安装了伽玛刀设备，这两台伽玛刀也同样配备了 4mm，8mm 和 14mm 的三种外准直器，但 ^{60}Co 源的数目增加到了 201 个，使其照射野由盘状转化为椭球形。1987 年，美国匹兹堡大学医院安装了世界第五台伽玛刀，他们对设备做了进一步改进，201 个 ^{60}Co 源呈半截球形空间分布，外准直器增加到四种（4，8，14 和 18mm），可以根据治疗容积的大小在剂量计划中综合应用，从此开创了 B 型伽玛刀的时代（图 1-2-3）。

1999 年，C 型伽玛刀诞生了（图 1-2-4），最早安装在美国匹兹堡大学医院。C 型伽玛刀将先进的计划软件与自动化控制技术更完美地结合到一起，其主要特点包括：自动摆位系统（Automatic Positioning System，APS）、头盔更换臂、头盔转运车、彩色编码的准直器。APS 通过计算机控制的分别调节 X，Y，Z 坐标位置的三个微动力马达带动立体定位头架移动至每一个等中心。根据剂量计划的结果，APS 可自动完成各等中心照射点坐标的调节以及验证工作，这就去除了在多等中心计划时手动调节坐标的步骤，有效地避免了人为误差，节省了手动调整坐标所花费的时间，可明显的减少完成整个治疗过程所需的时间。由于不再考虑手动调节坐标的时间和工作量，物理师们通过选用小准直器、多等中心方案可以在提高剂量计划的适形性同时将靶区外的剂量衰减梯度变得更加陡峭，这对于提高疗效减少并发症至关重要。从此伽玛刀治疗工作进入常规程序化、自动化的临床应用阶段。2006 年 7 月世界首台 Leksell Perfexion 伽玛刀在法国马赛 Timone 医院安装使用图 1-2-5。

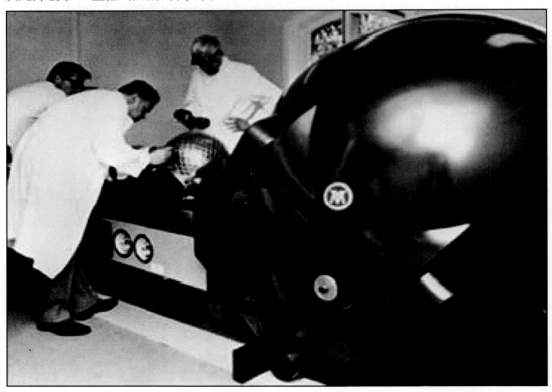

图 1-2-2　Leksell U 型伽玛刀

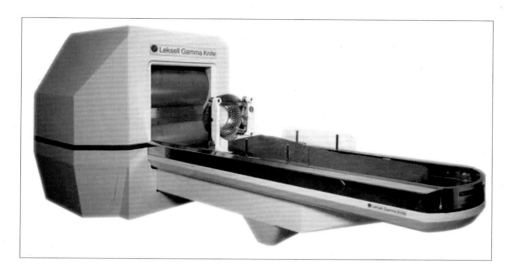

图 1-2-3 Leksell B 型伽玛刀

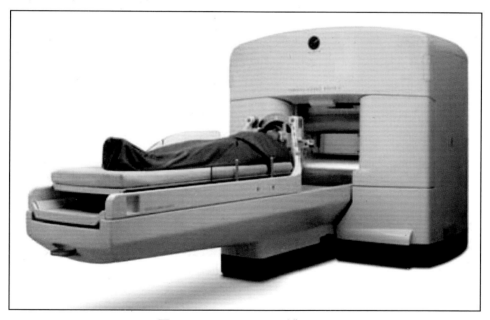

图 1-2-4 Leksell C 型伽玛刀

二、Leksell 伽玛刀的机械结构及性能

伽玛刀的塑料外壳内是一个巨大的金属球体，重量约达 18 吨，大部分由铸铁组成，外层是钨屏蔽层，球体的中央部份称为中心体，中心体内含有 201 个内准直器，每个内准直器的末端为装载钴源小体的小仓，每个钴源小体重 20g。伽玛刀虽型号各异，但基本都由以下几个部分组成。

（一）主体

从外形上观察伽玛刀，首先映入眼帘的便是安放有放射源的球形主体，主体内部由里到外依次为 ^{60}Co 源和中心体，主体的前部是不锈钢的屏蔽门。屏蔽门打开后，治疗床可以进入到球体内部，发生停电故障时，可手动开合屏蔽门。主体的右侧是安装和卸载钴源的装卸口，内有一系列安装轨道，可以和中心体内部的钴源排列轨道对应相接上。

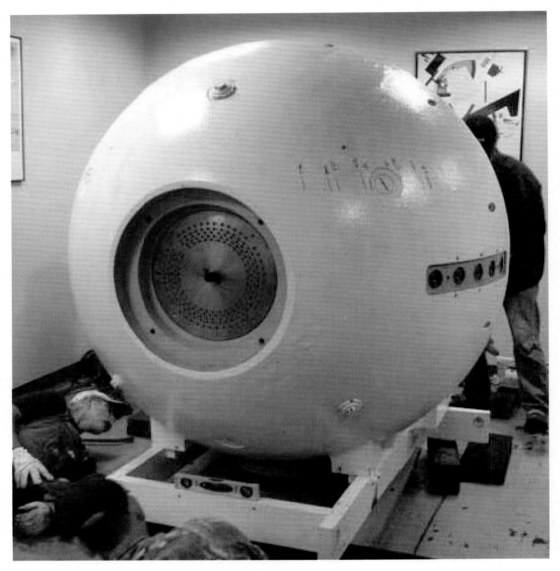

图 1-2-5　Leksell 伽玛刀主体

（二）中心体和准直器系统

球型主体的内部是中心体，中心体的内侧安装有钴源和初级准直器（Perfexion 机型，中心体内依次为初级准直器、扇形放射源、扇形驱动杆和驱动马达）。中心体安装在一个轴承上，治疗时轴承固定，换源时可被松开和旋转，以便将每个钴源送达到相应的安装轨道。

1.钴源　放射源位于中心体最内侧，镶嵌在特制的轴套中。每个钴源都是 18 个 ^{60}Co 弹丸状微粒沿着一条长轴依次紧密排列在一个三层不锈钢外壳内，所有钴源集成在中心体内的钢质轴套中。安装时每个钴源的活度大约在 30Ci，全部钴源的活度在 6 000Ci 左右，这样才能保证焦点处的剂量率大于 3Gy/min（图 1-2-6）。

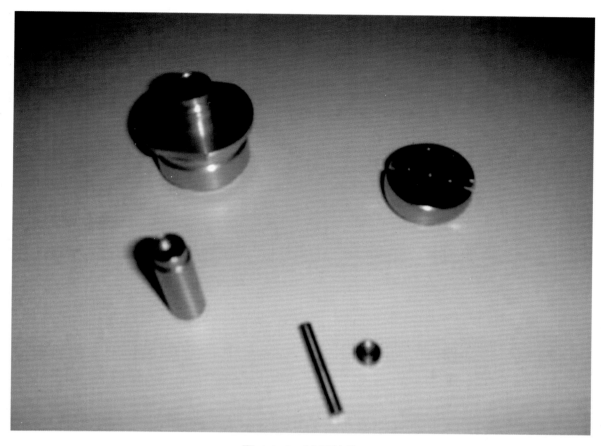

图 1-2-6　钴源结构

2.准直器系统　从 B 型、C 型到 Perfexion 伽玛刀，其准直器的结构有较大的变化。在早期的机型中，201 个钴源在中心体内呈半截球形分布，共排列成 5 个圆环状。源焦距为 400mm，每个钴源发出的射线束经过初级和次级准直器后都精确会聚于焦点处，误差小于 0.3mm，安装完成后，轴承固定，钴源排列位置就会保持固定。

B 型和 C 型伽玛刀最大的区别在于外准直器（简称头盔，图 1-2-7）上是否安装有 APS。头盔上准直器通道与钴源排列形状相同且一一对应。由于外准直器射线通道直径不同，在焦点处形成的照射野直径则不同，据此可将头盔分为四种型号：4mm，8mm，14mm，18mm。所有头盔的外形尺寸都相同，理论上，各型号的准直器都可以安装在任一个头盔上。当然，在临床使用中，头盔上所有准直器的规格是相同的，只不过可以将部分准直器换成实心的塞子以达到改变剂量线分布的目的。

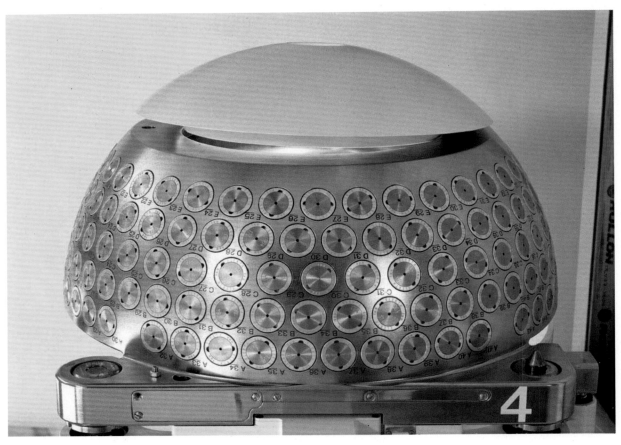

图 1-2-7　Leksell C 型伽玛刀 4mm 准直器

Perfexion 伽玛刀的中心体和钴源的结构则更加复杂，其钴源系统不是固定的，准直器也改为完全内置于中心体里，治疗床头的外准直器头盔被取消（图 1-2-8）。钴源的数目改为 192 个，平均分为 8 个各自独立的扇形系统，每个扇形钴源系统都安装在铝制的框架上，由中心体后部的马达通过线性石墨轴承驱动。576 个准直器呈 5 个圆环状分布在 12 厘米厚的钨合金金属体上，每个钴源对应 3 个可变换的准直器位置（4，8 和 16mm）和 2 个屏蔽位置（即堵塞位和初始位）。使用堵塞位是为了保护某些重要结构或靶点位置转换时暂时屏蔽住放射源。初始位是伽玛刀关机时钴源所在位置。当使用某一指定的准直器时，驱动马达就会带动放射源沿着轴承到达正确位置，放射源和所选择的准直器对应，射线束释放出来。由旋转步进编码控制源的移动距离，保证误差小于 0.01mm。

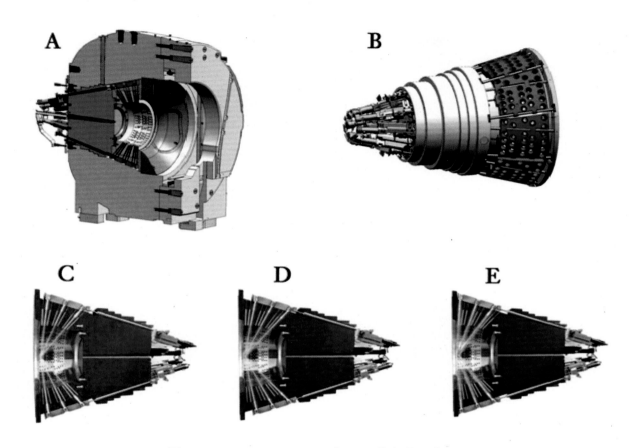

图 1-2-8　Leksell Perfexion 伽玛刀准直器示意图

（三）立体定向头架固定系统

将头架与伽玛刀相连，才能够使患者的头部在立体定向空间坐标系内移动到指定位置，头架与准直器头盔的固定有两种形式：坐标轴连接和 APS（自动定位系统）。三维坐标调节到治疗轮次的起始位置后，将头架固定在坐标轴或 APS 上，此过程称为"docking"，然后可依次完成伽玛刀的后续治疗步骤。

1.坐标轴和 APS 系统　在早期的机型中，是通过坐标轴将头架固定在头盔上的，由操作人员手动调节坐标和伽玛角（即患者头部在头盔内部的俯仰角度）。在 C 型伽玛刀中，坐标轴系统改进成 APS（图 1-2-9）。APS 安装在头盔的左右两侧，由微动马达驱动，在治疗时将头架固定在两侧 APS 装置上，APS 系统即能带动头架及患者的头部移动到指定坐标位置，精确度 0.1mm，显著高于坐标轴手动调节坐标（0.3mm）。APS 系统由四种标准的伽玛角可供

选择（72°、90°、110° 及 125°）。APS 系统稍欠缺之处就是定位空间内某些相对较偏的极限位置不能达到，需要改换至手动调节坐标才能完成（图 1-2-10）。

2.定位系统和头架适配器　Perfexion 机型中，治疗床本身也起到定位的作用，即患者定位系统（PPS, the Patient Position System）（图 1-2-11）。适配器作为一个接口，通过它可将定位头架直接安装在治疗床头。同先前的 APS 相比 PPS 具有许多优点。因为相较于旧机型中只有患者的颈部和头部在移动，PPS 是治疗床的整体移动 因而提高了治疗的舒适度。PPS 的设计也比 APS 要简单，只需要依靠两条独立的滑轨即能到达指定位置，同时由线性编码器和旋转编码器来保证坐标移动的精确性，其重复性精度可小于 0.05mm。PPS 和头架适配器的连接可选用三种伽玛角：70°、90° 和 110°，Perfexion 机型中只有伽玛角的调节需要手动完成。

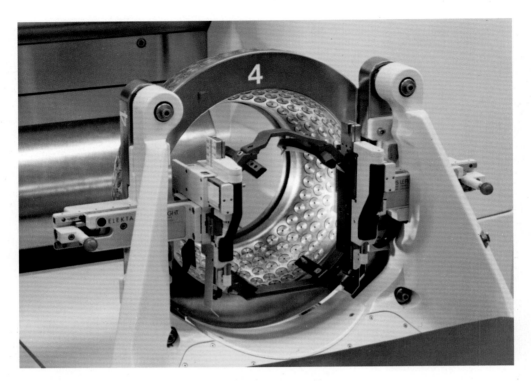

图 1-2-9　Leksell 伽玛刀 APS 定位系统

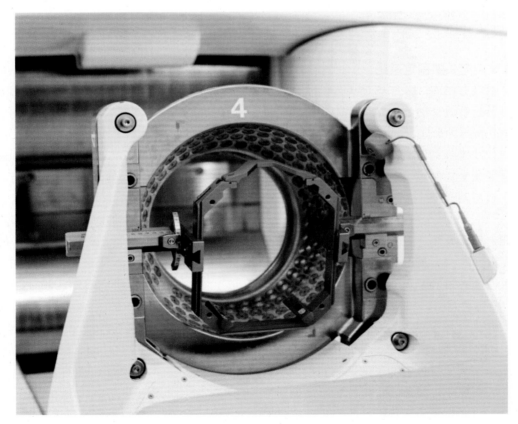

图 1-2-10　Leksell 伽玛刀坐标轴（Trunnion）定位系统

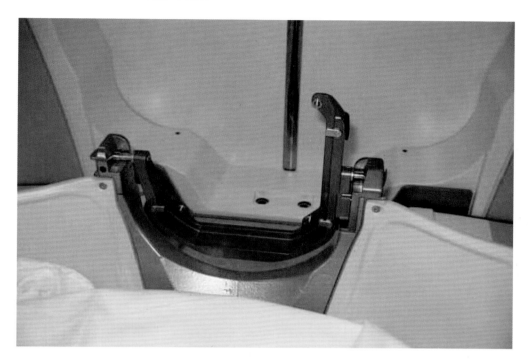

图 1-2-11　Leksell Perfexion 伽玛刀 PPS 定位系统

（四）控制台

Leksell 伽玛刀的操作控制台集成了许多功能（图 1-2-12）：治疗计划的传输、重要治疗信息的确认、治疗程序的开始、治疗过程的监控、治疗的暂停和终止、紧急情况下的暂停和启动患者安全撤出程序等。控制系统包含了控制台、计算机控制显示器、患者治疗状态的监视器、对讲系统以及操作键盘。

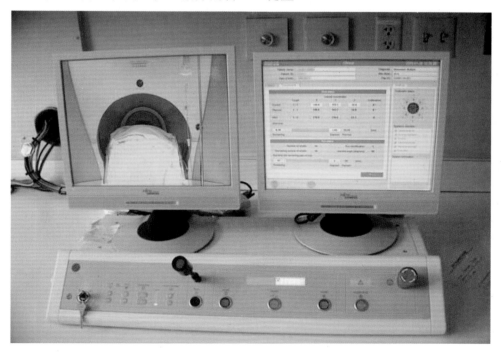

图 1-2-12　Leksell Perfexion 伽玛刀控制台系统

（五）剂量计划系统

Leksell GammaPlan——伽玛刀治疗计划软件（图1-2-13），可安装在一个独立的计算机上或网络上，需同临床使用的诊疗网络区分开。在旧版机型中，治疗计划软件安装在 Unix 计算机工作站上，通过串口与伽玛刀控制台电脑联网以传输治疗计划。在 Perfexion 机型中，治疗计划软件系统是在 PC 机的 Linux 操作系统平台下开发的，以 TCP-IP 协议进行信息传输，而且基于此操作平台的其他机型的新版计划软件也正在进行开发。新版本建立起治疗计划系统的联网，允许多个伽玛刀系统间的互相访问，而且可以同医院的主网以及神经影像传输系统进行联网。

GammaPlan 具备影像传输、剂量分布曲线的计算、治疗计划的评估、确认治疗参数、传输治疗计划等功能。

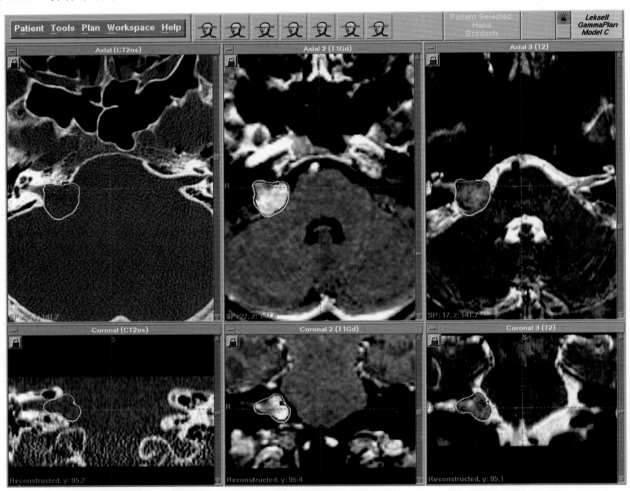

图 1-2-13　Leksell Gamma Plan 剂量计划系统

三、Leksell 伽玛刀的物理指标和机械性能

下面以 C 型伽玛刀为例介绍一下 Leksell 伽玛刀的物理指标和机械性能。

（一）焦点剂量率输出

^{60}Co 衰变公式：$I=I_0e^{-\lambda t}$

$\lambda=0.693/Th$ 其中 Th：半衰期（^{60}Co 的半衰期为5.27 年）；I：衰变到 t 时刻的剂量率；I_0：初始剂量率。

^{60}Co 原子核不稳定，通过一次 β 衰变到 ^{60}Ni 的激发态，释放出的 0.31MeV 的 β 电子射线可被钴源的不锈钢外壳吸收，在经过两次级联 γ 跃迁变成稳定的 ^{60}Ni 原子核，同时释放出 1.17MeV 和 1.33MeV 两个 γ 光子，平均 1.25MeV。钴源的半衰期为 5.27 年，理论上讲，钴源的剂量率衰减应相当稳定，即

每月衰减1.1%左右。伽玛刀输出剂量采用时间控制，即使用两个独立计时器来控制照射剂量，一个正计时，一个倒计时。当然钴源也有极轻微的自吸收和壳吸收，可忽略不计。

伽玛刀在会聚焦点处形成高剂量照射野，照射野中心的剂量率为焦点剂量率，是伽玛刀焦点品质的重要参数之一。放射治疗设备焦点剂量率常以焦点中心处水的吸收剂量率的形式给出，伽玛刀检测焦点剂量率是利用人体等效组织头模，用来模拟成人头颅外形和脑组织，伽玛射线在头模中穿射组织产生的物理效应同在水中相仿。其测量值通过换算可直接同剂量软件计算的焦点剂量率进行比对，伽玛刀计划软件会根据其衰减公式自动修正每天剂量率的变化，从而根据给定的治疗剂量而计算治疗时

间。此项检测的目的即为验证治疗软件的剂量率计算是否同实际相符，这直接检验了患者接受的治疗剂量是否准确。虽然从理论上讲，钴源的剂量率衰减应相当稳定，但仍有报道在钴源使用的初期，剂量率衰减会有一些微小的波动，所以应加大检测频率。Leksell 伽玛刀的生产厂家（瑞典医科达公司）的产品规定两者误差应小于1%，这也是满足临床使用要求的。

通常将指状电离室放置在头模中心，且将头模中心固定在18mm 的准直器的机械等中心处，连接好电离室和静电仪后接受照射（图1-2-14,15），在通过气温、气压等一系列修正即可计算出18mm 准直器的焦点剂量率，再乘以其他各准直器的输出因子，即可算出所有四个准直器的焦点剂量率。

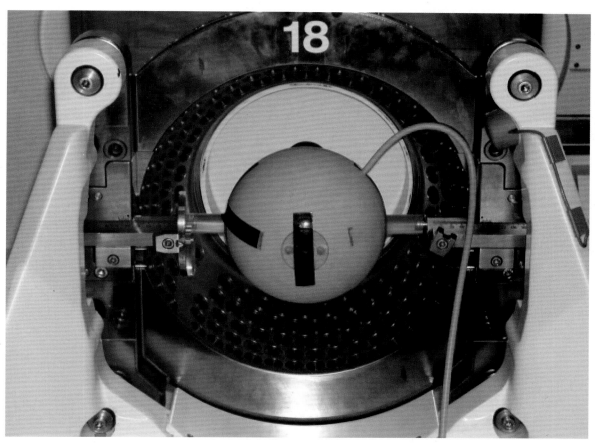

图 1-2-14　用微型电离室测量剂量率

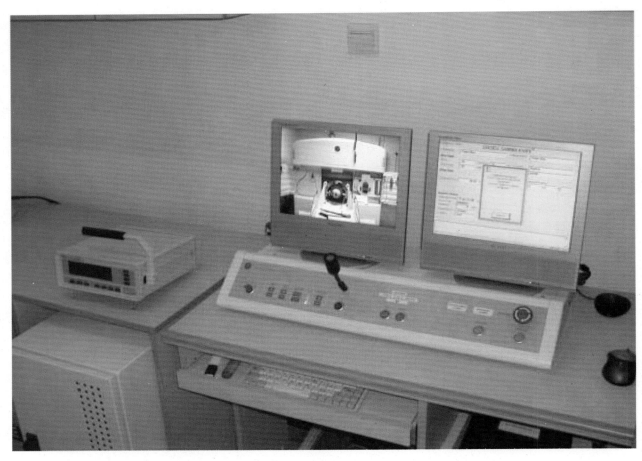

图 1-2-15　Unidos E T10009 静电仪

伽玛刀的临床应用中，治疗的疾病种类包括各种良、恶性肿瘤、血管畸形及功能性疾病，根据病灶性质使用的治疗剂量范围很广，从 10~160Gy 不等。若剂量率的计算值同测量值存在较大偏差，尤其对治疗剂量较高的病例，其治疗时间会相应出现较大偏差，患者接受的剂量有可能同治疗剂量误差很大，这样会导致治疗剂量不足或过量，造成病灶控制率下降或并发症发生率升高。国际辐射单位与测量委员会 24 号报告总结以往的治疗经验指出，如果靶区剂量偏离最佳给定剂量的±5%，就有可能使原发肿瘤失控和并发症增加。

（二）机械等中心与聚焦等中心的偏差

伽玛刀采用 201 束细束伽玛射线聚焦照射，钴源的分布呈半球形，位于患者头颅上方，钴源放射出的伽玛射线经初级、次级两次准直后成为极细的射线束，从理论上，所有射线束轴应会聚在球心点，根据伽玛刀的机械设计，射线束会聚焦点应为伽玛

刀的机械等中心，但是由于射线束共有 201 条，即对应 201 个准直器，从机械加工角度分析，这 201 个准直器的准直器管道口径应完全一样，即使准直器系统加工工艺再精密，也不可能做到这一点，必然存在极小的轴向偏差（图 1-2-16），使 201 条射线束不可能很难会聚到一点，这种偏差虽然很小，但对剂量的空间分布影响很大，造成射线束会聚焦点和设备的机械等中心的位置存在偏差。选择 4mm 准直器来测量两者的偏差，是因为这种情况在 4mm 准直器中最严重，也就是因为 4mm 准直器口径最小，从机械加工的角度来说，其射线束轴向加工工艺最难，造成聚焦等中心与机械等中心误差最大。

使用特制的胶片固定器，在胶片中心处刺出一小孔，将小孔中心位置放置机械等中心处接受照射（图 1-2-17）。以其中一次检测结果为例来说明（4mm 准直器 X、Y、Z 方向上实测剂量曲线见图 1-2-18）：从图中看出曲线中部剂量大幅降落点为胶

片针孔位置，即伽玛刀机械等中心位置 UCP，测量曲线两侧 50%等剂量线水平点位置（如图 1-2-18 中箭头所示），两点连线之中心点即为此方向上的射线聚焦中心，比较其与 UCP 位置的偏差值 Δ，分别得出 X、Y、Z 方向上的偏差 Δx=0.1mm、Δy=0.245mm、Δz=0.01mm，根据公式（1）计算 δ = 0.26mm，即

Leksell C 型伽玛刀机械等中心与辐射等中心误差为 0.26mm。

$$\delta = \sqrt{\Delta x^2 + \Delta y^2 + \Delta z^2}$$

此项检测为每年一次，误差上限标准为不能超过 0.5mm。

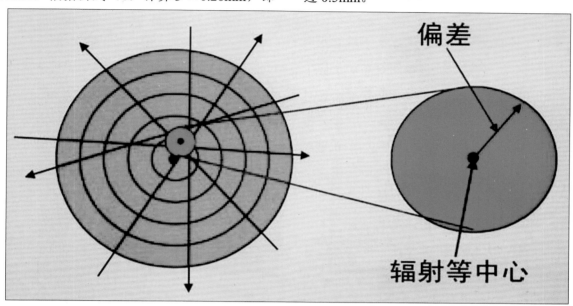

图 1-2-16　机械等中心与辐射等中心偏差形成示意图

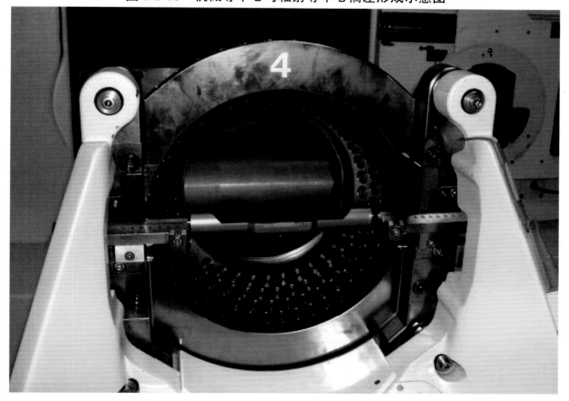

图 1-2-17　测量机械等中心精度使用的特制胶片固定器（film holder）

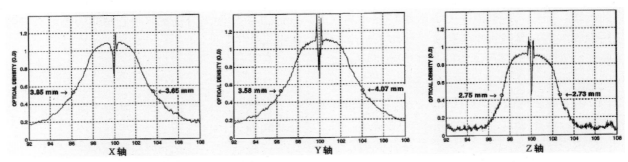

图 1-2-18　机械等中心与聚焦等中心的在 X、Y、Z 轴方向上的偏差测量结果

伽玛刀对靶点摆位的精确度要求很高，尤其在治疗功能性疾病时，如三叉神经痛和某些功能核团的毁损，这些靶灶本身直径不超过 3mm，若误差超出 0.5mm 的上限，靶点位置会发生约 30% 的偏移，在临床使用中是不能接受的。此项检测对保证治疗靶点位置的精度作用很大。

（三）剂量曲线的精确度

对于任一头盔准直器上单束射线，在感兴趣点计算其剂量需要以下已知因素：患者头颅外形、^{60}Co γ 射线在头颅中的线削弱系数、横截面辐射剂量的离轴比及人体组织等效头模中参考点的剂量率。如图 1-2-19 所示，图中放射源焦距为 400mm，指定 R 点为参考点，此点位于半径为 80mm 的聚苯乙烯头模表面下 10mm 深度处。对一个给定大小的准直器，其单束剂量率的标定用的是在标定点

R 处测量的方法。若计算射束内 P 点的剂量，首先需求出 Q 点的剂量，Q 点位于射束中心轴上与 P 点等深度处，它与 F 点的距离为 z，已知 R 点的剂量率，S 与 R 点间距离为 330mm，S 与 Q 点间距离为 400mm—z，则 Q 点剂量率可用反平方定律和指数线衰减公式计算出来，射线束为轴对称，则

单束射线内任一点 P 处的剂量率即可从横截面获得离轴比计算出来，P 点的总剂量为 201 个放射源的剂量之和。剂量计划软件由此可计算出剂量曲线，将其曲线同测量曲线相比较，50% 等剂量线处的误差应小于 1mm。当然胶片分析也会存在误差，考虑到测量误差在内的允许误差应满足上述标准。

利用光密度仪分析胶片（图 1-2-20），拟合出光密度-剂量响应曲线，分析胶片光密度值同照射剂量的对应关系，从而得出 4、8、14、18mm 四种准直器 X、Y、Z 方向上的剂量曲线分，同 LGP 输出剂量曲线分布比较（图 1-2-21），两者吻合良好，且在 FWHM 点（即 50% 等剂量线水平）处两者误差小于 1mm。在 50% 的等剂量线水平以下，随着等剂量线减小，测量曲线与计算曲线的误差加大。分析误差加大的原因，照射野是由 201 束射线会聚形成的，射线束之间有一定的夹角，因此会聚后形成的照射野边缘是锯齿形的，不可能是光滑、锐利的圆周。实测曲线和计算曲线的误差由此产生，随着等剂量线下降，射线束发散，这种锯齿形边缘会更加明显，因此误差加大。这也是临床中选择 50% 左右的等剂量线作为治疗的边缘等剂量线的原因。

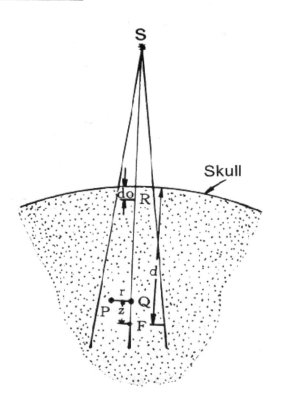

图 1-2-19 伽玛刀剂量计算方法示意图

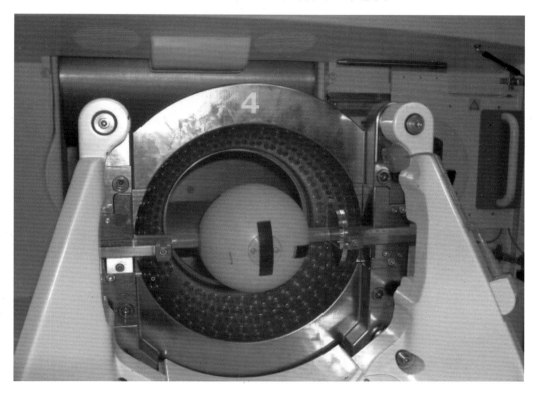

图 1-2-20 可放置胶片的头模

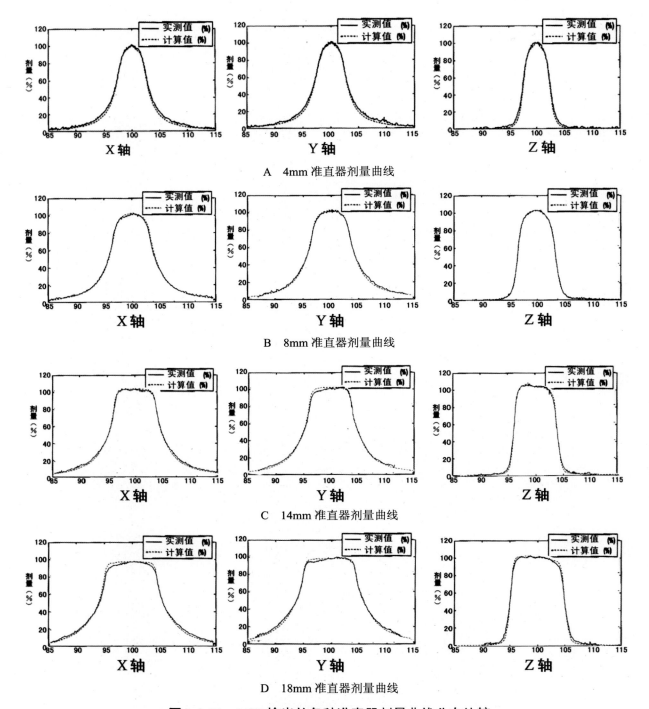

A   4mm 准直器剂量曲线

B   8mm 准直器剂量曲线

C   14mm 准直器剂量曲线

D   18mm 准直器剂量曲线

图 1-2-21   LGP 输出的各种准直器剂量曲线分布比较

（四）自动定位系统

自动定位系统（Automatic Positioning System，APS）是由计算机精确控制，步进马达驱动的可根据设定坐标带动立体定向头架自动移动的装置（图 1-2-22），分为 APS-X、APS-Y、APS-Z 轴，轴上刻有刻度标记，可以人工识别靶点坐标值，每个轴向系统均有两个独立的测定系统，坐标轴的移动有马达上的编码器控制，具有极高的精确性，另一个具有更高精确性的独立监测系统实时监测坐标轴的移动。控制 APS 的计算机不断的比对移动系统和监测系统的读数，一旦超过误差即刻报警。

综合以上检测总结出伽玛刀的各项技术指标，其自动定位系统的精确度小于 0.2mm，机械等中心的精度小于 0.3mm，准直器定位精确度小于 0.1mm，放射物理总精确度小于 0.5mm。

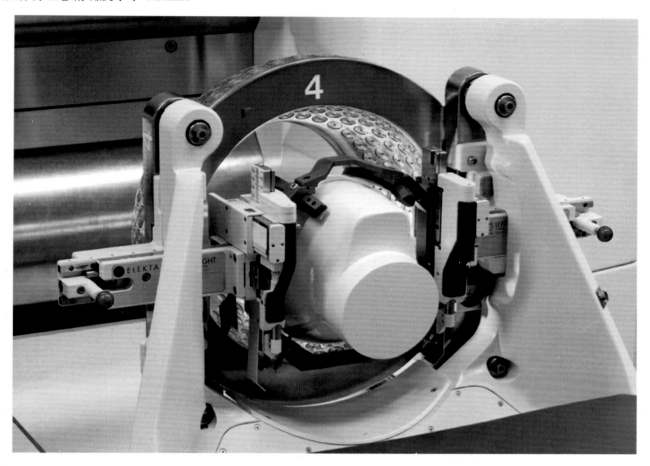

图 1-2-22　自动定位系统　（Automatic Positioning System, APS）

（张宜培）

第二节 伽玛刀的治疗计划系统

一、伽玛刀剂量场分布的特点

与常规的 X（γ）射线放疗相比，立体定向放射外科使用小口径的照射野，LEKSELL 伽玛刀的最大射野为直径约 18mm 的椭球形，其次为 14mm、8mm、4mm。以直线加速器为基础的 X 线立体定向放疗使用的射野可大一些，但一般射野口径均小于 50mm。而常规放疗使用的射野从 5cm×5cm~30cm×30cm 不等。当射野逐步变小时，由于射线束的准直，单个小野的离轴比剂量分布逐步接近高斯形分布形状，其特点是射野内剂量分布不均匀，射野边缘剂量梯度变化较大，由此产生一些特殊的剂量学问题，正确测量这种小口径照射野的剂量输出和剂量分布及多束小口径照射野聚焦照射的剂量分布，直接影响立体定向放射外科治疗的剂量准确性。

如上所述，伽玛刀小口径照射野具有高斯形的剂量分布，它们 201 条细束伽玛射线在空间聚焦后形成的剂量分布具有以下四大特点：①小口径照射野聚焦照射、剂量分布集中；②小野集束照射，靶区周边剂量梯度变化较大；③靶区内及靶区附近的剂量分布不均匀；④靶区周围的正常组织剂量很小。这种剂量分布就像一把"尖刀"插入病变内。试验测试证明，靶区定位的 1mm 之差，可以引起靶周边最小剂量（参考剂量线剂量）变化约 10% 的量级。由此可见靶区精确定位和正确摆位是伽玛刀治疗成功的关键。任何超出正常范围的误差有可能对患者造成不可挽回的损害。从这个意义上讲，靶区位置和靶区体积确定的准确性同剂量输出的准确性同样重要。

伽玛刀放射外科是将高能放射线集聚头颅内某一局限性靶区的单次照射，使之发生放射反应，而靶区外周组织因剂量迅速递减而免受累及，从而在其边缘形成一如刀割样的界面，达到类似外科手术的效果。其剂量计算采用单源效果累加的方法实现。在靶点处，该方法将靶物质分成若干个小体积元，小体积元的总数为 31×31×31 个，其边长根据肿瘤的大小进行调整。其剂量计算是按均匀介质模型进行的。伽玛刀剂量分布已被广泛研究，剂量学研究应该包括两个方面和三种手段。

两个方面是指宏观剂量和微观剂量的问题；三种手段是指解析方法计算、Monte Carlo（MC）计算和实验测量。就二维的剂量分布研究结果，在伽玛刀聚焦的病变范围内高剂量，病变边缘（周围）正常组织接受剂量呈锐减分布。这种小靶点、病变边缘放射剂量高梯度变化（90%～30% 的宽度大约 2mm）。经过半导体二极管测量法、胶片法、Monte Carlo 模拟计算法和 LGP 计算。应用 Monte Carlo 模拟法计算并与半导体二极管测量法和胶片法测量的结果比较，认为模拟计算法与半导体二极管结果近似，并测量了模拟计算的 X、Z 轴最大径线的半值（full width at half maxinum, FWHM），4、8、14 和 18mm 准直器的 X 轴 FWHM 分别为 5.6、11.3、19.2、24.4mm，Z 轴 FWHM 分别为 4.7、9.2、15.7 和 20.1mm。这种准直器范围的空间差异，也就构成了伽玛刀放射外科剂量计划中多等中心组合的基础。应用 Monte Carlo 模拟计算，结果显示等剂量曲线的剂量从中心点开始由内向外从 90% 降到 10%，锐度比单源情况大，为 7.3mm；4mm，14mm，18mm 准直器的剂量分布，其半剂量曲线的宽度分别为 6.0mm，19.5mm，25.0mm。相应的锐度分别为 3.5mm，12.0mm，和 12.1mm。

二、治疗计划的制订

Leksell GammaPlan—是为伽玛刀制定剂量计划专门设计开发的软件，它有别于加速器的通用剂量设计软件（如 ADAC/Pinnacle），伽玛刀治疗具有其独特的物理特性及适应证选择，因此需要根据其特性进行专用的治疗计划系统的开发，从而使剂量规划设计更加便利。

（一）设计思想

Leksell GammaPlan 的设计追求两大目标：既要在较短时间内完成治疗计划，又要保持其放射外科治疗的特性。伽玛刀不同于传统放疗，后者在进行模拟定位和开始治疗之间可以相隔几天甚至数周的时间，而伽玛刀治疗程序则是从安装立体定向头架时开始的，患者佩戴着头架等候着治疗，因此尽量缩短制订治疗计划的时间、减少患者的等候，是十分重要的。设计伽玛刀治疗计划就如同外科医生实行开颅手术一样，要尽可能接近完美，尽管这是在计算机上完成的手术。

（二）计划过程

Leksell GammaPlan 是一个十分成熟的治疗计划系统，利用其制定和优化剂量计划有着令人信服的理论依据。它与 IMRT 经常使用的逆向算法不同，后者是在使用者自行定义的剂量—容积参数下，由计算机根据某一数学算法来进行优化，以达到使用者自定义的标准（图 1-2-23）。

1. 定位影像的识别　定位影像的识别就是在剂量计划软件中，通过识别每一张定位图像的标记点以确认标记点之间的相互关系，从而建立立体定向坐标系。计划软件会计算出标记点位置的误差，使用者会通过此误差分析出定位影像是否存在严重变形或其他问题。

2. 勾画病灶及相关重要结构　定位影像识别完毕后，下一步就要完成对病灶边界及相关重要敏感结构的勾画。使用计划系统中的专用工具，在定位影像上逐层勾画。重要结构在计划设计中须加以保护，勾画其范围可以直观地观察重要结构的接受剂量。

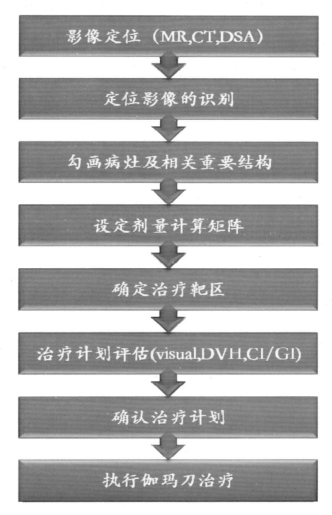

图 1-2-23　伽玛刀的治疗计划过程流程图

在定位影像上勾画出的病灶边界即为伽玛刀治疗的靶区，这一点同放疗有很大区别，后者定义的临床靶区为临床可见病灶，在此范围外还要包括转移的淋巴结及其他转移病灶的所有区域为肿瘤区，而计划靶区不仅要考虑到肿瘤区的范围，还要兼顾照射中由于器官运动造成的肿瘤区的位置变化。

3.剂量计算矩阵/靶区　在伽玛刀计划设计时，可以使用一个或多个剂量计算矩阵。矩阵分为31×31×31个采样点，矩阵大小的设计不仅要覆盖所有感兴趣区域，同时由于矩阵内采样点数目是一定的，为保证计算精度，矩阵设计不可过大，这样既能保证感兴趣区域内剂量曲线的观察，又能保证剂量计算的精确。

4.治疗靶区的定义　伽玛刀治疗追求的目标就是剂量曲线能够完全覆盖病灶区域，同时又尽量减少周围脑组织的受照量。神经外科医生和物理师会在病灶内设计一个或多个靶点（通常被称为"枪"），以达到剂量曲线同病灶能够良好地适形。

每一个靶点都是立体定向空间内的一个坐标位置，治疗时调节坐标将此位置的病灶放到伽马射线会聚的焦点处。病灶形状常常不规则，需要使用多靶点来实现适形。在 B 型和 C 型伽玛刀中，有四种规格的准直器头盔可供选择。在 Perfexion 机型中，可实现不同规格的准直器在同一靶点上组合使用。在设计中可根据情况调整多种参数，如伽玛角、权重、边缘等剂量线，边缘剂量等。

5.堵孔技术　如果伽玛刀治疗的病灶位于颅内重要敏感结构旁，如视神经、颅神经等，常需要采用堵孔技术。为保护这些重要组织，设计者会将某些区域的准直器换成实心的塞子，以屏蔽掉部分射线，减少重要结构上的照射量。堵孔后，剂量曲线的形状会发生变形，远离堵孔方向而向对侧偏斜。

在 B 型和 C 型伽玛刀中，只需将被堵的准直器换成实心的塞子，同时在治疗计划中，靶点参数换成相应的堵孔类型，计划系统就会重新生成剂量曲线，设计者不断调整堵孔类型以获得满意的剂量分布。

Perfexion 机型，不必手工更换塞子，扇形驱动马达可自动将准直器置于屏蔽位置，射线束即被堵住。一旦危及器官被确定，计划系统就会根据其形状计算出每一个靶点贯穿落在危及器官上的射线束

位置，如果扇形源上贯穿射线束的数量超过给定阈值，系统就会将整块区域屏蔽。因为 Perfexion 的准直器系统是完全自动化的，减轻了更换塞子的劳动量。然而，如果堵孔使用过多，必然焦点处剂量率降低，从而增加总治疗时间。

（三）治疗计划的评价

评价伽玛刀的剂量计划是从以下几方面：病灶覆盖率、治疗范围与病灶的适形性、正常脑组织与敏感结构的接受剂量、总治疗时间。病灶覆盖率和适形性可以通过直观观察剂量曲线，直方图的测量、适形指数的计算等方法。适形指数力图量化地评价病灶整体容积被边缘剂量曲线覆盖的比例以及治疗容积内包括的正常脑组织的容积。一个达到理想适形的计划，边缘剂量曲线必须完全覆盖病灶且没有落在病灶之外。

适形性是评价伽玛刀治疗计划的一个特殊指标，只着眼于边缘剂量曲线的角度进行评估，它不关心剂量的衰减程度和正常脑组织的接受剂量。为弥补此项不足，Paddick 等提出用梯度指数来作为评价边缘曲线之外剂量衰减的程度。Wagner 等试图采用梯度指数同适形指数相结合的方法，创造出适形/梯度指数作为单一评价因子。其他学者还提出了剂量—容积效应参数，类似于传统放疗的 12Gy 容积，作为预测伽玛刀治疗后放射性坏死的指标。

（四）制订治疗计划的"秘诀"

伽玛刀治疗计划的制订过程兼具科学性和艺术性，唯一不足的是修改治疗计划时需要前瞻的预见性，这就需要使用者具有熟练的技巧和丰富的经验。本章节介绍一些小秘诀，也许会对使用者有所帮助：

（1）尽量在病灶的中心处设置"大枪"，边缘处设置"小枪"，这样病灶外剂量衰减最陡峭。一些文献还建议沿着病灶中心轴设计靶点作为设计时的"首选"。

（2）应避免设置明显落在病灶边界之外的靶点，虽然这样设计有时会提高适形性，但它会造成剂量衰减变缓，小于边缘剂量的等剂量线会涉及过多的正常脑组织。

（3）设计靶点时，要从三维方向上综合考虑坐标位置是否合适。因此，在工作界面中能够同时显示横轴、冠状、矢状定位片对制订计划有所帮助。

（4）通常情况下使用 50%等剂量线作为治疗的

边缘剂量曲线，但有时这样并不能获得最佳的适形性和剂量衰减梯度，仔细斟酌，可以考虑选择其他数值的等剂量线作为边缘等剂量曲线。

（5）靶点位置过于集中，会导致"热点"产生，剂量曲线分布收缩，这种特性在制订治疗计划时可以加以利用。观察"热点"剂量范围，例如观察95%的剂量曲线在病灶内的分布，可以预测边缘等剂量曲线变化的趋势。直接在"热点"处设置一"枪"，并调节这一"枪"的权重，可以有目的的调节整体剂量分布。

（6）当设计鞍旁肿瘤的治疗计划时，使用小于90°的伽玛角，可使剂量线的主轴平行于前方的视路结构，降低重要结构上的照射量，尽量减少堵孔技术的使用。

（7）剂量矩阵的采样点数目是固定的，因此矩阵的尺寸不能太大。矩阵过大，使用小口径的准直器由于采样点过少而导致计算不精确。

（8）应避免联合使用"最大枪"和"最小枪"组合（如18mm和4mm的准直器组合），由于准直器口径差异太大，会造成"小枪"在剂量分布中贡献微弱。

（9）B型和C型伽玛刀备有100个实心的塞子，但计划软件最多允许166个准直器被堵孔，所以切记：虽然设计中可以出现数量大且复杂的堵孔类型，但在实际操作中无法实现。

（五）伽玛刀的剂量学特点

从剂量学角度分析，伽玛射线的传播遵循距离平方-反比规律，射线束穿过脑组织会造成衰减、准直器准直后剂量率会下降，射线束中心轴外剂量亦会产生衰落。GammaPlan的计算思想是基于脑组织是均匀的、等效于水的软组织，在靠近皮肤处没有剂量建成区域。这样从物理学角度，其算法就相对简单得多，但是射线数目较多，每一条射线束都要被精确计算，其数学计算方面则相对较复杂。

在伽玛刀的早期机型中（B，C，4C型），大多数计算参数的获取都是来自于实际测量值，而基本算法也几乎是一成不变的。Perfexion机型由于改变了设计结构，因此其计算方法也变得更加复杂，新版本中既通过实际测量又结合蒙特卡罗模拟法来计算剂量分布模型，在本章的最后会就新版本中的这些变化加以详细介绍。

1.单束射线剂量分布的模型　在B型、C型和4C型伽玛刀中，每个放射源的活度都大致相等，准直器的口径相同、源焦距都为400mm，因此每一射线束都是相同的。

为了分析伽玛刀整体的性能参数，我们设计了单源模型来研究一束射线的剂量分布。针对每一种准直器的口径，分别测量了离轴剂量分布和百分深度剂量，从百分深度剂量的数据中可推导出脑组织剂量衰减系数和每一种准直器相对于18mm准直器的输出因子。

2.射线束聚焦的实现方式　已知单束射线的剂量分布数据且201条射线束都是相同的，所有射线束聚焦后的剂量分布自然可计算出，每一束射线的唯一区别就是入射角不同。因此每一束射线到达焦点处穿过脑组织的距离不同其衰减也不同。

通过反复的搜索算法，根据测量后建立的头颅外形。我们可以计算出每条射线束的入射点，这样到达焦点前的距离即可算出，加之脑组织是基本均匀的，射线在各处的衰减系数是一常数，即可由此算出每一束射线的剂量分布。焦点处的剂量就是所有射线束的叠加。这样颅内任一点的剂量都可以通过、射线束离轴剂量分布、此点距焦点的距离来计算出，颅内的三维剂量分布即可建立。

3.剂量的归一化　在GammaPlan中通常是按照最大剂量点来进行归一化的。在多矩阵的剂量计划中，剂量曲线可以按照整体最大剂量和矩阵内局部最大剂量分别归一化计算显示。值得注意的是，当治疗医生需要针对不同位置处的病灶给定不同的边缘剂量曲线和处方剂量时，务必观察每一个病灶的剂量分布显示是在局部归一化状态下还是整体归一化状态下。

4.Perfexion 伽玛刀的改进　Perfexion机型的最大改进就是治疗时每一束射线不是完全相同的。因为其准直器系统是圆锥形的，不再是半圆形的，每一排源都有各自不同的源焦距，从374~433mm不等。另外某些位置处的放射源同准直器轨道成一定的角度,会产生不对称的照射野。

这种设计上的改进同时也使一些参数发生改变，诸如输出因子、衰减系数、源焦距等都不再是常数，而是随着准直器口径和放射源位置的不同而数值各异，而且因为某些位置的放射源与准直器轨道成一定的夹角，所以离轴比也会在二维空间上发生变化，不只是一个固定常数。

综上所述，Perfexion 的剂量计算较之前机型复杂得多，而且其技术上的改进也使等中心的设置更加多样化，甚至可以在横轴位上产生正方形的照射野。

（六）伽玛刀质量控制

一个完备的质量控制程序对于保证伽玛刀的放射和机械精度是至关重要的，而且系统检查设备的电气性能和计算机控制系统也确保了其正常运行。本章节将详细介绍伽玛刀配备的质量保证程序专用工具和使用方法。

1.剂量率检测 剂量率检测方法是将电离室放置在半径 80mm 的圆形聚乙烯专用头模中，使用最大口径的准直器（B、C 和 4C 型使用 18mm 准直器，Perfexion 使用 16mm 准直器）条件下完成的。

在直线加速器中，剂量输出因子决定照射野的尺寸，因此这项检测在其质量保证体系中也是必不可少的。但由于伽玛刀焦点尺寸太小，给检测造成一些困难，在早期机型中，只检测大口径准直器的剂量输出因子同厂家采用数值进行比较，而小口径准直器（如 4mm）因为焦点尺寸更小，其数值更加难以验证。这一难点在 Perfexion 机型中表现得尤为突出，因放射源在中心体的位置不同而造成射线束各异。但是伽玛刀的准直器同直线加速器的光栅不同之处在于：前者开放时口径是固定大小的，因此检测的数值应保持恒定。

2.焦点精确性和坐标定位精度 安装 Perfexion 机型时，患者坐标定位系统 PPS 的精度和焦点位置的精度是分别检测的。PPS 的移动是成线性的，用激光干涉仪即可测量。测量射线束会聚到焦点的机械精度是在 4mm 准直器上完成的，检测合格后即可推知其他大口径的准直器的精度必然在允许范围内。

一旦 PPS 和中心体安装调试完毕，接下来就要进行 PPS 的检测，通常使用特制的二极管专用工具和感光胶片（如 GafChromic、EBT 或 MD-55）完成。

专用工具由一个金属架和安装在上面的二极管组成。检测时，将金属架安装在 PPS 上，二极管就会沿着预定的坐标空间扫描，搜索出最大剂量点并绘出 4mm 准直器的半影区域。将实测值同标准值进行比较，一旦定位精度大于 0.4mm 或重复精度大于 0.1mm 即报错。胶片安装在特制的固定仪上，一个极细的针尖可以在预定的坐标位置上刺出一小孔，使用扫描仪分析照射后的胶片，绘出剂量分布并计算出焦点的误差。等中心曲线等中心剂量曲线也使用上述胶片测量，但无需刺孔，可使用光密度扫描仪分析胶片剂量分布并同计划系统预置数值进行比较。

3.展望 QA 的发展 系统的质量保证程序将使放射外科治疗的三维剂量分布更加精确。一些关于凝胶聚合物剂量仪的研究工作正在进行，并有可能在将来发挥极大的作用，它是使用凝胶灌入头模中接受照射并绘出剂量分布，凝胶发生聚合化学反应是与接受剂量成正比的，使用 MR 或 CT 成像后即可得出定量的剂量曲线。目前，一些有关精确度和技术性能的争论仍影响伽玛刀技术的广泛传播。

（七）Perfexion 机型的性能总结

1.治疗容积 由于消除了之前机型中存在的头架与头盔的碰撞问题，Perfexion 治疗的空间范围较以前扩大许多。表 1-2-1 给出了 Perfexion、B 型的坐标轴和 C 型的 APS 系统各自可治疗的空间范围。这就意味着：在以前机型中，不能达到的病变位置或需要改变伽玛角才能避免产生碰撞的情况，在 Perfexion 机型中就有可能实现。图 1-2-24 显示了一个颅内多发脑膜瘤，使用 Perfexion 可实现一次性全部治疗。在以前的机型中，多个病灶必须分次才能全部被治疗，而在 Perfexion 中，由于治疗范围扩大，可实现一次性治疗所有病灶，而不必反复进行碰撞试验和改变伽玛角，极大减轻了患者的治疗时间，提高了舒适度。在一些极限位置，如有可能造成碰撞，机器会给出预警，使用前文介绍过的专用检测仪器即可模拟检测出碰撞是否会真正发生，以便做出相应的修改。

表 1-2-1　不同坐标调节系统可治疗的空间范围

坐标轴	PPS	Trunnion	APS
X	160mm	100mm	82mm
Y	180mm	150mm	120mm
Z	*260mm	125mm	153mm

＊（从焦点到内准直器表面）

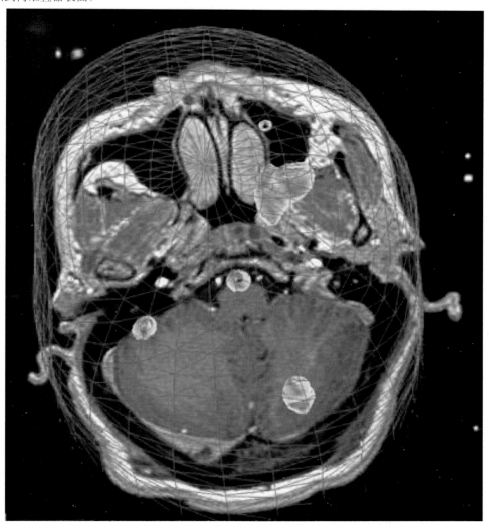

图 1-2-24　使用 Perfexion 伽玛刀一次性全部治疗多发脑膜瘤

2.准直器组合形式和自动堵孔技术　因为准直器系统是呈扇形分区的，每一块扇形区域都分别由各自的马达控制，能分别独立地进行准直器型号的变换。每块扇形准直器区域有四种模式可供选择：三种不同口径的准直器和完全堵塞的状态，这就意味着设定一个靶点时，可以在不同区域的块内同时使用不同孔径的准直器，此种技术可以使同一靶点组合使用不同口径的准直器，剂量曲线会更加适形。

这样就会造成在计划中更多地使用小口径准直器和堵孔模式以代替以往的大准直器，治疗时间势必延长，从而降低部分工作效率。

3.自动堵孔技术　在 Perfexion 机型中，以往手工堵孔操作改进为自动化完成。而且堵孔数量也大大增加，最多可达 168 个（准直器数量 192 个），以往机型最多只能达到 100 个（准直器数量 201 个）。

自动化堵孔技术减轻了工作负担，有可能被更频繁地使用以改变剂量曲线分布形状。但原来机型的堵孔形式的种类也减少了，目前只能将整块扇形区域的准直器完全堵住，而不能在块内实现部分堵孔，以往手工操作可形成的环形堵孔模式在新机型中也无法实现，这就在屏蔽重要敏感结构接受的剂量曲线时造成一些限制。堵孔模式的大量使用，一部分放射源被堵住而失去能量贡献，最终会造成治疗时间的增加。

4.运行时间减少　Perfexion 机型明显减少了等中心之间调节坐标所耗费的时间。在伽玛刀的 APS 未出现之前，每次摆位需要前一个靶点治疗结束后，手动调节坐标轴设定三维坐标数值，再重新开始下一次治疗，这样的操作费时费力。APS 系统可以自动调节坐标，带动患者头部从一个靶点变换至下一个靶点。但其调节坐标时，治疗床会向外退出一段距离，使患者头部离开焦点位置，APS 会自动移至下一个靶点，然后治疗床在重新前行至焦点位置开始治疗，这一退出—移动坐标—再进入的步骤需要花费 30 秒时间。每一个靶点都需要额外花费 30 秒的时间来完成坐标的调节，无形中也增加不少时间。Perfexion 机型的 PPS 系统坐标移动的速度比 APS 快至十倍（PPS:7mm/s，APS：0.7mm/s），治疗床无须再退出焦点处，因为坐标移动过程中，放射源会变换至堵孔模式，伽玛刀治疗所花费的时间大部分都是患者接受射线照射的时间，总体治疗过程明显缩短。

5.提高患者舒适度　伽玛刀 Perfexion 机型的设计初衷就是旨在大幅提高患者治疗的舒适度。前文中我们曾详细描述了新型的定位头架和连接装置，并指出其佩戴的舒适性。为了进一步提高患者治疗时的舒适性，我们会提高床垫和治疗床的厚度，以便能给患者的肩部和后背提供强有力支撑。

6.体部照射量降低　Perfexion 机型的射线束轨道和内部的屏蔽设计能够明显降低患者的体部接受剂量。Lindquist 等报告在人体等效体模上测量的接受剂量，Perfexion 要比 B 型和 C 型低十倍。生产厂商报告距机器外表面 60cm 处的平均剂量小于 4 微希伏/小时。这对设备的安全性和治疗室的屏蔽设计至关重要。

7.未来发展方向　Perfexion 机型的设计降低了外准直器和头架发生碰撞的概率，极大地扩展了治疗空间。这表明在之前机型中不能一次治疗全部解决的病灶以及需变换体位才能达到治疗位置的病灶在新机型的治疗中能轻松完成。另外 Perfexion 的治疗空间扩展到颈部水平（从颅骨顶部向下 26cm 的范围内均可达到），这样可用于治疗头颈部肿瘤和其他类型疾病。当然，这也需要进一步改进头架安装方式和剂量算法，伽玛刀的适应证类型会进一步扩大。

Lars Leksell 教授提出了放射外科的设想，开创了微侵袭神经外科技术的先河。近些年放射外科治疗技术已经大量应用于体部，它融合了计算机、现代影像、自动化技术于一体，具有多方面的优越性。当初 Leksell 教授在发明伽玛刀的时候并没有这些现代技术作为支持，但他的基本设计思想至今仍在沿用。伽玛刀设计思想的精妙之处使其在神经外科领域发挥着独特的作用，至今伽玛刀的性能已经成为其他放射外科设备参考的"金标准"。回顾过去的几十年，我们欣喜地发现此类新技术的不断涌现为放射外科带来了巨大的变化。作者希望伽玛刀使用过程中积累下的丰富经验能够推动这项新技术迅猛发展，使其能更广泛地应用于临床，并进一步明确放射外科的使用规范。

（张宜培）

第三节　伽玛刀治疗程序

一、伽玛刀治疗前准备

（1）详细询问病史，体格检查，进行 MRI、CT、DSA 及相关辅助检查，明确诊断。

（2）选择伽玛刀治疗适应证。

（3）术前 1 天要求患者休息好，必要时可辅助药物治疗。

二、伽玛刀治疗过程

伽玛刀的治疗过程一般包括：定位头架的安装、影像定位、治疗计划的制订、治疗前计划的校对、开始伽玛刀治疗及治疗结束后摘除头架等步骤。

（一）定位头架的安装

伽玛刀立体定向放射外科治疗的第一步就是由神经外科医生为患者的头部安装 Leksell -G 型头架。安装方法依各个中心的操作习惯不同而略有差异，安装头架的过程均在局麻下完成，主要注意安装前患者预先使用适量的镇静剂、掌握好局麻条件及严格执行无菌操作。

Leksell-G 型头架由矩形基环和四根定位柱组成，定位柱的顶端可旋入钛钉，钛钉穿透皮肤钉到患者的骨板上，定位头架的基环即与头部形成不可移动的刚性结构。根据头架安装的位置，由多种形状、长度不同的定位柱可供选择。另外使用高场强的磁共振定位时，为防止局部过热损伤皮肤，可在钛钉与定位柱之间安装一塑料插件以隔绝涡流效应所致的热传导。

头架的安装位置是否合适对后续的治疗过程是至关重要的，这就需要全面的神经系统解剖知识及对头部体表定位标志有深入的了解。因为头架的安装位置即决定了立体定向坐标系的建立，同时伽玛刀治疗的坐标范围有一定的限制，因此病灶的位置越接近头架的中心位置越好。如果病灶位于颅内一侧的极端位置，则需要旋转头架使头架轴线与颅内中线形成一定夹角。如果颅内有多个病灶且分散位于大脑半球两侧，则需要按照病灶间隔位置分两次治疗。如果病灶位于鞍旁，头架的基环最好平行于视路且位于视路平面以下。安装头架时，头部采取一定的俯仰角可以使剂量曲线远离这些重要的敏感结构，虽然这样有可能使晶状体接受剂量增大，但比较之下仍是利大于弊。头架安装位置不合适，在保护这些重要敏感结构不致接受过高剂量时容易产生困难，治疗颅内侧面和后面的病灶时有可能坐标不能实现而需要重新安装头架及定位（图1-2-25）。

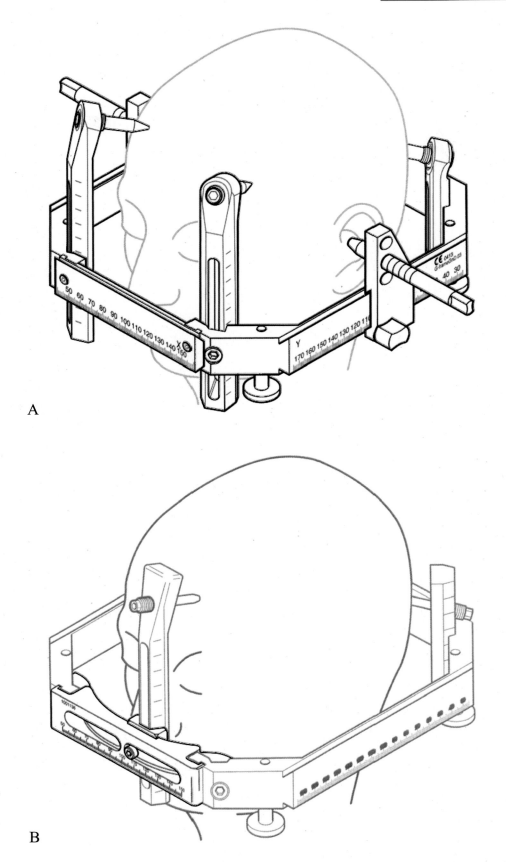

A

B

图 1-2-25　安装 Leksell -G 型头架示意图

（二）影像定位

立体定向放射外科技术的核心内容是确定颅内病灶的三维空间坐标后，将病灶的所在位置与放射外科治疗设备的等剂量中心重合后进行治疗。伽玛刀治疗的精确性取决于定位影像的精度。没有颅内解剖结构三维成像显影，如 CT、MR 及血管造影等成像方式，伽玛刀治疗不可能实现。每一种成像方法都有各自的优缺点，下文会分别详细讨论。

无论采取何种定位方式，所有影像都必须采用立体定向坐标系的标记点。在成像时，患者的头架上必须佩戴显示器。颅内结构显影的同时，显示器上的标记点会同时成像，通过计划系统软件识别标记点之间的相关位置关系，即可建立起立体定向坐标系。在成像时，必须使患者的头部及头架保持固定不动，因此针对每一种成像设备都设计出相应的适配器，适配器能够和成像设备的检查床很好地吻合，同时又能固定头架，这样成像时佩戴适配器能保证头架不会发生移位。

1.核磁共振（MRI）　因核磁共振对软组织及实性肿瘤具有很高的分辨率，大部分伽玛刀中心都采用其作为主要的定位方式。常用的序列包括全颅的平扫及强化的 T1-加权成像，可以采取 2D 成像，也可使用 3D 整体采集方式成像，例如 MP-RAGE 或类似序列。特殊序列如稳态重建干扰序列（CISS）可用于内听道、桥小脑角、鞍旁等区域成像。最新的研究正在探索更多新序列的使用，如使用弥散张量成像（DTI）进行纤维束走形的显影，获得更高分辨率的影像不能只依靠标准激励方式的成像序列。定位 MR 影像的 FOV 应足够大，显示器德外框应被包括进去，使标记点能清晰显影。使用薄层无间距扫描（层厚为 1～3mm），扫描范围应包括全脑容积，这样才能增加小病灶被检出的概率，提高容积测量和直方图计算的准确性（图 1-2-26）。

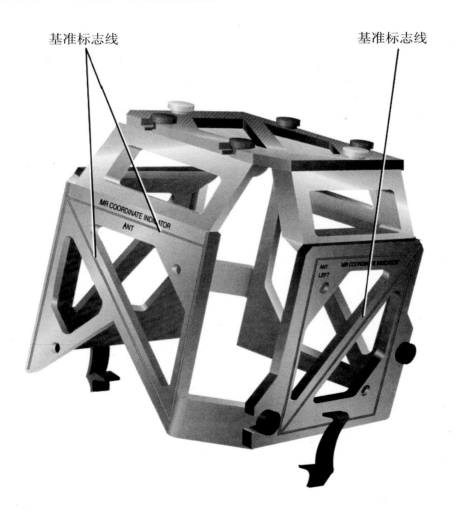

基准标志线　　　　　　　　　　　　　　　　基准标志线

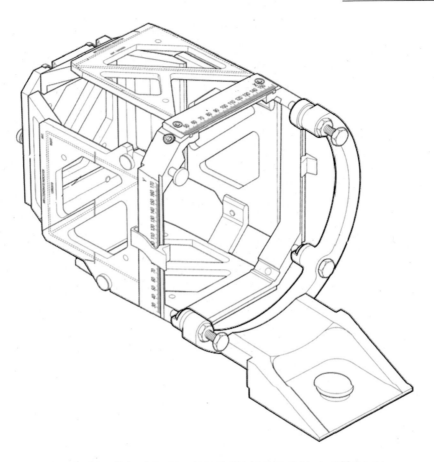

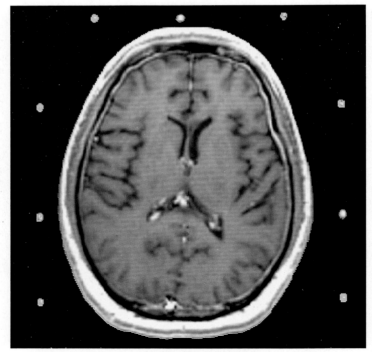

图 1-2-26　MRI 定位显示器、适配器及定位片

MR 显示器由前后、左右、及顶上共五片塑料板组装成一个盒状外形的罩子，能够安装在定位头架的基环上。每片塑料板上都有"N"型的管道，管道内注入硫酸铜溶液，常用的 MR 成像序列中，管道中溶液呈高信号显影，表现为图像两侧的一系列圆点，通过计算圆点相互之间的位置关系即可算出颅内任一点在立体定向坐标系中的位置。

值得注意的是，MR 成像存在各种线性和非线性的几何失真问题，主要来源于梯度场的非线性和主磁场的不均匀性，还有患者佩戴的头架也容易造成干扰，因此所有用于定位的 MR 序列必须经过物理师的严格检测以保证发生的失真在允许的最小范围之内。如果病灶位于颅内组织与空气交界处或其他易产生伪影的区域，则应加做 CT 定位以验证病灶坐标的精确性。同时有多种检测头模以供选择，利用标准头模成像可以帮助物理师定量检测各种扫描参数下的失真度，为优化扫描参数、减小失真提供帮助。

2.计算机断层扫描（CT）　CT 成像因为对软组织的分辨率不高，在影像定位中采用得较少。然而当患者不能使用 MR 定位或者 CT 的骨窗成像能提供有用的诊断信息时，CT 定位常被采用。CT 定位也包括平扫及强化序列，薄层（层间距 1～3mm）无间距扫描。当患者因自身原因不能行 MR 定位时，CT 脑池造影术对于显示三叉神经等位于脑脊液中的结构也具有很大的帮助。CT 不存在 MR 中的几何失真问题，但是固定螺钉在扫描中也会产生伪影，因此安装头架时钉子的安装位置应尽量避免与病灶位于同一层面，以免影响病灶的观察（图 1-2-27）。

基准标志线

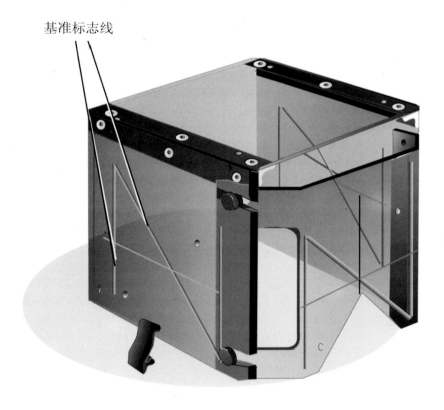

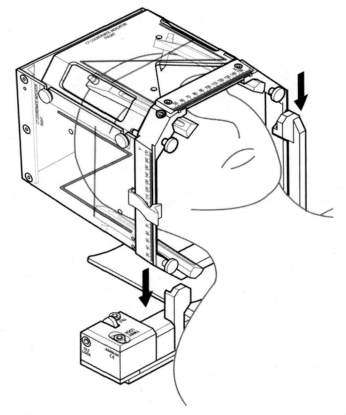

B

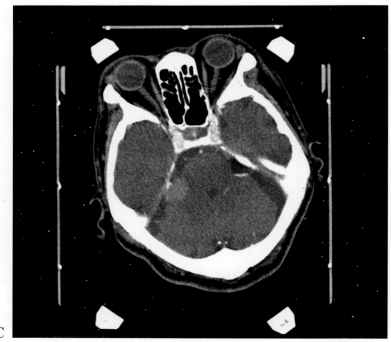

C

图 1-2-27　CT 定位显示器、适配器及定位片

3.数字减影血管造影　对于血管性病变，例如动静脉畸形等，数字减影血管造影（DSA）不失为患者定位的首选。有时也加做 MR 定位来验证血管巢的范围。目前正在进行有关 MRA 对于血管巢范围的确定是否有帮助的相关研究课题（图 1-2-28）。

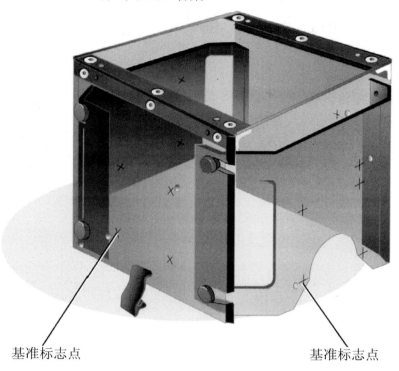

基准标志点　　　　　　　　　　　　　　基准标志点

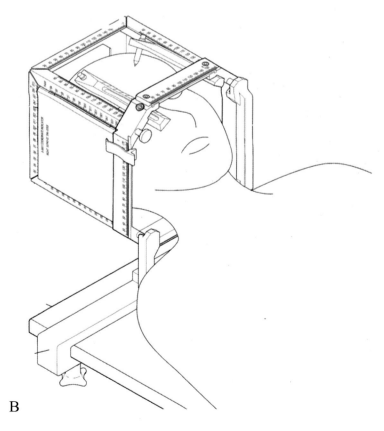

B

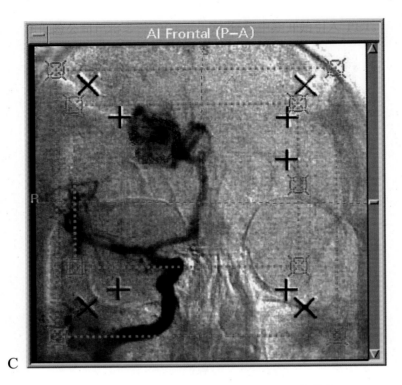

图 1-2-28　DSA 定位显示器、适配器及定位片

（三）头颅外形测量

在伽玛刀剂量计算时需要知道靶点在每一束射线方向上的深度，以计算射线束的衰减并测量在靶点坐标位置上头颅是否会和准直器发生碰撞，这就需要将患者的头颅外形输入到剂量计划软件中。伽玛刀配有专用头围测量帽，测量相关点数据后再采用内插法建立起头颅的外形和头架的安装位置，测量头颅时，由专业人员从头围帽的测量孔中插入专用直尺触到患者头颅外皮，记录下测量数据并输入计算机中。

（四）剂量计划

治疗计划的制订过程就是不断调整剂量曲线的分布，使其与病灶能良好地适形。治疗计划的制订需要具备综合技能，即全面掌握神经解剖、神经影像学、立体定向放射生物学等各学科相关知识，既要保证疗效，又要考虑患者是否能耐受。同时治疗计划的制订也是伽玛刀各个治疗环节的一个综合部分，下文会就其中细节问题详细讨论。

1.确认治疗参数　治疗计划制订修改完毕后，由剂量计划系统传输到伽玛刀主机的控制台。在治疗程序开始前，操作人员首先要核对各项关键数据，例如患者的一般信息、治疗计划的参数、靶点坐标位置、准直器型号、治疗时间等。操作人员务必核对剂量计划系统打印出的治疗文件与控制台接收的治疗文件的各项参数完全吻合，确认后才能开始治疗。

2.治疗摆位　摆位程序包括将患者头部连同头架固定到伽玛刀主机上，固定方式有三种：坐标轴连接、自动定位系统 APS 和头架适配器。在使用坐标轴摆位时，须分外注意坐标调节的准确性以及各坐标轴的紧固螺钉是否拧紧。在使用 APS 或 PPS 系统进行摆位时，要注意伽玛角数值是否正确，否则系统内的传感器会自动检测出并予以报警。

碰撞试验

如果靶点坐标位置远离颅内中心，调节靶点坐标进行摆位时，头颅的对侧或者头架有可能与准直器内壁发生碰撞。多数情况下，计划系统会根据头颅外形对可能发生此种碰撞的情况发出预警，在使用 APS 调节坐标时，就需要对这些发出预警的靶点坐标进行预演，以避免因发生碰撞而靶点坐标不能实现。若治疗过程中碰撞试验过多，势必会大大增加总治疗时间。

在 Perfexion 机型中,虽然发生碰撞的概率很小,但此现象仍然会存在。为此,Perfexion 机型特别设计了一个碰撞试验工具,它可以模拟治疗容积空间,从而简化了碰撞试验。

Perfexion 机型还设计了一个头架帽,它会根据剂量计划系统提供的数据模拟出标准头皮的外部轮廓,将头架帽安放在立体定向头架上,即可帮助系统减少碰撞发生的概率,同时减少了头围和头架位置的测量工作。最后 Perfexion 机型还设计出一个碰撞传感器,它的顶端是一个铝帽,可以覆盖整个治疗容积空间,一旦感受到过高压力,它就会向控制系统发出信号,控制系统发出指令使放射源退回到屏蔽位置,以便操作人员尽快将患者撤出伽玛刀主机。

3.执行治疗计划　患者摆位程序和所有检测完成后,即可开始治疗。控制台会显示出治疗状态及相关参数以便操作人员监视治疗情况,同时还配有视频监视器和双向对讲系统,保证患者与操作人员能够随时沟通,一旦发生问题可以立刻处理。

下面结合 C 型伽玛刀的治疗过程进行介绍:

开机作 QA 检测确认机器运行正常后,自 LGP 工作站将剂量计划通过网络传输至伽玛刀治疗操作系统,接受计划并核对治疗参数,安装相应直径的准直器,选择治疗轮次(Run),手动控制 APS 运行至栖止(Docking)位置,患者定位框架固定于 APS 卡位,确认伽玛角,手控 APS 运行本轮次各靶点进行模拟治疗,确认各治疗靶点均可执行后操作人员转至操作室,观察各项指示灯是否正常,开始本轮次治疗,APS 在治疗过程中自动完成本轮次靶点坐标的摆位,治疗结束后选择下一轮次,重复上述步骤至全部治疗完毕,回传治疗文件。重新检查机器状态,填写治疗过程记录。整个治疗过程中,利用高分辨率摄像机对病人情况及伽玛刀的运行情况进行监控,并通过双通道对讲系统与患者保持联系。

对于 APS 无法执行的靶点可进行手动坐标调节(Trunnions),治疗时,首先在定位基环的两侧 Y 方向上安置坐标调节耳轴,并根据该靶点的 Y 坐标,将耳轴锁定在相应刻度上,经两名工作人员相互核对无误后,再调整 Z 坐标于相应刻度上,并再次进行核对。X 坐标轴的调节栓位于头盔基底两侧,根据靶点的 X 坐标,先固定一侧的调节栓,并调整固定伽玛角,待病人头部缓慢送入头盔后,再将双侧 X 坐标调节栓与头架两侧的坐标调节游标衔接,最后固定另一侧的 X 坐标调节栓。为使患者在治疗过程有较舒适的体位,应根据伽玛角度的不同调整治疗床垫的高度。

完成全部治疗后即可拆除头架。螺钉固定点处有时可见少量渗血,经压迫后多能自行止血。钉孔处可用消毒纱布覆盖,并用绷带包扎,一日后可自行摘除。

病人在治疗后一般无需特殊处理。仅免疫功能低下者需口服抗生素 3～5 天,同时适当休息。对于治疗靶点较多者,为预防术后急性放射反应,可适当进行脱水或激素治疗。对颅压高的病人,在治疗前或治疗期间,可静脉点滴甘露醇,以确保治疗过程的安全。并可在术后继续脱水和/或激素治疗 1～2 周。

定期随访是伽玛刀治疗后的一项重要内容。一方面可以了解疾病的预后和转归,另一方面,通过定期的随访,还能及时发现可能出现的并发症,便于及时处理。不同性质的病灶,需要随访的间隔时间也不同。随访时,除了了解临床表现的改变外,尚需根据病灶性质选择影像学检查,一般多应用 CT / MRI 检查。对于良性病变,通常每半年随访一次,随访时间应不少于两年。而对于恶性病变,多在 1～3 个月后开始随访,以后每 3～6 个月随访一次。

(刘东)

参 考 文 献

1. Leksell L. The stereotaxic method and radiosurgery of the brain. Acta Chir Scand 1951; 102(4):316-319.

2. Lindquist C, Kihlstrom L. Department of Neurosurgery, Karolinska Institute: 60 years. Neurosurgery 1996;39(5):1016-1021.

3. Wu A, Lindner G, Maitz AH, et al. Physics of gamma knife approach on convergent beams in stereotactic radiosurgery. Int J Radiat Oncol Biol Phys 1990;18(4):941-949.

4. Khan FM. The physics of radiation therapy. Baltimore: Williams and Wilkins; 1984.

5. Hall EJ. Radiobiology for the radiologist. 3rd ed. London: J. B. Lippincott; 1988.

6. Buatti JM, Friedman WA, Meeks SL, Bova FJ. The radiobiology of radiosurgery and stereotactic radiotherapy. Med Dosim;1998;23（3）:201-207.

7. Hall EJ, Brenner DJ. The radiobiology of radiosurgery: rationale for different treatment regimes for AVMs and malignancies. Int J Radiat Oncol Biol Phys 1993;25（2）: 381-385.

8. Leksell GammaPlan 8.0 online reference manual. 1003197 Rev. 01 ed. Stockholm: Elekta Instrument AB; 2006.

9. Leksell gamma knife perfexion: system description. Art no 1002703. Stockholm: Elekta, AB; 2006.

10. Leksell L, Lindquist C, Adler JR, Leksell D, Jernberg B, Steiner L. A new fixation device for the Leksell stereotaxic system. Technical note. J Neurosurg 1987;66（4）: 626-629.

11. Mugler JP III, Brookeman JR. Three-dimensional magnetization-prepared rapid gradient-echo imaging （3D MP RAGE）. Magn Reson Med 1990;15（1）:152-157.

12. Casselman JW, Kuhweide R, Deimling M, Ampe W, Dehaene I, Meeus L. Constructive interference in steady state-3DFT MR imaging of the inner ear and cerebellopontine angle. AJNR Am J Neuroradiol 1993;14（1）: 47-57.

13. Held P, Fellner C, Fellner F, Seitz J, Strutz J. MRI of inner ear anatomy using 3D MP-RAGE and 3D CISS sequences. Br J Radiol 1997;70（833）:465-472.

14. Stuckey SL, Harris AJ, Mannolini SM. Detection of acoustic schwannoma: use of constructive interference in the steady state three-dimensional MR. AJNR Am J Neuroradiol 1996;17（7）:1219-1225.

15. Hlatky R, Jackson EF, Weinberg JS, McCutcheon IE. Intraoperative neuronavigation using diffusion tensor MR tractography for the resection of a deep tumor adjacent to the corticospinal tract. Stereotact Funct Neurosurg 2005;835-6）:228-232.

16. Litt AW, Kondo N, Bannon KR, Kricheff II. Role of slice thickness in MR imaging of the internal auditory canal. J Comput Assist Tomogr 1990;14（5）:717-20.

17. Johnson CD, Fletcher JG, MacCarty RL, et al. Effect of slice thickness and primary 2D versus 3D virtual dissection on colorectal lesion detection at CT colonography in 452 asymptomatic adults. AJR Am J Roentgenol 2007; 189（3）:672-680.

18. Snell JW, Sheehan J, Stroila M, Steiner L. Assessment of imaging studies used with radiosurgery: a volumetric algorithm and an estimation of its error. Technical note. J Neurosurg 2006;104（1）:157-162.

19. Sumanaweera TS, Adler JR Jr, Napel S, Glover GH. Characterization of spatial distortion in magnetic resonance imaging and its implications for stereotactic surgery.Neurosurgery 1994;35（4）:696-703; discussion 694-703.

20. Worthington C, Hutson K, Boulware R, et al. Computerized tomography cisternography of the trigeminal nerve for stereotactic radiosurgery. Case report. J Neurosurg 2000;93 Suppl 3:169-171.

21. Bednarz G, Downes B, Werner-Wasik M, Rosenwasser RH. Combining stereotactic angiography and 3D time-off light magnetic resonance angiography in treatment planning for arteriovenous malformation radiosurgery. Int J Radiat Oncol Biol Phys 2000;46（5）:1149-1154.

22. Soderman M, Picard C, Ericson K. An algorithm for correction of distortion in stereotaxic digital subtraction angiography. Neuroradiology 1998;40（5）:277-82.

23. Shepard DM, Ferris MC, Ove R, Ma L. Inverse treatment planning for Gamma Knife radiosurgery. Med Phys 2000;27（12）:2748-2756.

24. Wu QJ, Chankong V, Jitprapaikulsarn S, et al. Real-time inverse planning for Gamma Knife radiosurgery. Med Phys 2003;30（11）:2988-2995.

25. Zhang P, Wu J, Dean D, et al. Plug pattern optimization for gamma knife radiosurgery treatment planning. Int J Radiat Oncol Biol Phys 2003;55（2）:420-427.

26. Morgan-Fletcher SL. Prescribing, recording and reporting photon beam therapy （Supplement to ICRU Report 50）, ICRU Report 62. Br J Radiol 2001; 74（879）:294.

27. Thorsen FA, Ganz JC. Dose planning with the Leksell Gamma Knife: the effect on dose volume of more than one shot at the same target point. Stereotact Funct Neurosurg 1993;61 Suppl 1:151-163.

28. Schlesinger D, Snell J, Sheehan J. Shielding strategies for Gamma Knife surgery of pituitary adenomas. J Neurosurg 2006;105（7）:241-248.

29. Paddick I. A simple scoring ratio to index the conformity of radiosurgical treatment plans. Technical note. J Neurosurg 2000;93 Suppl 3:219-122.

30. Borden JA, Mahajan A, Tsai JS. A quality factor to compare the dosimetry of gamma knife radiosurgery and intensity-modulated radiation therapy quantitatively as a function of target volume and shape. Technical note. J Neurosurg 2000;93 Suppl 3:228-232.

31. Lomax NJ, Scheib SG. Quantifying the degree of conformity in radiosurgery treatment planning. Int J Radiat Oncol Biol Phys 2003;55（5）:1409-1419.

32. Wu QR, Wessels BW, Einstein DB, Maciunas RJ, Kim EY, Kinsella TJ. Quality of coverage: conformity measures for stereotactic radiosurgery. J Appl Clin Med Phys2003;4（4）:374-381.

33. Paddick I, Lippitz B. A simple dose gradient measurement tool to complement the conformity index. J Neurosurg 2006;105（7）:194-201.

34. Wagner TH, Bova FJ, FriedmanWA, Buatti JM, Bouchet LG, Meeks SL. A simple and reliable index for scoring rival stereotactic radiosurgery

plans. Int J Radiat Oncol Biol Phys 2003;57（4）:1141-1149.

35. Korytko T, Radivoyevitch T, Colussi V, et al. 12 Gy gamma knife radiosurgical volume is a predictor for radiation necrosis in non-AVM intracranial tumors. Int J Radiat Oncol Biol Phys 2006;64（2）:419-424.

36. Ma L, Li XA, Yu CX. An efficient method of measuring the 4 mm helmet output factor for the Gamma knife. Phys Med Biol 2000;45（3）:729-733.

37. Bilge H, Osen Z, Senkesen O, Kucucuk H, Cakir A, Sengoz M. Determination of output factors for the Leksell gamma knife using ion chamber, thermoluminescence detectors and films. J BUON 2006;11（2）:223-227.

38. Cheung JY, Yu KN, Ho RT, Yu CP. Monte Carlo calculated output factors of a Leksell Gamma Knife unit. Phys Med Biol 1999;44（12）:N247-N249.

39. Sanders M, Sayeg J, Coffey C, Patel P, Walsh J. Beam profile analysis using GafChromic films. Stereotact Funct Neurosurg 1993;61 Suppl 1:124-129.

40. Maryanski MJ, Ibbott GS, Eastman P, Schulz RJ, Gore JC. Radiation therapy dosimetry using magnetic resonance imaging of polymer gels. Med Phys 1996;23（5）:699-705.

41. Scheib S, Crescenti R, Vogelsanger W, et al. Application of normoxic polymer gels in 3D-dosimetry for radiosurgery. Z Med Phys 2006; 16（3）:180-187.

42. Watanabe Y, Akimitsu T, Hirokawa Y, Mooij RB, Perera GM. Evaluation of dose delivery accuracy of Gamma Knife by polymer gel dosimetry. J Appl Clin Med Phys 2005;6（3）:133-142.

43. Karaiskos P, Petrokokkinos L, Tatsis E, et al. Dose verification of single shot gamma knife applications using VIPAR polymer gel and MRI. Phys Med Biol 2005; 50（6）:1235-1250.

44. Sandilos P, Tatsis E, Vlachos L, et al. Mechanical

and dose delivery accuracy evaluation in radiosurgery using polymer gels. J Appl Clin Med Phys 2006;7（4）:13-21.

45. Lindquist C, Paddick I. The Leksell Gamma Knife Perfexion and comparisons with its predecessors. Neurosurgery 2007;61 Suppl 3:130-40; discussion 131-140.

46. Solberg TD, Holly FE, De Salles AA, Wallace RE, Smathers JB. Implications of tissue heterogeneity for radiosurgery in head and neck tumors. Int J Radiat Oncol Biol Phys 1995;32（1）:235-239.

第三章　立体定向技术

第一节　概　述

　　1908 年 Horsley 和 Clarke 使用他们设计的立体定向仪进行小脑深部核团的研究，标志着动物实验立体定向技术的开始。1947 年 Spiegel 和 Wycis 首次报道应用立体定向仪和脑内参考点在人脑基底节实行立体定向手术，从此标志着人类立体定向手术进入临床应用阶段。随后，一些神经外科学者相继开展立体定向手术，使其不断改进和发展。在定位标志上以前、后联合和联合间线作为测量大脑皮层下各结构空间位置坐标的基准点（线），由第四脑室径线测量小脑深部核团空间位置坐标；三维脑切面图谱的出版，为立体定向手术提供了脑内各结构空间位置坐标的依据；各种类型立体定向仪的出现及其精度和性能的不断提高，为立体定向手术提供了基本条件；立体定向手术专用的配套诊疗器械和靶点毁损方法进一步完善；电生理技术被应用于立体定向手术辅助靶点定位。以上几方面的进展使立体定向手术以精确的靶点定位和较小的组织创伤广泛地应用于治疗脑部功能性和非功能性疾病以及皮层下结构的功能研究，成为神经外科的一个分支学科——立体定向神经外科。进入二十世纪八十年代，CT、MRI、DSA 等影像技术被应用于立体定向靶点定位，使立体定向手术成为直观可视，大大降低了定位的创伤性，而定位的精度和安全性则更有保障。立体定向手术应用射频、光子或粒子束毁损病灶，并同显微神经外科、神经刺激治疗电极、脑窥镜、计算机和生物工程等现代科学技术结合，使立体定向神经外科的应用范围进一步扩大，涉及神经外科的各个领域。

第二节　脑立体定向术基本原理

一、人脑三维坐标系统

为了确定脑内各个神经结构的三维解剖空间位置，通常以解剖变异较小的大脑前联合（AC）和后联合（PC）作为标志，AC中点和PC中点的连线为联合间线（AC-PC,IC line），AC-PC线长度的中点为大脑原点（O点）（图1-3-1）。通过O点且互相垂直的三个基准平面是：水平面（H0）即通过AC-PC线的脑水平切面，矢状面（S0）即通过AC-PC线且与水平面垂直的正中矢状切面，冠状面（F0）即通过大脑原点且与上述两平面垂直的冠状切面。三个平面的三条交线即为X（左右）、Y（前后）、Z（上下）轴，三轴交点即大脑原点为坐标系原点（图1-3-2）；原点前、上为正值，下为负值，左右不计正负；通常以毫米为单位。

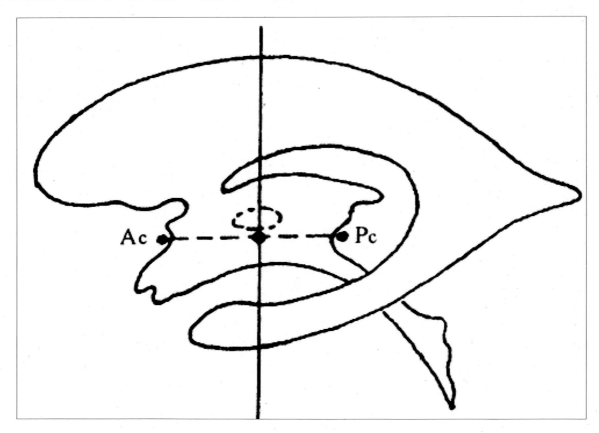

图1-3-1　AC-PC线及大脑原点O点示意图

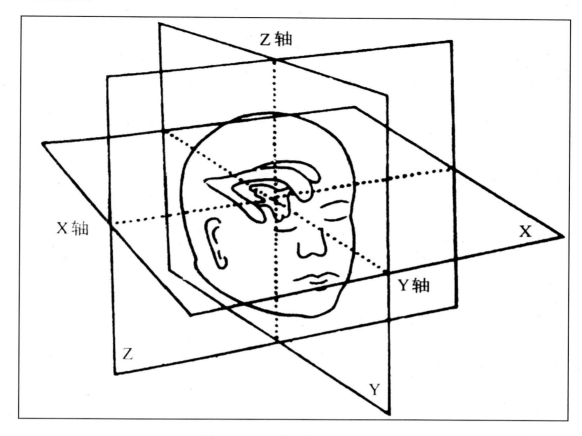

图 1-3-2 三维坐标系统示意图

二、人脑的标准切面图谱

人脑的标准切面图谱是以人脑标本按三维坐标系统作水平、矢状、冠状面互相垂直的薄层切片，按 1:1 比例绘制成解剖图谱，每层图谱上均附有方框毫米比例尺，用英文缩写标明所见结构的名称。在每层都能看出脑内各个结构的形状、大小、方位、距离基准线的空间距离和周围的解剖毗邻关系。

常用的是 Schaltenbrand-Bailey（1959 年出版）和 Schaltenbrand-Wahren（1977 年出版）《人脑标准解剖图谱》，图谱中每张图的右下或下角以罗马数字标出图号，以英文字母和阿拉伯数字标出图的位置。H 代表水平切面，S 代表矢状切面，F 代表冠状切面。a 表示在 O 点前方，p 表示在 O 点后方，d 或+表示 AC-PC 线上方，v 或-表示在 AC-PC 线下方，数字代表毫米数（图 1-3-3）。

我国姚家辑和陈玉敏等 1987 年出版《中国人脑立体定向应用解剖图谱》，还有日本杉田《立体定向图谱》更接近中国人和亚洲人，在实际选定靶点坐标时应参考借鉴。

三、立体定向仪基本结构

立体定向仪种类繁多，其中大型复合坐标系统立体定向仪精度高，调度灵活，选择定向入路范围大，计算靶点坐标简便，稳定可靠，能与多种影像定位技术结合，适合与多种操作器械和伽玛刀、X 刀、激光器和脑窥镜等治疗设备结合使用，如 Leksell 定向仪（图 1-3-4），CRW/BRW 定向仪，Z-D 定向仪，Todd-wells 定向仪。

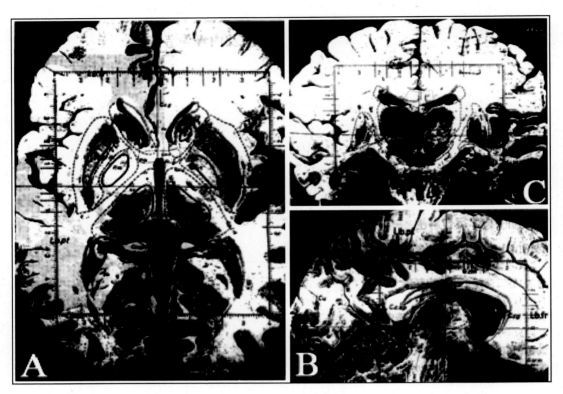

图 1-3-3　人脑标准解剖图谱:A 水平切面，B 矢状切面，C 冠状切面

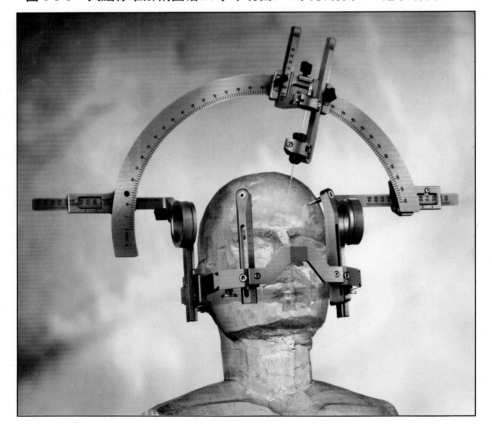

图 1-3-4　Leksell-G 型立体定向仪

立体定向仪基本结构包括三部分：

1.定位器　包括定位框架、坐标显示器、固定螺钉。定位框架一般为轻型硬质合金材料，借固定螺钉三点或四点固定于患者头部。坐标显示器上有可在 X 线、DSA、CT 或 MRI 影像上显影的若干标记。

2.导向器　包括半弧形弓和载物器。半弧形弓安装在定位框架上，可绕轴摆动。载物器安装在半弧形弓上用以承载各种器械。导向器是将各种操作器械送达颅内靶点的主要结构。

3.操作器械　种类按手术目的而异，如温控热凝射频仪、毁损电极、刺激电极、搜素电极、螺旋活检针、立体定向活检钳、异物钳、钐钴磁棒、血肿排空器、激光器、脑窥镜、超声吸引器等。

第三节　立体定向方法学

颅内靶点一般可分为可见靶点和不可见靶点。可见靶点如金属异物、骨性结构、血肿、脓肿、肿瘤等，通过 X 线、CT、MRI 可以直接显示。不可见靶点丘脑腹外侧核、苍白球等，必须通过脑室造影、CT、MRI 显示出脑内参考结构，如 AC、PC、第三脑室等，依据人脑的标准切面图谱中相应靶点坐标推算出颅内靶点的坐标。以 Leksell 定向仪为例，Leksell 定向仪三维坐标系统 0 点位于右后上角（图1-3-5）。

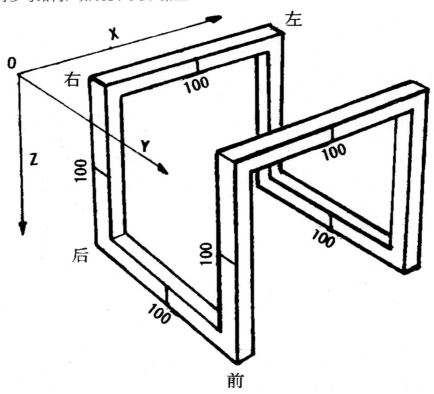

图 1-3-5　Leksell 定向仪三维坐标系统

一、X 线定位法

尽量居中、垂直安装定位仪框架，行脑室造影；Leksell 定向仪通过一特定支架将 X 线管球、定位仪框架和 X 线片盒连接成固定距离摄片（图 1-3-6 A），在两侧远坐标柱和近坐标柱上各选择相同刻度的任意两点练成一线，左右两线交点即为射线中心点 C（图 1-3-6 B）；在 X 线侧位片上确定大脑原点，根据脑标准图谱靶点坐标确定靶点位置。将侧位 X 线片放在等螺旋线计算盘（图 1-3-6 C）上，使射线中心点 C 与该盘中心点重合，旋转 X 线片使片上标出的靶点恰好与计算盘上一虚线和辐射线的交点重合。真实靶点应在此辐射线和内侧粗线（近坐标柱）的交点或外侧粗线（远坐标柱）的交点上，从上述两个交点分别画出垂直于定向仪框架 Y 轴、Z 轴的远坐标柱或近坐标柱的直线并与之相交，交点数值分别代表 Y 轴和 Z 轴上的坐标值（图 1-3-6 D）。从脑定位图谱上查处靶点距中线的距离，在 X 线正位片上的定向仪 X 轴上即可找到。如果三脑室中线与定向仪 X 坐标中线不重合，通过简单加减予以纠正。至此 X、Y、Z 坐标均已求出。

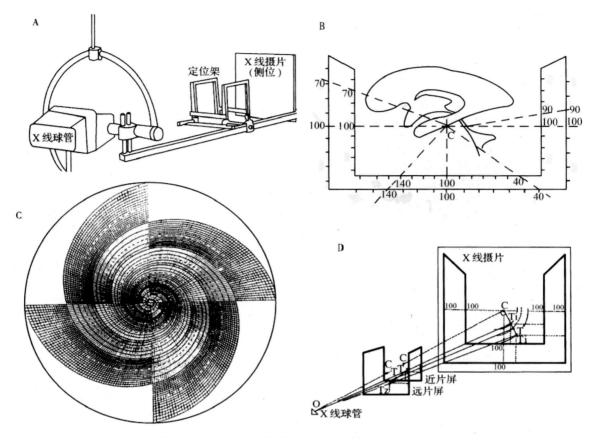

图 1-3-6　Leksell 定向仪 X 线定位法示意图

二、CT 定位法

（一）可见靶点 CT 定位法

1.安装定位仪框架　使预知的病灶尽量接近框

架中心，注意尽量避免在扫描区出现固定螺钉伪影。框架两侧安装 CT 定位的坐标显示器，坐标显示器上有一 N 形金属条，成像后在图像两侧各有三个标记点（图 1-3-7）。

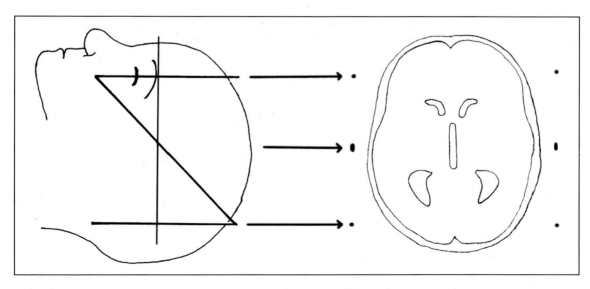

图 1-3-7　CT 坐标显示器成像示意图

2.CT 扫描平面　与定位仪框架 X、Y 轴平面平行，CT 正中矢状基准线与坐标显示器中线平行。依据病灶大小取 2~3mm 层厚，扫描范围应包括全部病灶。

3.靶点坐标的计算

（1）标尺测量法：将标尺四角标记点与图像四角标记点重合，由靶点向标尺四边作"+"字形垂线，便可直接读出 X、Y 坐标，由图像中间标记点向两侧标尺作垂线，便可直接读出 Z 坐标（图 1-3-8）。

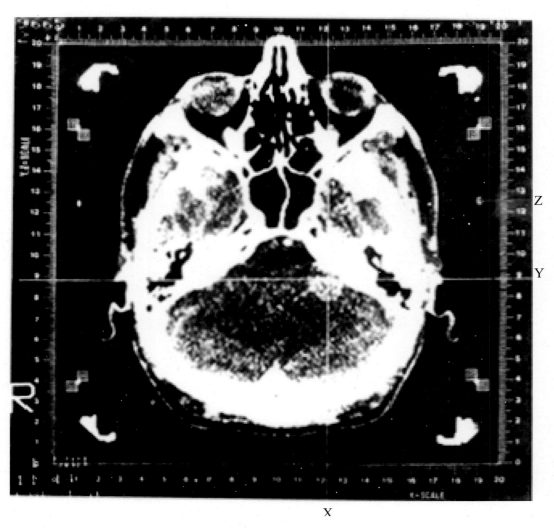

图 1-3-8　CT 定位靶点坐标的标尺测量法

（2）直接测量法：详见 MRI 定位法。

（二）不可见靶点 CT 定位法

详见 MRI 定位法。

三、MRI 定位法

（一）可见靶点 MRI 定位法

1.安装定位仪框架　使预知的病灶尽量接近框架中心。框架前后、左右、头顶安装五块 MRI 坐标显示器，每块坐标显示器上均有一 N 形槽，槽内嵌

有内含顺磁性显影液的显影管。

2.扫描平面　与定位仪框架 X、Y、Z 轴平面平行。依据病灶大小取 2~3mm 层厚，扫描范围应包括全部病灶。采用何种序列、是否强化扫描，依情况而定。

3.靶点坐标的计算

（1）标尺测量法：与 CT 定位法相同。

（2）直接测量法：在 MRI 定位片上分别连接对角线两个标记点并通过交点作平行于上或下两点

连线的平行线及其垂线，即 X 轴、Y 轴，交点即为三维坐标系统的中心点，该点坐标 X=100，Y=100。确定靶点并分别向 X 轴、Y 轴作垂线，测量靶点与 X 轴、Y 轴的距离，根据靶点所在象限用 100 分别加或减靶点与 X 轴、Y 轴的距离，所得数值即为靶点的 X 坐标和 Y 坐标；由中间标记点向 X 轴作垂线并测量二者间距离，根据中间标记点位于 X 轴上或下用 100 加或减之，所得数值即为靶点的 Z 坐标（图1-3-9）。

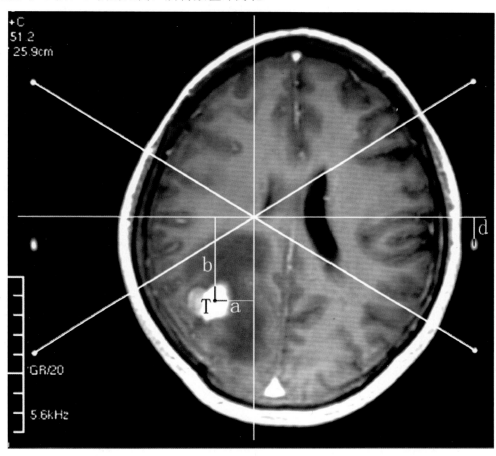

靶点 T 坐标：
X=100-a
Y=100-b
Z=100-d

图 1-3-9 　MRI 定位可见靶点坐标直接测量法示意图

（二）不可见靶点 MRI 定位法

功能性神经外科不可见靶点 MRI 定位要求在 MRI 定位影像中的其中一层同时包括 AC 点、PC 点、AC-PC 线和大脑原点，以此为参照，结合脑标准图谱推算出靶点坐标，因此安装定位仪框架时必须使其 Y 轴与病人大脑的 AC-PC 线平行。为实现这一要求，首先必须确定 AC-PC 线的颅外标志线。

国内姚家庆研究发现外眦上方 20mm 点与外耳道中点上方 35mm 点连线为 AC-PC 线最理想的颅外标志线（图 1-3-10）。目前国内普遍使用。

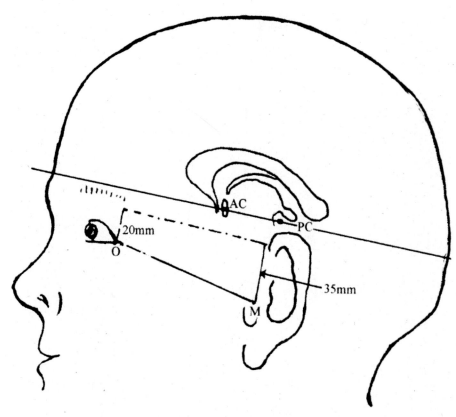

图 1-3-10　AC-PC 线颅外标志线示意图

1.安装定位仪框架　使用外耳道固定塞避免定位仪框架出现明显的侧倾斜和旋转，Y 轴与 AC-PC 线的颅外标志线平行。

2.扫描平面　与定位仪框架 X、Y、Z 轴平面平行。首先行正中矢状面扫描，在屏幕上确认 AC-PC 线，要求 MRI 轴位扫描线与 AC-PC 线平行，如果不平行应调整定位仪框架，直到 MRI 轴位扫描线与 AC-PC 线完全平行。然后行轴、冠位 T_1、T_2、质子序列扫描，层厚 2~3mm 。

3.靶点坐标的计算

（1）在包含 AC-PC 线的轴位层面上画出 AC-PC 线，确定大脑原点 O，该层面相当于脑标准图谱的 H0 切面。根据脑标准图谱上靶点 x、y 坐标找到靶点位置（图 1-3-11）。

（2）建立三维坐标系统。推算出靶点的 X 坐标、Y 坐标和该层面的 Z 坐标（方法同可见靶点直接测量法）（图 1-3-12）。

（3）根据该层面的 Z 坐标加或减脑标准图谱上靶点 z 坐标，即可得到靶点的 Z 坐标。根据靶点的 Z 坐标，找出相应的 MRI 层面，根据靶点的 X、Y 坐标在该层面找到靶点位置，根据 MRI 所显示周围结构对靶点位置进行进一步校正，最终确定靶点位置（图 1-3-13）。

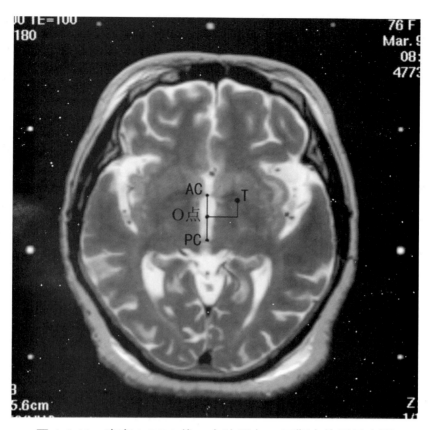

图 1-3-11　确定 AC-PC 线，大脑原点 O 及靶点位置示意图

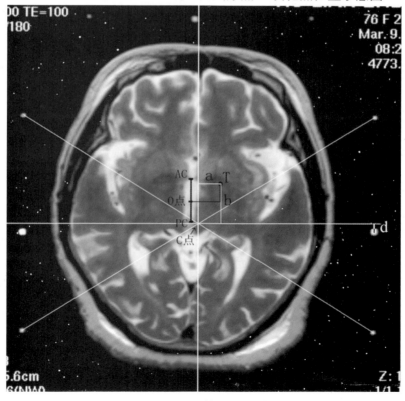

图 1-3-12　推算坐标示意图

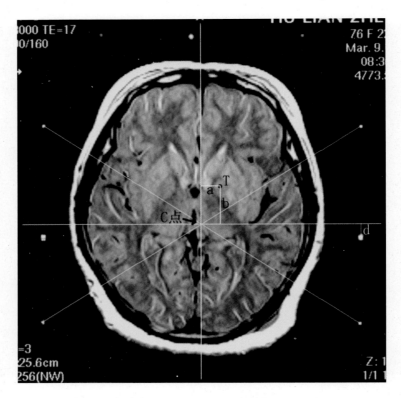

图 1-3-13　确定靶点最终位置示意图

四、脑血管造影（DSA）定位法

按脑血管造影术常规术前准备。安装定向仪框架和 DSA 显示器（图 1-3-14）于病人头部，经股动脉插管注入造影剂取得定位影像。常规 X 线连续片，得到带有测定病灶坐标标记的前后位和侧位 X 线二维定位影像。靶点坐标计算方法与 X 线靶点定位相同。

五、计算机技术的应用

计算机技术应用于立体定向神经外科，能够将多种影像（CT、MRI、DSA、PET、fMRI、MEG 等）输入手术计划系统，进行多源整合，使医生能够看到单一影像无法看到的解剖细节和生理功能，达到准确定位，精确控制入路，避免损伤脑重要结构和功能。

瑞典医科达公司开发的 Leksell 立体定向手术计划系统（图 1-3-15），由立体定向手术计划软件（Surgiplan）和立体定向电子脑图谱（AtlasSpace）组成，体现了神经影像技术、神经电生理和计算机技术的综合发展应用。将影像学资料输入立体定向手术计划系统工作站，进行影像三维重建，可在任意层面上直接标出靶点及穿刺路径，并得到其追准确的三维坐标数据和入路角度。还可同时输入 CT 和 MRI 图像进行融合，使靶点更加清晰；可将 MEG 和 MRI 图像进行融合，同时显示功能和结构；可将 DSA 图像信息投射到 CT 和 MRI 图像上，或将 CT 和 MRI 图像信息投射到 DSA 图像上，使靶点定义功能大大增强。

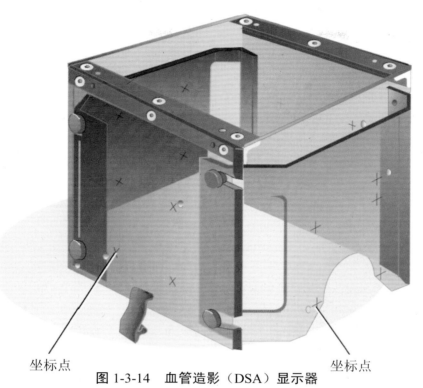

坐标点　　　　　　　　　　　　　　　　　　　坐标点

图 1-3-14　血管造影（DSA）显示器

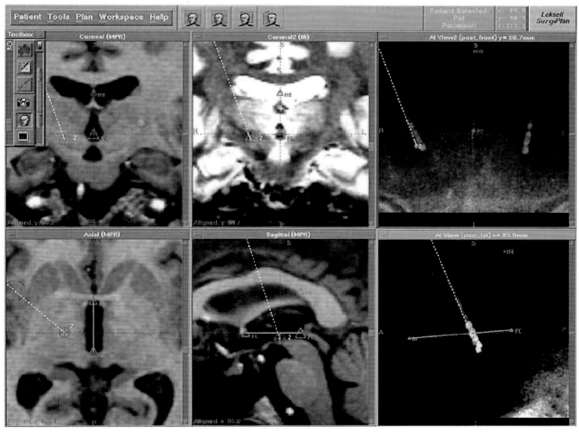

图 1-3-15　Leksell 立体定向手术计划系统示意图

计算机技术与影像学资料相结合，弥补影像学　　　资料信息不完整、部分信息不精确或不确定造成的缺陷，不仅使立体定向手术变成直观可视，而且使 立体定向手术更精确、更安全。

（张志远）

参 考 文 献

1. Spiegel EA, Wycis HT, Marks M, Lee ASJ. Stereotaxic apparatus for operations on the human brain. Science 1947;106:349-350.

2. Leksell L. A stereotaxic apparatus for intracerebral surgery. Acta Chir Scand 1949;99:229-233.

3. Kondziolka D, Lunsford LD, Kanal E, et al. Stereotactic magnetic resonance angiography for targeting in AVM radiosurgery. Neurosurgery 1994;35:585-591.

4. Leksell L, Jernberg B. Stereotaxis and tomography: a technical note. Acta Neurochir （Wien） 1980; 52:1-7.

5. Leksell L, Leksell D, Schwebel J. Stereotaxis and nuclear magnetic resonance. J Neurol Neurosurg Psychiatry 1985;48:14-18.

6. Leksell L, Lindquist C, Adler JR, et al. A new fixation device for the Leksell stereotactic system. J Neurosurg 1987;66:626-629.

7. Peters TM, Clark JA, Pike GB, et al. Stereotactic neurosurgery planning on a personal-computer-based workstation. J Digital Imaging 1989;2:75-81.

8. Kondziolka D, Dempsey PK, Lunsford LD, et al. A comparison between magnetic resonance imaging and computed tomography for stereotactic coordinate determination. Neurosurgery 1992;30: 402-407.

9. Lunsford LD. MRI stereotactic thalamotomy: report of a case with comparison to CT.Neurosurgery 1988;23:363-367.

10. Lunsford LD, Martinez AJ, Latchaw RE. Stereotaxic surgery with a magnetic resonance and computerized tomography compatible system. J Neurosurg 1986; 64:872-878.

11. Latchaw RE, Lunsford LD, Kennedy WH. Reformatted imaging to define the intercommissural line for CT-guided stereotactic functional neurosurgery. Am J Neuroradiol 1985;6:429-433.

12. Kondziolka D, Lunsford LD. Stereotactic biopsy for intrinsic lesions of the medulla through the long axis of the brainstem. Acta Neurochir 1994;129:89-91.

13. Duma CM, Kondziolka D, Lunsford LD. Image-guided stereotactic management of non-AIDS related cerebral infection. Neurosurg Clin N Am 1992;3:291-302.

14. Engle D, Lunsford LD. Brain tumor resection guided by intraoperative computed tomography. J Oncol 1987; l4:361-370.

15. Hall WA, Lunsford LD. Changing concepts in the treatment of colloid cysts. An 11-year experience in the CT era. J Neurosurg 1987;66:186-191.

16. Lunsford LD, Coffey RJ, Cojocaru T, Leksell D. Image guided stereotactic surgery: a ten year evolutionary experience. Stereotact Funct Neurosurg 1990;54–55: 375-386.

17. Lunsford LD, Deutsch M, Yoder V. Stereotactic interstitial brachytherapy – current concepts and concerns in twenty patients. Appl Neurophysiol 1985;48:117-120.

18. Lunsford LD, Gumerman LW, Levine G. Stereotactic intracavitary irradiation of cystic neoplasms of the brain. Appl Neurophysiol 1985;48:146-150.

19. Lunsford LD, Somaza S, Kondziolka D, Flickinger JC. Brain astrocytomas: biopsy then irradiate. Clin Neurosurg 1995;42:464-479.

20. Lunsford LD. Stereotactic treatment of craniopharyngioma: intracavitary irradiation and radiosurgery. Contemp Neurosurg 1989;11:1-6.

21. Lunsford LD, Pollock BE, Kondziolka DS, et al. Stereotactic options in the management of craniopharyngioma. Pediatr Neurosurg 1994;21:90-7.

22. Pollack IF, Lunsford LD, Slamovitz T, et al. Stereotaxic intracavitary irradiation for cystic cranipharyngiomas. J Neurosurg 1988;68:227-233.

23. Lunsford LD, Nelson PB, Rosenbaum AB.

Stereotactic aspiration of a brain abscess using the therapeutic CTscanner: case report. Acta Neuro Chir （Wien） 1982;62:25-29.

24. Lunsford LD, Leksell L, Jernberg B. Probe holder for stereotactic surgery in the CT scanner: a technical note. Acta Neurochir 1983;69:297-304.

25. Lunsford LD. A dedicated CT system for the stereotactic operating room. Appl Neurophysiol 1982;45:374-8.

26. Lunsford LD. Advanced intraoperative imaging for stereotaxis: the surgical CT scanner. Acta Neurochir （Wien） 1984;33:573-575.

27. Lunsford LD, Parrish R, Albright L. Intraoperative imaging with a therapeutic CT scanner: technical note. Neurosurgery 1984;15:559-561.

28. Lunsford LD, Rosenbaum AE, Perry JP. Stereotactic surgery using the "therapeutic" CT scanner. Surg Neurol 1982;18:116-122.

29. Lunsford LD, Leksell D. The Leksell stereotactic system In: Lunsford LD, editor. Modern stereotactic neurosurgery. Boston: Martinus Nijhoff; 1988. p. 27-46.

30. Kondziolka D, Lunsford LD. Guided neurosurgery using the ISG viewing wand. Contemp Neurosurg 1995;17:1-6.

第四章　神经影像学设备及进展

第一节　数字减影血管造影

一、DSA 发展概况

Nudelman 于 1977 年获得第一张数字减影血管造影（DSA）图像。其实质是现代电子计算机技术与传统的常规 X 线血管造影技术相结合的一种检查方法。血管造影是将水溶性碘对比剂注入血管内，使血管显影的 X 线检查方法，由于存在血管与骨骼及软组织重叠而影响血管的显示。DSA 是利用计算机处理数字影像信息，消除骨骼和软组织影像，使血管显影清晰的成像技术。在血管造影 中应用已很普遍。

二、设备简介

DSA 成像系统的构成：X 线机或快速图像处理机、小 X 线定位系统及机架、系统控制部分、图像显示存储传输等外部设备。

三、DSA 成像基本原理

数字成像是 DSA 的基础。数字减影的方法有几种，分别介绍如下。

1.时间减影法　是经导管内快速注入有机碘水造影剂。在造影剂到达欲查血管之前，血管内造影剂浓度处于高峰和造影剂被廓清这段时间内，使检查部位连续成像，比如每秒成像一帧，共得图像 10 帧。在这系列图像中，取一帧血管内不含造影剂的图像和含造影剂最多的图像，用这同一部位的两帧图像的数字矩阵，经计算机行数字减影处理，使两个数字矩阵中代表骨骼及软组织的数字被抵消，而代表血管的数字不被抵消。这样，这个经计算机减影处理的数字矩阵经数字/模拟转换器转换为图像，则没有骨骼和软组织影像，只有血管影像，达到减影目的。这两帧图像称为减影对，因系在不同时间所得，故称为时间减影法。病人在曝光时保持体位不动。

2.能量减影　是利用造影剂碘与周围组织的 X 射线衰减系数在不同能量下有明显差异的物理特性：碘的衰减系数在 33KeV 上下时可出现锐利的不连续性，即 K 缘，而软组织无此特征。当采用脉冲发生器产生两种不同能量——即高于和低于 K 缘的两种 X 射线光谱进行投照时，则可几乎同时（相差 50ms）获得两组图像，两者顺次进行数字减影处理，则可得到消除了软组织影响的含碘血管信息和骨骼影像。它是以能量为单一变量的减影方式。能量减影的缺点是不易消除骨骼影，还有线束硬变和残余信号所致的副作用。

3.混合减影　是能量减影和时间减影的组合。首先作高千伏和低千伏的双能曝光并进行能量减影，消除软组织的影像，然后将作过能量减影的蒙片和作过能量减影的造影像再作一次时间减影，形成第二次减影，进一步消除骨影像。它是基于时间和能量两种物理变量的减影方式。混合减影对消除软组织移动伪影和配准不良很有效，但在混合减影中的能量减影阶段碘信号也有丧失，严重影响小血管的观察。如果在混合减影的能量减影后，先行匹配滤过，将能量减影后的碘信号加权扩大，继而再进行时间减影，则可得到补救和改善图像质量。

四、DSA 检查技术

根据将对比剂注入动脉或静脉而分为动脉 DSA（intra 1rtcrial DSA，IADSA）和静脉 DSA（intravenous DSA，IVDSA）。由于 IADSA 血管成像清楚，对比剂用量少，所以现在都用 IADSA。

IADSA 的操作是将导管插入动脉后，向导管内注入肝素以防止导管凝血。将导管尖插入感兴趣动脉开口。导管尾端接压力注射器，团注对比剂。注入对比剂前将影屏对准检查部位。于造影前及整个造影过程中，根据需要以每秒 1 帧或更多的帧频，摄照 7～10 秒。经操作台处理即可得 IADSA 图像。

五、DSA 的临床应用

DSA 由于没有骨骼与软组织影的重叠，使血管及其病变显示更为清楚，已代替了一般的血管造影。

DSA 适用于心脏大血管的检查。对心内解剖结构异常、主动脉夹层、主动脉瘤、主动脉缩窄和分支狭窄以及主动脉发育异常等显示清楚。对冠状动脉也是最好的显示方法。显示颈段和颅内动脉清楚，用于诊断颈段动脉狭窄或闭塞、颅内动脉瘤、动脉闭塞和血管发育异常以及颅内肿瘤供血动脉的观察等。对腹主动脉及其分支以及肢体大血管的检查，DSA 也同样有效。

DSA 设备与技术已相当成熟，快速三维旋转实时成像，实时的减影功能，可动态地从不同方位对血管及其病变进行形态和血流动力学的观察。对介入技术，特别是血管内介入技术，DSA 更是不可缺少的。

1.脑肿瘤　肿瘤推挤临近的脑血管，使之发生移位、聚拢或分开，牵直或迂曲。根据所累及的血管对脑肿瘤定位，一些恶性肿瘤，如恶性胶质瘤、脑膜瘤和转移瘤，肿瘤内血管丰富，造影时可以显影，借此可以了解肿瘤的性质，还可以显示肿瘤的供血动脉，为临床手术治疗提供信息。

2.脑动脉瘤　好发于颈内动脉海绵窦段和脑底动脉环及其分支，DSA 可以明确动脉瘤的位置、大小及其与脑血管的关系，颈内动脉海绵窦段动脉瘤多表现为鞍旁动脉局部膨大，脑动脉分支动脉瘤则表现为动脉瘤呈浆果状与动脉相连。如出血，则形成血肿，使临近血管发生移位，动脉瘤出血常引起相关动脉痉挛，表现为动脉均匀变细，牵直。

3.脑动静脉发育异常　DSA 表现为一簇血管团，与迂曲扩张的动、静脉相连；由于动、静脉之间有交通，所以病变及引流静脉提早于动脉期显影；由于血液更多流入病变中，致使其他血管显影不良或变细。除非出血形成血肿，否则不会引起血管移位。

4.脑血管闭塞　多发生于颈内动脉和大脑中动脉。DSA 显示血管于闭塞处突然中断，闭塞处以远血管不显影，远处的血管供应则来自于侧支循环。DSA 可以显示侧支循环血管，是诊断血管闭塞的依据；但疾病早期不易显示，由于血管闭塞，则发生血流改道，如大脑中动脉闭塞，则大脑前动脉及颈内动脉分支过渡充盈，显影极佳，也对诊断的有所帮助。

第二节　计算机体层成像

一、CT 发展概况

CT 是 Hounsfield G. N. 1969 年设计成功，1972 年问世的。CT 不同于普通 X 线成像，它是用 X 线束对人体层面进行扫描，取得信息，经计算机处理而获得的重建图像，是数字成像而不是模拟成像。它开创了数字成像的先河。CT 所显示的断层解剖图像，其密度分辨力（density resolution）明显优于 X 线图像，使 X 线成像不能显示的解剖结构及其病变得以显影，从而显著扩大了人体的检查范围，提高了病变检出率和诊断的准确率。CT 作为首先开发的数字成像大大促进了医学影像学的发展。继 CT 之后又开发出 MRI 与 ECT 等新的数字成像，改变了影像的成像技术。由于这一贡献，Hounsfield G. N. 获得了 1979 的诺贝尔奖金。为了更好地理解 CT 设备的发展全貌，从而更深入地理解发展各阶段的意义，可把 CT 的发展划分为以下三个大的阶段。

1.*层面采集 CT*　即 X 线管每旋转一次（不一定是 360°）只采集单一层面的信息，此类设备自 1973 年 CT 正式面市，至二十世纪九十年代初才停止生产。单层采集螺旋 CT 简称单层螺旋 CT，自此型设备开始，X 线管摆脱高压电缆，从而在机架内"滑环"上的连续旋转运动，同时患者床穿过机架做匀速运动（进或出），经"准直"为选择的层面厚度的射线（扇形线束）在患者身体上形成螺旋形扫描轨迹，再经计算机把螺旋扫描采集的信息重建为层面影像。

2.*单层螺旋 CT*　在二十世纪八十年代中期出现，至二十世纪末基本停止生产。

3.*多层采集螺旋 CT*　简称多层螺旋 CT，X 线管的运动方式与单层螺旋 CT 类似，唯发射的射线从经"准直"的"扇形线束"改变为"锥形线束"，即可覆盖更宽的范围。最关键的改进是检测器从以往的单列变为多列，使 X 线管旋转一次就可采集到多个层面的影像信息。在此基础上，迅速发展了以"4 层"为基数的一系列产品（4 层、8 层、16 层、32 层、64 层、128 层、256 层…320 层）。

4.*电子束 CT（EBCT）*　又称超高速 CT，是与常规 CT 设计完全不同的一类 CT 设备。EBCT 不使用 X 线管，而使用电子枪。电子枪发射的电子束经偏转后，激发位于扫描机架下部的靶环，发射出 X 线透过患者，被位于机架上部的检测器接收，信息也被重建为层面影像。但 EBCT 始终未能成为 CT 设备的主流，主要原因是：①虽具有迄今最高的时间分辨力（50ms、100ms），但主要适用于心脏，不适用于大部分其他部位的扫描；②采集的不是各向同性体素的信息，不适于做复杂的重组处理；③价格昂贵。因此 E-BCT 目前没有市场，只作为 CT 发展中的一个模式，可不归入上述三个阶段。

二、设备简介

CT 装置发展很快，性能不断提高（图 1-4-1）。初始设计成功的 CT 装置，扫描时间长，空间分辨力（spatial resolution）低，图像质量差，而且只能行头部扫描。1989 年设计成功螺旋 CT 又发展为多层螺旋 CT，才由层面扫描改为连续扫描，CT 的性能有很大的提高。另外，在二十世纪八十年代还设计出电子束 CT（electron beam CT，EBCT）。对这三种装置分述于下。

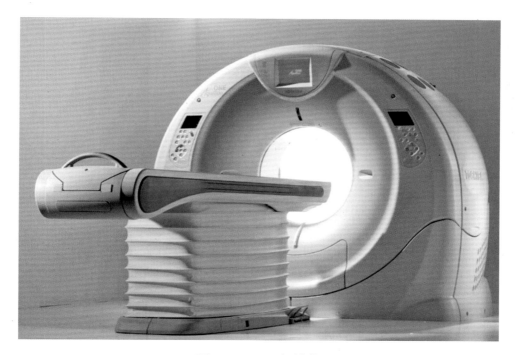

图 1-4-1　CT 扫描仪

（一）普通 CT

主要有以下三部分：①扫描部分，由 X 线管、探测器和扫描架组成，用于对检查部位进行扫描；②计算机系统，将扫描收集到的信息数据进行存储运算；③图像显示和存储系统，将计算机处理、重建的图像显示在显示器（影屏）上并用照相机将图像摄于照片上，数据也可存储于磁盘或光盘中。普通 CT 装置将逐步由 SCT 或 MSCT 装置所取代。

（二）螺旋 CT

螺旋 CT 是在旋转式扫描基础上，通过滑环技术与扫描床连续平直移动而实现的。滑环技术使得 X 线管的供电系统只经电刷和短的电缆而不再用普通 CT 装置的长电缆。这样就可使 X 线管连续旋转并进行连续扫描。在扫描期间，床沿纵轴连续平直移动。管球旋转和连续动床同时进行，使 X 线扫描的轨迹呈螺旋状，故得名螺旋扫描。扫描是连续的，没有扫描间隔时间。不像普通 CT 那样，一个层面接一个层面地扫描，有扫描间隔时间，结果是 SCT 使整个扫描时间大大缩短。螺旋 CT 的突出优点是快速容积扫描，在短时间内，对身体的较长范围进行不间断的数据采集，为提高 CT 的成像功能，如图像后处理创造了良好的条件。螺旋 CT 在 CT 发展史中是一个重要的里程碑，也是今后 CT 发展的方向。近年开发的多层螺旋 CT，进一步提高了螺旋 CT 的性能。多层螺旋 CT 可以是 2 层，4 层，8 层，10 层，16 层，64 层……256 层、320 层。设计上是使用锥形 X 线束和采用多排宽探测器。

改进螺旋 CT 装置的研究主要在探测器上，包括用超宽、多排探测器和平板探测器。SCT 给操作带来很多方便：检查时间缩短，增加了患者的流通量；容易完成难于合作或难于制动患者或运动器官的扫描；对比增强检查时，易于获得感兴趣器官或结构的图相表现特征。获得连续层面图像，可避免层面扫描中所致小病灶的漏查。在图像显示方式上也带来变化，连续层面数据，经计算机后处理可获得高分辨力的三维立体图像，实行组织容积和切割显示技术、仿真内镜技术和 CT 血管造影等。还可行 CT 灌注成像。　在临床应用上，多层螺旋 CT 可行低辐射剂量扫描，给肺癌与结肠癌的普查创造了有利条件；扫描时间的缩短，使之可用于检查心脏，包括冠状动脉，心室壁及瓣膜的显示，而且通过图像重组处理可以显示冠状动脉的软斑块。MSCT 所得的 CT 血管造影使肢体末梢的细小血管显示更加清楚。CT 灌注成像已用于脑、心脏等器官病变毛细血管血流动力学的观察，通过血容量、血流量与平均通过时间等参数的测定，可评价急性脑缺血和急性心肌缺血以及判断肿瘤的良性与恶性等。

（三）电子束CT

电子束 CT 又称超速 CT（ultrafast CT，UFCT），其结构同普通 CT 或螺旋 CT 不同，不用 X 线管。

EBCT 是用由电子枪发射电子束轰击四个环靶所产生的 X 线进行扫描。轰击一个环靶可得一帧图像，即单层扫描，依次轰击 4 个环靶，并由两个探测器环接收信号，可得 8 帧图像。EBCT 一个层面的扫描时间可短到 50ms，可行 CT 电影观察。与 SCT 一样可行容积扫描，不间断地采集扫描范围内的数据。EBCT 可行平扫或造影扫描。单层扫描或多层扫描均可行容积扫描、血流检查和电影检查。多层扫描有其特殊的优越性。

EBCT 对心脏大血管检查有独到之处。造影 CT 可显示心脏大血管的内部结构，对诊断先心病与获得性心脏病有重要价值。了解心脏的血流灌注及血流动力学情况，借以评价心脏功能。扫描时间短，有利于对小儿、老年和急症患者的检查。但 EBCT 昂贵，检查费用较高，有 X 线辐射，心脏造影需注射对比剂，又有 MSCT 及 MRI 的挑战，因而限制了它的广泛应用。

三、CT 成像基本原理

CT 成像基础与 X 线的成像基础相似，都是利用 X 线的穿透性和人体各种组织或病变的密度差转换成黑白图像，以灰阶来表示密度差；所不同的是 CT 以探测器代替胶片，所接受的 X 线衰减信息经计算机处理后重建出图像。虽然探测器的敏感度高，但它们远较胶片中的银盐颗粒大，之间的排列也远不如银颗粒密集，故 CT 图像的密度分辨率高，而空间分辨率不如 X 线片。另外，与 X 线比较，CT 图像为断面体层图像，结构清晰，无重叠。

四、CT 检查技术及临床应用

（一）CT 检查

分 为 平扫（plain CT scan）、对比增强扫描（contrast enhancement，CE）和造影扫描。

1.平扫　是指不用对比增强或造影的普通扫描。一般都是先行平扫。

2.对比增强扫描　是经静脉注入水溶性有机碘对比剂后再行扫描的方法，较常应用。血管内注入碘对比剂后，器官与病变内碘的浓度可产生差别，形成密度差，可能使病变显影更为清楚。常用方法为团注法（bolus injection），即在二十几秒内将全部对比剂迅速注入。

3.造影扫描　是先行器官或结构的造影，然后再行扫描的方法。临床应用不多。例如向脑池内注入碘苯六醇或注入空气行脑池造影再行扫描，称之为脑池造影 CT 扫描，可清楚显示脑池及其中的小肿瘤。

上述三种扫描在普通 CT、螺旋 CT 和电子束 CT 上均可进行，也是 CT 检查的基本扫描方法，特别是前二种。在工作中常提及高分辨力 CT（high resolution CT，HRCT），是指获得良好空间分辨力 CT 图像的扫描技术。在 SCT 装置上不难完成。如用普通 CT 装置，则要求短的扫描时间；薄的扫描层厚。图像重建用高分辨力算法，矩阵不低于 512×512。高分辨力 CT，可清楚显示微小的组织结构，如肺间质的次级肺小叶间隔，小的器官如内耳与听骨等。对显示小病灶及病变的轻微变化优于普通 CT 扫描。

（二）临床应用

中枢神经系统疾病的 CT 诊断价值较高，应用普遍。对颅内肿瘤、脓肿与肉芽肿、寄生虫病、外伤性血肿与脑损伤、脑梗死与脑出血以及椎管内肿瘤与椎间盘突出等疾病诊断效果好，诊断较为可靠。因此，脑的 X 线造影除脑血管造影仍用以诊断颅内动脉瘤、血管发育异常和脑血管闭塞以及了解脑瘤的供血动脉以外，其他如气脑、脑室造影等均已不用。螺旋 CT 扫描，可以获得比较精细和清晰的血管重建图像，即 CT 血管造影（CT angiography，CTA），而且可以做到三维实时显示，有希望取代常规的脑血管造影。

五、CT 新技术的临床应用

1.CT 灌注成像技术　CT 灌注（CT perfusion）成像的理论基础为核医学的放射性示踪剂稀释原理和中心容积定律。碘造影剂与放射性示踪剂具有相同的药代动力学，因此放射性核素的示踪原理可用于动态 CT 的研究。CT 灌注是基于静脉内团注造影剂后分析动脉、组织以及必要时包括静脉之间强化的关系，以了解该层面组织脏器的灌注情况。经静脉注射对比剂，同时对选定的某一层或多层进行动态扫描，获得该兴趣层面内每一像素的时间—密度曲线（time-density curve，TDC），其变化反映的是对比剂在该器官中浓度的变化，即碘聚集量的变化，从而间接反映组织灌注量的变化。根据该曲线利用不同的数学模型，用 Perfusion CT 或 Functional CT 等商用软件包计算出血流量（blood flow，BF）、血容量（blood volume， BV）、对比剂平均通过时间（mean transit time，MTT）、对比剂峰值时间（ time to peak，TTP）、表面通透性（permeability surface，PS）等灌注参数，并给色阶赋值，形成灌注图像。CT 灌注成像技术已广泛用于临床，如肿瘤灌注成像、脑缺血性疾病灌注成像、心肌灌注成像、肺栓塞灌注成像、肾脏缺血性疾病灌注成像、正常肝脏与肝硬化的 CT 灌注测量等。CT 灌注成像比 MR 灌注成像操作简单、快捷，是有发展前途的成像技术。

2.CT 血管造影　多层螺旋 CT 短时间内完成大覆盖范围的连续扫描，加上计算机后处理功能的提高，使得 CT 血管造影（CT angiography，CTA）成为可能。CTA 图像重建和显示方法主要有:表面阴影显示(SSD)和容积再现(VR)、最大密度投影(MIP)、曲面重建(CPR)、多平面重组(MPR)等，2 种以上图像重建方法结合，可提高 CTA 显示血管病变的准确性。CTA 广泛用于全身各部位血管结构的显示，由于多层螺旋 CT 大范围薄层采集的各向同性，血管造影图像质量好，在一定程度上可以替代常规血管造影检查。

CTA 已成为诊断脑血管疾病的重要方法之一，为临床预测脑血管事件的风险、治疗后的随访观察等提供重要信息。CTA 对头颈部动脉主支的显示与数字减影血管造影（DSA）相似，对于脑动脉瘤的诊断， CTA 比 DSA 更敏感、更准确。由于 CTA 不能动态观察脑血循环过程，在显示颅内末梢小血管方面不能完全替代 DSA，操作者扫描及重建技术运用的熟练程度也将影响图像质量。

CTA 对于血管内支架置入前后的检查可实现二维（2D）与三维（3D）分析，后者更能真实地显示血管腔及内支架置入后的形态学表现。

3.CT 仿真内镜　CT 仿真内镜（CT virtual endoscopy， CTVE）是螺旋 CT 容积扫描得到的图像数据经后处理后，重建出空腔器官内表面的立体图像，类似于纤维内镜所见。螺旋 CT 连续扫描获得的容积数据重建出立体图像是 CTVE 的基础，在此基础上调节 CT 值阈值及透明度，使不需要观察的组织透明度为 100%，从而消除其伪影，而需要观察的组织透明度为 0，从而保留其图像，再调节人工伪彩，即可获得 CTVE 图像。CTVE 可用于观察气管支气管、胃肠道、鼻腔、鼻窦、鼻咽、喉、膀胱、血管等腔道器官。

4.多平面重建与表面三维重建　螺旋 CT 连续扫描获得的数据是多平面重建及三维重建技术的基础，利用螺旋 CT 扫描获得的容积数据，经计算机重组可形成横断、冠状、矢状及任意平面图像以及脏器表面结构各种三维图像如 MIP、SSD、VR 图像等。主要临床应用于骨性结构、含气器官、腹腔脏器和肿瘤等。骨和含气结构与周围组织自然密度差异较大，平扫即易于形成高质量的重建图像，有利于空间关系和复杂结构的显示。腹腔脏器和血供丰富的肿瘤需静脉注射对比剂后使其密度增高，与邻近组织结构间密度差加大，通过重建，可清晰显示肿瘤的部位、形态、血供及其与周围结构的毗邻关系。

5.CT 介入　由于 CT 成像快、图像清晰，可即时清楚地显示病灶与周围组织结构的关系，因而可作为导向工具，在 CT 引导下进入介入诊断与治疗。例如在 CT 引导下胸部穿刺活检对确定病变性质具有重要意义。

6.CT 在放射治疗中的应用　CT 用于放射治疗也是一个极重要的领域，主要表现在准确定出原发肿瘤的位置，探索局部转移和淋巴瘤，确认肿瘤对放疗的敏感性，监视放射治疗的效果。操作人员可用图形输入装置在 CT 影像上圈定轮廓，或以 CT 值为基础设定密度，以标准方法作射线束定位，用计算机计算深部剂量，或单独计算等剂量曲线，还可实施横断面外的计算，使等剂量曲线呈现在冠状面和矢状面上，从而实现等剂量曲线的三维显示。CT 用于治疗的图像对空间分辨率和密度分辨率的要求比诊断的图像要高。因为诊断往往只需确定肿瘤的有无，而治疗却要十分精确地知道肿瘤的位置、密度及其实际尺寸。肿瘤的密度通常与周围组织非常接近，这就要求机器有很高的密度分辨率，以便清晰地显示出肿瘤的边缘。

第三节　磁共振成像

一、MR 发展概况

磁共振成像是利用原子核在磁场内共振所产生的信号经重建成像的一种成像技术。其成像基础为核磁共振现象。早在 1946 年，美国理论物理学家斯坦福大学的 Felix Bloch 和哈佛大学的 Edward Purcell 发现核磁共振（NMR）现象。从 NMR 诞生 1946～1972 年的二十多年时间内，NMR 主要被作为分析工具使用。但是，后来随着理论的完善，研究范围逐渐扩展到了生物领域。1967 年，Jones 等人首先用活体动物进行实验，成功地检测出动物体内分布的氢、磷和氮的信号，开创了生物体组织化学分析的新纪元。1973～1978 年，物理学家与医学家一道，对活体组织进行了局部成像的实验研究，使医学成像得以实现。1978 年以后磁共振成像技术全面发展的阶段。1980 年前后，美国、英国、前西德、荷兰和日本等国纷纷投入力量从事 MRI 系统的研制。此外，许多有实力的公司都开展了 MRI 设备商品化的工作。商家的介入，有力地推动了 MRI 的医学应用，同时降低了设备成本（图 1-4-2）。

磁共振成像术，简称核磁共振、磁共振或核磁，是 20 世纪 80 年代发展起来的一种全新的影像检查技术。核磁共振所获得的图像异常清晰、精细、分辨率高，对比度好，信息量大，特别对软组织层次显示的好。目前，已用于脑、脊髓、心脏、肌肉、肺、肝、肾、胰、盆腔、骨、骨髓、血管和肿瘤等器官和组织病变的诊断，并已经取得了很好的效果。

二、设备简介

（一）设备

通常我们将 MRI 设备分为磁体、梯度线圈、脉冲线圈、计算机系统及其他辅助设备等五部分。磁体、梯度线圈、脉冲线圈这些部分负责 MR 信号产生、探测与编码（图 1-4-3）。计算机系统、模数转换部分等负责数据处理、图像重建、显示与存储。

1.磁体　是产生磁场的装置，直接关系到磁场强度、均匀度和稳定性，并影响 MRI 的图像质量。因此，非常重要。磁体可分为永磁型和电磁型两种，永磁型主磁体即大块磁体，磁场持续存在，但磁场强度偏低。电磁型主磁体是导线绕成的线圈，通电后即产生磁场，线圈用铜、铝线绕成，根据导线材料不同又可将电磁型主磁体分为常导磁体和超导磁体。常导磁体的线圈导线采用普通导电材料，需持续通电，目前已被淘汰。超导磁体的线圈采用超导材料，用铌—钛合金线绕成，磁场强度一般较高，用液氦及液氮冷却，导线内的电阻抗几乎消失，一旦通电后在无需继续供电情况下导线内的电流持续存在，并产生稳定的磁场。主磁体最重要的技术指标为场强、磁场均匀度等。场强的法定单位为特斯拉（Tesla，T）。

2.线圈

（1）梯度线圈：是特殊绕制的线圈，调节主磁场，产生梯度磁场，梯度磁场由 X、Y、Z 三个梯度磁场线圈组成，其磁场强度虽然只有主磁场的几百分之一。但梯度磁场为人体 MR 信号提供了空间定位的三维编码的可能，并且在梯度线圈内安装有驱动器可以在扫描过程中快速改变磁场的方向与强度，迅速完成三维编码，其主要性能指标为梯度场强和切换率。

（2）脉冲线圈：分为发射线圈和接收线圈，发射线圈发射射频脉冲，产生临床检查目的不同的脉冲序列，以激发人体内氢原子核产生 MR 信号。接收线圈接收人体内产生的 MR 信号。

3.计算机系统　控制 MRI 机的脉冲激发，信号采集，数据运算和图像显示等功能。

4.其他辅助设备　检查床、液氦及水冷却系统、空调、胶片处理系统。

随着设备的不断进步，近年来，出现了许多新的设备及线圈系统。

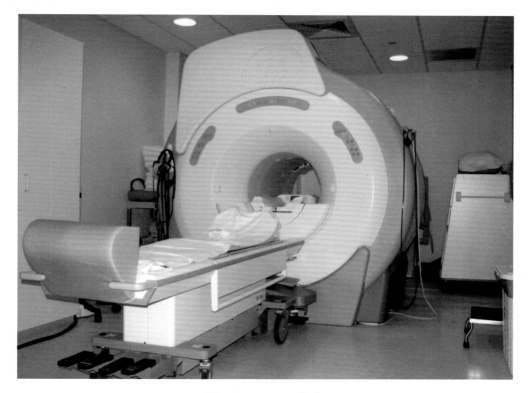

图 1-4-2　MRI 设备

（二）MRI 成像特点

1.多参数成像　多个参数成像，最主要的有 T_1，T_2，质子密度（图 1-4-4）。

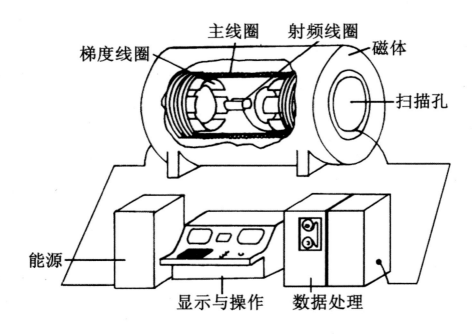

图 1-4-3　MRI 设备（超导型）基本结构示意图

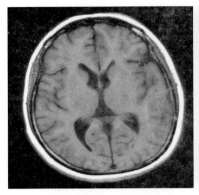 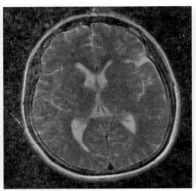 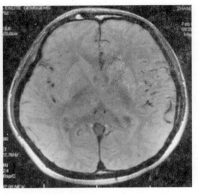

T$_1$WI	T$_2$WI	PdWI
TE = 15 ms	TE=100 ms	TE=15 ms
TR =500 ms	TR=2000 ms	TR=2000 ms

图 1-4-4　多参数成像

2.多方位成像　MRI 可获得人体横断面、冠状面、矢状面及任何方向断面的图像，有利于病变的三维定位，普通 CT 则难做到直接三维显示，需采用重组的方法才能获得冠状面或矢状面图像以及三维重组立体像。

3.流动成像　流动的血液在 MRI 中会产生很多效应，应用不同的序列会产生不同的信号改变，主要分为两种：黑血技术见于自旋回波序列（SE 序列），亮血技术主要见于梯度回波序列（GRE 序列或称 T2WI）。

在 SE 序列，对一个层面施加 90°脉冲时，该层面内的质子，如流动血液或脑脊液的质子，均受到脉冲的激发。中止脉冲后，接受该层面的信号时血管内的血液被激发的质子已流动离开受检层面，接收不到信号，这一现象称之为流空现象。血液的流空现象使血管腔不使用对比剂即可显影，是 MRI 成像中的一个特点。流空的血管影呈黑影。流动血液的信号还与流动方向、流动速度以及层流和湍流有关。在某些状态下，比如血管内血液流动缓慢或血管走行与扫描层面平行时，流动液体可表现为明显的高信号。

亮血技术最常见于梯度回波成像，是时间飞跃法 MRA（TOF MRA）的成像基础。典型的脉冲序列中，在收集所有成像需要的数据（回波）时，静态组织已经历了多个射频脉冲。这样会使静态组织被部分饱和，意味着它们不再具有完全的纵向磁化。纵向磁化减少意味着随后的横向磁化减少，最终，信号也会减低。但是，从外部流入成像层面的血液未曾接受这些射频脉冲，因此会保留完全的纵向磁化，这样就会导致接下来有较多的横向磁化，从而有较多的信号，结果导致流动的血液在这种序列中显示相对很亮。

（三）新设备和线圈

1. 3.0T 设备　3.0T MR 属超高磁场设备，比常规高场设备具有更好的图像信噪比和更好的性能参数，如梯度场强可达 40mT/m，切换率可达 150mT/ms，从而可使 TE 更短，每次 TR 可获得更多的层面，更不易受运动的影响。其 B 值可大于 10 000s/mm^2。其优越性体现在神经系统功能成像（fMRI）、心肌灌注与冠状动脉 MRI、多体素 MR 频谱（MRS）分析与常规 MR 融合成像，同时也可广泛应用于胸腹部、脊柱、四肢关节、全身血管成像。

2.双梯度（twin speed）MR 设备　采用了一套高梯度场强、高切换率系统和一套相对低的梯度场强和切换率系统如 51mT/m（20+31mT/m）。前者专用于心脏、神经和一些小视野（FOV）的高分辨率精细扫描，速度快，成像分辨率高，有利于完成 fMRI、弥散成像、MRS 等高级成像技术检查；而后者则主要应用于腹部、脊柱等大范围的全身疾病诊断。

3.中场超导开放型或更短磁体 MR 设备　便于儿科和不合作病人的检查，同时可开展 MR 介入诊断、治疗和 MRI 监测下的颅内手术完成。

4.线圈　专用线圈的发展如肢体血管成像、功能性成像、经食道心脏和大血管成像。

三、成像原理

二十世纪九十年代开始至今成像的基本方法为 K 空间填充法。K 空间是一种空间，主要是以相位和频率编码为矩阵而建立的二维空间，必须填满才能得到一幅图像上的所有信息，它与实空间的转换是通过傅立叶变换或其他变换，K 空间的数据也就是原始数据。

（一）SE 序列 MRI 成像基本过程

加选层梯度→RF 脉冲激发→加相位编码梯度→频率编码梯度→180°RF 脉冲→回波信号接收→通过计算机将采集的回波数据存入 K 空间阵列→通过计算机傅立叶变换将图像数据→存入数据硬盘（实空间）→后处理读出→显示→打印。

从上可看出影响成像的时间主要是数据 K 空间的填充和 K 空间与实空间的转换时间之和。二十世纪九十年代后期计算机高速的发展，其运算速度也达纳秒级，每秒运算上亿次，K 空间与实空间的转换时间也接近于零，因此影响 MRI 成像的时间主要是 K 空间的填充时间，即扫描采集时间=TR（时间）×Ny（扫描采集矩阵）×NEX（分数激励次数）。

K 空间与病人内部位置无直接关系，也就是 K 空间的左边并不代表病人的左边，K 空间的每个点的数据对整个图像有贡献，这些数据点与作用于成像物体上的磁场条件有关，即梯度磁场有关。一般而言 K 空间的上半部分与下半部分是对称的，这是因为两边的相位编码梯度是一致的，这是因为两边的相位编码梯度的幅度是一致的，只不过极性相反，原始数据从左到右也是对称的，虽然频率编码的幅度和极性是恒定的，但是由于 K 空间的中心信号此边缘要大，对比度的影响也更大，高的空间编码幅度增加了空间分辨率，但是降低了信号，而低的幅度则产生高信号，空间分辨率由 K 空间数据决定，K 空间的中心部分决定图像的信噪比和对比度。

对于中高场 MRI 由于回波信号很强，因此，可选择很短的 TR 时间就可以得到 T_1W_1、T_2W_1、PdWI

好的 MRI 图像。Ny 由采集影像的矩阵决定，矩阵选择大，K 空间的填充时间就长。现主要有两种方法：①在梯度回波上减少相位编码次数；②一次用 TR 周期填充 K 空间的多条线，线条越多，图像的信息越多。

对于梯度回波减少相位编码次数：使用分次激励次数技术，分次观察钥匙孔（Keyhole）技术（只填充 K 空间的中心部分）等技术。

对于一次 TR 周期内填充 K 空间的多条线方法：发展了弛豫增强快速采集技术（rapid acguisition with relaxation emhancement，RARE）、回波平面成像技术（echo planar imating，EPI）、螺旋 MRI（Spiral MRI）等技术。而快速自旋回波（FSE）和快速反转恢复序列（FIR）用的就是 RARE 技术。快速梯度回波技术（FFE）就是运用中心相位编码梯度回波技术，同时也可以将以上几种填充方式组合在一起，形成超快速成像技术。

（二）在 MRI 的应用中常涉及如下几个概念

1.磁化　所有含奇数质子的原子核均在其自旋过程中产生自旋磁动量，也称核磁矩，它具有方向性和力的效应，故以矢量来描述。核磁矩的大小是原子核的固有特性，它决定 MRI 信号的敏感性。氢的原子核最简单，只有单一的质子，故具有最强的磁矩，最易受外来磁场的影响，并且氢质子在人体内分布最广，含量最高，因此医用 MRI 均选用 H 为靶原子核。人体内的每一个氢质子可被视作为一个小磁体，正常情况下，这些小磁体自旋轴的分布和排列是杂乱无章的，若此时将人体置入在一个强大磁场中，这些小磁体的自旋轴必须按磁场磁力线的方向重新排列（图 1-4-5）。此时的磁矩有两种取向：大部分顺磁力线排列，它们的位能低，状态稳；小部分逆磁力线排列，其位能高。两者的差称为剩余自旋，由剩余自旋产生的磁化矢量称为净磁化矢量，亦称为平衡态宏观磁场化矢量 M0。在绝对温度不变的情况下，两种方向质子的比例取决于外加磁场强度。

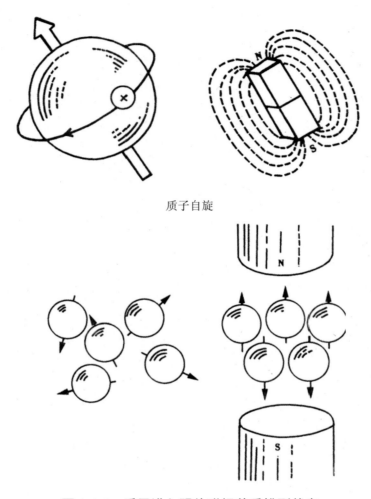

图 1-4-5　质子进入强外磁场前后排列状态

　　正常情况下，质子处于杂乱无章的排列状态。当把它们放入一个强外磁场中，就会发生改变。它们仅在平行或反平行于外磁场两个方向上排列。

　　在 MR 的坐标系中，顺主磁场方向为 Z 轴或称纵轴，垂直于主磁场方向的平面为 XY 平面或称水平面，平衡态宏观磁化矢量 M。此时绕 Z 轴以 Larmor 频率自旋，如果额外再对 M0 施加一个也以 Larmor 频率的射频脉冲，使之产生共振，此时 M0 就会偏离 Z 轴向 XY 平面进动，从而形成横向磁化矢量，其偏离 Z 轴的角度称为翻转角。翻转角的大小由射频脉冲的大小来决定，能使 M 翻转 90°至 XY 平面的脉冲称之为 90°脉冲。在外来射频脉冲的作用下 M0 除产生横向磁化矢量外，这些质子同向进动，相位趋向一致。

　　当外来射频脉冲停止后，由 M0 产生的横向磁化矢量在晶格磁场（环境磁场）作用下，将由 XY 平面逐渐回复到 Z 轴，同时以射频信号的形式放出能量，其质子自旋的相位一致性亦逐渐消失，并恢复到原来的状态。这些被释放出的，并进行了三维空间编码的射频信号被体外线圈接收，经计算机处理后重建成图像。

　　2.弛豫　弛豫是指磁化矢量恢复到平衡态的过程，磁化矢量越大，MRI 探测到的信号就越强。

　　（1）纵向弛豫：纵向弛豫又称自旋－晶格弛豫（spin－lattice relaxation）或 T_1 弛豫，是指 90°射频脉冲停止后纵向磁化逐渐恢复至平衡的过程，亦就是 M0 由 XY 平面回复到 Z 轴的过程。其快慢用时间常数 T_1 来表示，可定义为纵向磁化矢量从最小值恢复至平衡态的 63% 所经历的弛豫时间。不同的

组织 T_1 时间不同，其纵向弛豫率的快慢亦不同，故产生了 MR 信号强度上的差别，它们在图像上则表现为灰阶的差别。由于纵向弛豫是高能原子核释放能量恢复至低能态的过程，所以它必须通过有效途径将能量传递至周围环境（晶格）中去，晶格是影响其弛豫的决定因素。大分子物质（蛋白质）热运动频率太慢，而小分子物质（水）热运动太快，两者都不利于自旋能量的有效传递，故其 T_1 值长（MR 信号强度低），只有中等大小的分子（脂肪）其热运动频率接近 Larmor 频率，故能有效快速传递能量，所以 T_1 值短（MR 信号强度高）。通过采集部分饱和的纵向磁化产生的 MR 信号，具有 T_1 依赖性，其重建的图像即为 T_1 加权图像。

（2）横向弛豫：横向弛豫又称为自旋—自旋弛豫（spin-spin relaxation）或 T_2 弛豫。横向弛豫的实质是在射频脉冲停止后，质子又恢复到原来各自相位上的过程，这种横向磁化逐渐衰减的过程称为 T_2 弛豫。T_2 为横向弛豫时间常数，它等于横向磁化由最大值衰减至 37％ 时所经历的时间，它是衡量组织横向磁化衰减快慢的一个尺度。T_2 值也是一个具有组织特异性的时间常数，不同组织以及正常组织和病理组织之间有不同的 T_2 值。大分子（蛋白质）和固体的分子晶格固定，分子间的自旋—自旋作用相对恒定而持久，故它们的横向弛豫衰减过程快，所以 T_2 短（MR 信号强度低），而小分子及液体分子因具有快速平动性，使横向弛豫衰减过程变慢，故 T_2 值长（MR 信号强度高）。MR 信号主要依赖 T_2 而重建的图像称为 T_2 加权图像（图 1-4-6）。

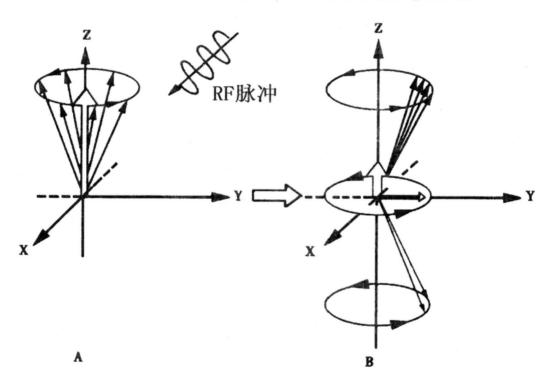

图 1-4-6 纵向磁化减小横向磁化增加

3.脉冲序列

（1）自旋回波脉冲序列：90° 脉冲—等待 TE/2—180° 脉冲—等待 TE/2—记录信号，这是一个自旋回波脉冲[spin echo（SE）pulse sequence]序列。重复时间（TR），是从一个 90° 脉冲起始到下一个 90° 脉冲起始之间的时间（图 1-4-7）。

自旋回波脉冲序列是常用的脉冲序列，选用恰当的 TR 与 TE 可获得质子加权像、T_1W_1、T_2W_1。在选用 TR 与 TE 时，既要考虑信号强度，更应注意组织间信号强度的差异。

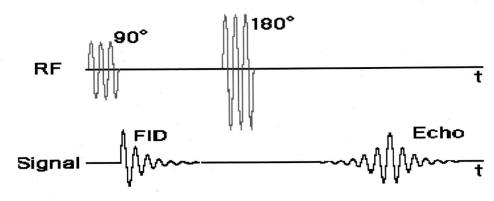

图 1-4-7 自旋回波序列

（2）梯度回波序列：梯度回波序列（gradient echo sequence，GRE）是常用的快速脉冲序列，是为了解决 SE 序列时间长的问题。GRE 序列成像时间短，而空间分辨力及信噪比均较高。它可获得准 T_1W_I、T_2W_I 和 PdWI。主要用于心脏血管成像、与流动液体相关的成像、骨关节成像和脑实质成像等。

（3）回波平面成像序列：回波平面成像是获得一个层面的时间，可以短到 20ms。这样可以不用门控技术，对进行功能 MRI 是必要的。

（4）液体衰减反转恢复脉冲序列（FLAIR 序列）：FLAIR 序列的原理是利用不同组织具有不同的

T_1 值。在 90° 激励脉冲之前施加 180° 的反转脉冲，经过反转时间（T_I，此序列中的 T_I 等于脑脊液的平均 T_1 值），脑脊液的 T_1 值为零，从而不产生信号，而颅内其他组织的 T_1 值明显短于脑脊液，在产生 90° 脉冲时几乎完全恢复故可产生信号，我们采用快速 SE 技术，结合反转脉冲来抑制脑脊液的信号，明显缩短成像时间（图 1-4-8）。FLAIR 成像由于脑脊液的信号被抑制，T_2 权重增加导致背景信号的减低。两方面的作用使病灶与正常脑组织的对比增加，从而更易检出病灶。

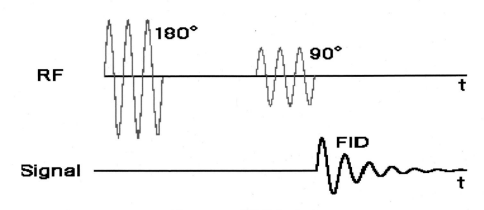

图 1-4-8 反转恢复序列

（5）脂肪抑制序列：脂肪抑制是将图像上由脂肪成分形成的高信号抑制下去，使其信号强度减低，而非脂肪成分的高信号不被抑制，保持不变，用以验证高信号区是否是脂肪组织。如高信号被抑制则是脂肪组织，而显示为高信号的正铁血红蛋白、顺磁性物质，如含黑色素颗粒的黑色素瘤及为顺磁性对比剂强化的病灶则不被抑制，保持不变。这样就

有助于出血、肿瘤、和炎症等疾病的鉴别。

四、成像新技术及其临床应用

（一）采集技术

1.平面回波成像技术（EPI） 平面回波成像技术是目前最快的磁共振（MR）采集技术，它是在一次射频脉冲激发后在极短的时间内连续采集一系列

自旋回波或梯度回波，用于重建一个平面的图像。单次激发 EPI 在一次激发后所产生的自旋回波或梯度回波填满整个 K 空间，所以一次激发就可以完成一幅图像的采集。多次激发 EPI，通过几次激发完成一幅图像的采集。多次激发 EPI，实际上是 K 空间节段技术，以避免由于回波链太长影响空间分辨率。EPI 成像扫描速度为每个层面图像需要时间 20~100ms，每秒钟得 10~50 幅图像。

MRI 螺旋扫描成像、匙孔技术与平面回波成像技术一样也是通过快速有效地填充 K 空间来提高成像速度。这些快速成像技术为功能成像和血管成像的进步创造了条件。单次激发 EPI 用于弥散成像、灌注成像、脑运动皮层功能成像。多次激发 EPI 则用于心脏快速成像、心脏电影、血管造影、腹部快速成像。以平面回波成像（EPI）为代表的快速脉冲序列在高、中、低场设备均可实施。

2. 并行成像技术（SENSE;ASSET;IPAT）　并行成像技术是近年来提高磁共振成像（MRI）速度在技术上的一个很大突破，它能大幅度缩短 MRI 扫描时间。现在可以做到 50 层 10~12 秒，采集速度达到传统方法的 4 倍甚至 9 倍。这种技术利用多元阵列线圈同时采集信号，经过多个接收通道按适当的方法编排和处理后，再统一进行图像重建，这样可以大幅度减少完成一次扫描所用的相位编码步数，而不降低 MRI 图像的空间分辨力，从而突破脉冲序列重复时间×相位编码步数这样一个 MRI 采集时间的传统限制。

2003 年西门子公司推出的全身成像矩阵（Tim）技术，使并行采集技术可以在 3 个方向上同时进行，提高了图像的采集速度和图像质量，最高采集速度提高了 12 倍。Tim 技术将 76 个线圈单元和 32 个射频接收通道自由选择灵活地组合成一个全身成像矩阵。有 76 个线圈单元矩阵排列，贴近了信号源（人体各个部位），并覆盖了人体的全部。这就提高了空间分辨率和时间分辨率，使磁共振检查可以只选择相应解剖部位，而无需反复更换线圈。同时 32 个自由选择组合的射频接收通道及步进扫描床，提高扫描速度并扩大了扫描范围，最大扫描范围 205cm，512 矩阵的全身成像仅需 12 分钟。

这样 MRI 系统传统观念上成像速度相对较慢的概念已被突破，从而实现实时成像，显示层面影像，甚至 3D、4D 等后处理影像及 MR 透视。

（二）高分辨率成像

提高空间分辨率，改善图像质量也是磁共振成像技术发展中的一个重要课题。为了提高 MR 图像空间分辨率，有的设备应用大矩阵（采集/显示）和小视野相结合的技术，再加上薄层采样，使空间分辨率有相当的改善。新的软件将图像显示分辨率提高到微米水平，使临床上极微小的结构，如内耳的解剖、指纹都能显示。目前有的设备已能采用 1024² 甚至 2048² 矩阵采集原始影像。当然这需要设备具备更大的数字信息存储与处理能力。

（三）磁共振内窥镜技术

磁共振内窥镜技术和 CT 内窥镜一样，本质上是一项计算机软件功能。随着采集技术和精度的提高，MRI 内窥镜可以做出与 CT 内窥镜近似的显示。目前已用于胃肠道、副鼻窦、血管、气管等部位的检查。

（四）磁共振血管成像（MRA）

磁共振血管成像已是各类型 MRI 设备的常规功能。目前常用的非增强 MRA 有 2 种，即时间飞跃法（TOF）和相位对比法（PC），有二维和三维采集方式。因其无创伤，敏感性高，现已广泛用于颅脑、颈部和外周血管，但在遇到不同血流类型，非增强 MRA 则有一定的局限性。采用一些新技术可以弥补非增强 MRA 技术的不足，但不可避免地存在血流相关伪影。

对比增强磁共振血管造影（CE-MRA）是近年来发展起来的一种新的 MRA 方法，它应用快速成像技术进行大剂量造影剂对比增强 MRA，在一次屏气时间完成扫描。

CE-MRA 原理：在血管内团注 2~3 倍常规剂量的磁共振顺磁性造影剂，首先是动脉血液的 T_1 值极短，而呈高信号。根据造影剂到达各级动脉血管的首过时间，设定目标血管数据采集的最佳时刻，使动脉与周围组织形成最强对比。同样可以根据各级静脉的循环时间，设定最佳数据采集时间，使目标静脉血管与周围组织形成最强对比。

CE-MRA 可用于心脏、大血管造影；肺动脉、肺静脉；腹主动脉、肝肾动脉、头颈部及四肢。用造影剂团跟踪可做动态及全身 MRA。MRA 正逐渐替代常规的脑、胸腹部大血管和四肢的 X 线血管造影。

（五）磁共振水成像

磁共振水成像技术的原理非常简单，主要是利用水具有长 T_2 弛豫时间的特性，人体的所有组织中，水样成分（如脑脊液、淋巴液、胃肠液、胆汁、尿液等） T_2 值远远大于其他组织。如果采用 T_2 权重很重 T2WI 序列，即选择很长的 TE，其他组织的横向磁化矢量几乎完全衰减，因而信号强度很低甚至几乎没有信号，而水样结构由于 T_2 值很长仍保持较大的横向磁化矢量，所采集的图像上信号主要来自水样结构。磁共振常用水成像扫描序列和参数有：快速自旋回波（FSE）序列、单次激发的 FSE（SSFSE）序列、三维 True FISP 序列，根据不同部位不同组织适当选择，灵活运用，再将采集的水成像原始图像进行后处理重建，常用的后处理技术包括：最大强度投影（MIP）、容积再现（VR）和仿真内窥镜（VE）等，最终获得临床满意的图像。

磁共振水成像技术包括：磁共振胆胰管成像（MRCP）、磁共振泌尿系水成像（MRU）、内耳水成像、磁共振脊髓水成像（MRM），磁共振水成像技术临床即将开展磁共振小肠、结肠注水成像、磁共振输卵管成像、磁共振精囊曲管成像等，作为一种安全无创伤的影像学检查方法，操作简便，扫描时间短，已逐步取代了碘油造影术和相应部位的 CT 扫描及部分镜检术

（六）血氧水平依赖性成像（BOLD）

血氧水平依赖性成像、皮层定位成像、灌注成像和弥散成像都属于功能成像，这些新技术都基于平面回波成像（EPI）技术的发展。

神经元活动与细胞能量代谢密切相关，磁共振功能成像并不能直接检测神经元活动，而是通过 MR 信号的测定来反映血氧饱和度及血流量，从而间接反映脑的能量消耗，因此，在一定程度上能够反映神经元的活动情况，达到功能成像的目的。血流成分中，去氧血红蛋白是顺磁性物质，氧化血红蛋白是逆磁性的。实验证明，人脑对视觉、听觉的刺激，或局部肢体活动，可使相应功能脑区的血氧成分和血流量增高，静脉血中去氧血红蛋白数量亦增多。顺磁性的去氧血红蛋白可在血管周围产生"不均匀磁场"，使局部组织质子"相位分散"加速，因此，用梯度回波或平面回波（EPI）序列扫描时，可在 T_2 或 T_2^* 加权图像上，显示局部 MR 信号增强。这就是血氧水平依赖性成像脑功能 MRI 检查的大致机制。

临床应用上已从简单的显示视觉、听觉、肢体运动在皮层功能区信号的变化，向更高级的语言信号在皮层功能区引起的 MR 信号改变发展。目前正在研究嗅觉的皮层功能定位与吞咽功能的研究。氧饱和度的测量、组织灌注和局部血流的测量等，这几方面的功能也在进一步完善。脑 fMRI 检查目前更多的仍在研究阶段，用以确定脑组织的功能部位。临床已用于脑部手术前计划的制订；如癫痫手术时，通过 fMRI 检查识别并保护功能区；对卒中病人脑的恢复能力的评估以及精神疾病神经活动的研究等等。总之，脑功能成像在脑疾病诊断应用上有很大的开发潜力。

（七）灌注成像（Perfusion）

组织器官的生理性和病理性改变都与其血流变化密切相关，对血流变化进行研究有可能反映组织器官的病理过程。微循环的血流动力学状态称为灌注，反映灌注状态的成像称为灌注成像。磁共振灌注成像是将组织毛细血管水平的血流灌注情况，通过磁共振成像方式显示出来，从磁共振的角度评估局部的组织活力及功能。

磁共振灌注成像可以利用外源性示踪剂（顺磁性造影剂）或内源性造影剂（自身血流）作为示踪物。注射外源性示踪剂产生灌注成像的方法，称对比团注示踪法；利用内源性示踪物产生灌注成像的方法称动脉血流自旋标记法。利用灌注成像可以计算组织血流灌注功能，用于脑梗塞及肝脏病变的早期诊断，脑功能、肾功能灌注，也用于观察心肌的灌注情况。

（八）弥散成像（diffusion）

水分子的自由运动称为弥散。在病理状态下不仅病理组织的 T_1、T_2 弛豫时间发生变化，由于局部组织中水的分布状态也发生变化，所以水分子的弥散强度也发生变化。只是这种变化在普通的 SE 序列中无法表现出来。而弥散加权成像就是针对水分子的弥散状况最大限度反映水分子的弥散强度。弥散加权所用参数为 b 值，其单位为 sec/mm^2；b 值与所施加梯度场强、施加时间及 2 个梯度的间隔时间有关，b 值愈高弥散加权愈重，愈能反映弥散，现在 b

值已高达 10 000。

由于脑细胞及不同神经束的缺血改变，导致水分子的弥散运动受限。这种弥散受限可以通过弥散加权成像显示出来。比如，脑梗死的诊断，用常规成像序列（SE 或 GRE）检查时，一般需要到发病 6 小时后，方能查得其病理过程；但用弥散加权序列（DWI）检查，则在发病后 20~30 分钟，即可见到局部的扩散作用增加，呈现相应的病理 MR 信号。

目前正在对心脏、肝脏、脾脏、肾脏、肌肉等组织的扩散作用特性和规律，进行系统和深入的研究，弥散加权成像（DWI）将不单只应用于颅脑神经系统疾病的诊断，亦可从人体其他脏器扩散作用的水平，提供崭新的其他 MRI 成像序列得不到的诊断信息。

（九）弥散张量成像（DTI）

弥散张量成像是最近几年来发展起来的一项磁共振新技术，它是普通弥散成像的发展。

在均匀介质中，水分子的弥散呈各向同性，即在各方向弥散强度大小一致，弥散张量可描述为球形。在人脑中，水分子在脑脊液和灰质中的弥散运动基本可以认为是各向同性的。而在非均匀介质中，由于各种物质，如细胞膜等的阻挡，水分子的弥散呈各向异性，即在各方向的弥散强度大小不一致，此时弥散张量可以描述为椭球形。在人体许多组织中的弥散为各向异性弥散。普通的弥散加权成像无法体现弥散的各向异性，而弥散张量成像可以在多个方向施加弥散梯度，并分别采集，从而得到各个方向的弥散值。通过计算得到体素内各向异性弥散的数据。这些信息可以反映出人体组织的几何结构。

目前扩散张量成像的采集方向（6~55 个方向），由于采集方向增加和分辨力提高，已可获得三维的白质纤维束图像。

现在应用弥散张量成像对脑白质病变进行定量分析和诊断，如白质纤维束微细结构改变（纤维束的密度、髓鞘的厚度、走行的一致性）和各向弥散的早期受损，而白质纤维束在脑功能的实现中起着非常重要的作用。这是原有的 MRI 成像方法无法得到的。

（十）磁共振波谱（MRS）

常规 MRI 是研究人体器官组织形态的病理生理改变，而磁共振频谱研究人体细胞代谢的病理生理改变。在许多疾病中，代谢改变先于病理形态改变，而 MRS 对这种代谢改变的潜在敏感性很高，故能提供信息以早期检测病变。

MRS 原理：磁共振信号的共振频率由 2 个因素决定：①旋磁比 r，即原子的内在特性；②核所处位置的磁场强度。核所受的磁场主要由外在主磁场 B_0 来决定，但是核所受的磁场强度也与核外电子云及邻近原子的原子云有关。电子云的作用会屏蔽主磁场的作用，使核所受的磁场强度小于外加主磁场。因此，对于给定的外磁场，不同核所处的化学环境不一样，会产生共振频率的微小差异，这种差异称作化学位移。这种差异仅百余或数百赫兹（Hz），共振频率的微小差别，导致磁共振谱峰的差别，从而可以识别不同代谢产物及其浓度。

MRS 检查通过对感兴趣区的 1H、31P、23Na、13C、19F 等的 MR 频谱扫描所示，在代谢过程中有关各原子的中间代谢产物的有关频谱学参数，例如，波形，波峰值（浓度），化学位移量，T_1、T_2 时间等的变化的测量，可以分析组织代谢的改变，提供诊断信息，能无创伤地探测活体组织化学特性。

目前，MRS 作为无创伤性地研究人体器官组织代谢及生化改变，进行化合物定量分析的方法，广泛用于肿瘤、缺血性脑卒中、脑出血、老年性痴呆、新生儿重症监护、脑外伤的预后、脑白质病变、感染性疾病以及艾滋病的临床和基础研究中。

3.0T 磁共振系统已开拓了多种核频谱的功能，目前已有 1H、31P、3He、7Li、13C、19F、129Xe、23Na 频谱等。

随着高场强 MRI/MRS 一体化装置的问世，MR 扫描速度的提高及功能的完善，MRS 除了应用于临床医学研究，必将在疾病诊治中发挥越来越重要的作用。

第四节　核医学显像

神经系统的结构和功能复杂。近年来，随着医学科学的不断发展，特别是新型放射性核素显像剂的不断研制成功和显像设备的逐步更新，神经核医学得到了飞速的发展。目前从分子水平来揭示神经精神疾病的病因和发病机制、病理改变以及预后，并开展对大脑功能的深入研究已经成为可能。随着SPECT/CT 和 PET/CT 等临床应用的日益广泛，神经系统功能和解剖图像的融合使我们在了解神经系统形态学改变的同时，还获得了脑组织血流、代谢、受体分布和认知功能改变的信息。神经核医学已经成为神经医学科学发展中不可缺少的重要组成部分。神经核医学被广泛地应用于临床诊断中，并可用于指导治疗和监测治疗的效果。神经核医学常用的显像方法有：脑血流灌注显像、脑代谢显像、脑神经递质和受体显像等功能显像。测定全脑和局部脑血流量、脑代谢功能状况和脑受体的发布及亲和力，不仅可以直接反映脑血流灌注情况，而且能反映脑代谢、神经递质和受体功能活动状态。由于功能代谢变化往往比形态结构改变出现得早，因此神经系统核医学显像对神经精神疾病的诊断和功能研究有着重要的意义。

一、核医学设备与显像药物

现代核医学从仪器发展，放射性药物的研制开发，技术方法的进步等方面得到了快速发展。特别是在核医学设备发展方面，1949 年发明了第一台闪烁扫描机，揭开了核医学显像诊断的序幕。1964 年世界上第一台商用 γ－照相机问世，开创了核医学显像的新纪元。David Kuhl 在 1963 年报道了 X－CT 显像后，紧接着 Kuhl 和 Edwards 又研制了第一台单光子发射式计算机断层显像（single photon emission computed tomography， SPECT）。

SPECT 是一台高性能的 γ 照相机的基础上增加了支架旋转的机械部分、断层床和图像重建（reconstruction）软件，使探头能围绕躯体旋转 360 度或 180 度，从多角度、多方位采集一系列平面投影像。通过图像重建和处理，可获得横断面、冠状面和矢状面的断层影像（图 1-4-9）。该显像系统的均匀性、线性、稳定性要求均高于常规 γ 照相机。其成像的基本原理是放射性药物引入人体，经代谢后在脏器内外或病变部位和正常组织之间形成放射性浓度差异，SPECT 将探测到这些差异，通过计算机处理再成像。ECT 成像是一种具有较高特异性的功能代谢显像和分子显像，除显示结构外，着重提供脏器、正常组织或病变组织的功能信息。ECT 的显像方式十分灵活，能进行平面显像和断层显像、静态显像和动态显像、局部显像和全身显像。除此之外，它还能提供脏器的多种功能参数，如时间－放射性曲线等。另外，断层显像能克服平面显像对器官、组织重叠造成的小病灶的掩盖，提高对深部病灶的分辨率和定位准确性。

核医学显像剂的发展主要体现在放射性核素的来源得到解决和制备技术方法的进步等方面。1931 年回旋加速器的发明和 1946 年核反应堆的投产，使医用放射性核素的供给得到保证。而 1965 年钼－锝放射性核素发生器问世及商品化，可分离出长半衰期放射性核素衰变产生的短半衰期放射性核素，得到适合核医学显像的 ^{99m}Tc（半衰期 6.02h，能量 141keV），即使偏远地区医院也能使用。同时标记技术也相继得到发展，商品形式供应的放射性核素显像药盒的成功开发，大大地促进了放射性药物的发展和临床应用。几乎全身所有的脏器都能提供合适的放射性药物进行显像或功能测定。近年来用互成 180°无准直器的双探头 SPECT 对正电子湮没辐射产生的两个方向相反的 511 keVγ 光子进行符合探测成像，称之为符合线路或 SPECT/PET，其有较好的效价比，适合临床推广应用；兼备单光子和 $T_{1/2}$ 较长的正电子 ^{18}F 断层成像，具有一机两用的功能。

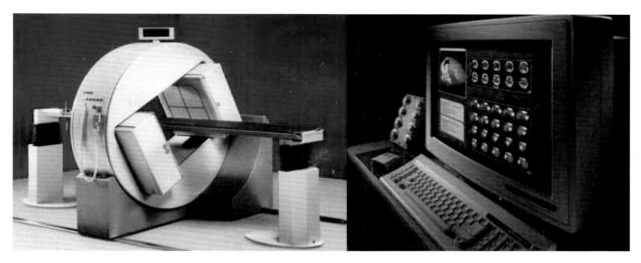

图 1-4-9　SPECT

在 1975 年，正电子发射型计算机断层显像（positron emission tomography，PET）研制成功，可获得高对比度高清晰的图像。PET 主要由探测系统包括晶体、电子准直、符合线路和飞行时间技术，计算机数据处理系统，图像显示和断层床等组成。其原理是利用回旋加速器，加速带电粒子攻击靶核，通过核反应产生正电子放射性核素，并合成相应的显像剂，引入机体后定位于靶器官，这些核素在衰变过程中发射正电子，这种正电子相互作用，发生湮灭辐射，发射出方向相反、能量相等的两个光子 PET 显像是采用一系列成对的互成 180°排列并与符合线路相连的探测器来探测湮灭没辐射光子，从而获得机体正电子核素的断层分布图，显示病变的位置、形态、大小和代谢功能，对疾病进行诊断。与传统核医学成像技术一样，PET 也是利用示踪原理来显示体内的生物代谢活动。但是 PET 有两个不同于传统核医学成像技术的重要特点：一是它所用的放射性示踪剂是用发射正电子的核素所标记的；二是它的探测采用的是不用准直器的符合探测技术。因此与 SPECT 比较，其具有：①空间分辨率高；②探测效率高；③能准确地显示受检脏器内显像剂浓度提供的代谢影像和各种定量生理参数等优点。正是这两个特点使 PET 具有两个重要优点：① PET 常用的正电子核素 ^{18}F、^{11}C、^{15}O、和 ^{13}N 等是组成人体固有元素的同位素；由这些核素置换生物分子中的同位素所形成的示踪剂不会改变原有的生物学特性和功能，因而能更客观准确地显示体内的生物

代谢信息；② 符合探测技术替代准直器定位射线，使原本相互制约的灵敏度和空间分辨率都得到较大提高。例如：在脑显像中，可分辨出尾状核、苍白球和壳核等基底神经核团，这更有利于对大脑病变进行准确定位。PET 显像还可提供脏器和病变血流、功能和代谢状况等方面的信息。PET 显像无论在医学研究和临床应用中都显示出更大的优势。特别是在肿瘤的良恶性判断，心、脑血管疾病的早期诊断中都由极大的优越性。近年还有人报道还可用 PET 显像方法可以显示人在听音乐，唱歌时脑细胞代谢的差异。

由于 PET 的价格昂贵，二十世纪九十年代前，PET 主要用于科学研究目的安装在一些大学或研究机构。二十世纪九十年代后，随分子生物学和分子医学的进步，正电子类示踪剂的独特生物学优势逐渐显露，PET 开始从研究室、实验室走进医院，服务于临床。近年来，在 PET 性能不断提高的同时，又发展起来的图像融合技术和图像融合联机，就是将 PET 与 CT 两幅不同图像融合成一张图像。这样利用了 X-CT 图像解剖结构清晰，PET 图像反映器官的代谢和功能，两者的融合将有机的把定性和定位作用结合起来，即目前新推出的 PET/CT（图 1-4-10），实现了衰减校正（attenuation correction）与同机图像融合，可同时获得病变部位的功能代谢状况和精确解剖结构的定位信息，已成功用于临床。得到更好的诊断效果，是影像学发展的又一新起点。因此，装机量也逐年上升，到二十世纪九十年代末，

美国及欧洲一些国家政府和保险公司已将多种 PET 检查列入医疗保险范围,表 1-4-1 所示为几个国家列入医疗保险范围的 PET 检查项目。我国从 20 世纪

90 年代中期开始引入 PET,现已有专用型 PET 和 PET/CT 几十台。

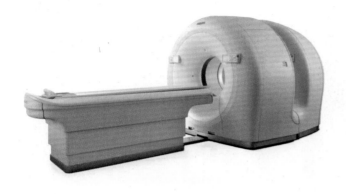
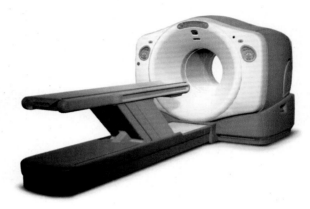

图 1-4-10 PET/CT

表 1-4-1 美国、德国、瑞士和日本列入医疗保险范围的 PET 检查项目

项目名称	美国	德国	瑞士	日本
非小细胞肺癌	√	√	√	√
食管癌	√	√	√	√
结直肠癌	√	√	√	√
恶性淋巴瘤	√	√	√	√
黑色素瘤	√	√	√	√
乳腺癌	√	√	√	√
头颈肿瘤	√	√	√	
恶性脑胶质瘤				√
胰腺癌				√
子宫颈癌				√
卵巢癌				√
甲状腺癌	√			√
前列腺癌		√		√
心肌存活测定	√	√	√	√
癫痫、痴呆	√	√	√	√

(注:上述资料来源于 2005 年的《核医学诊疗指南》)

二、脑血流灌注断层显像及局部脑血流量测定

(一)原理与方法

1.脑血流灌注显像 静脉注射分子量小、不带电荷且脂溶性高的显像剂,如:$^{99}Tc^m$-ECD($^{99}Tc^m$-双胱乙酯)或 $^{99}Tc^m$-HMPAO($^{99}Tc^m$-六甲基丙烯胺肟)740~1100 MBq(20~30 mCi),或 ^{123}I-IMP(^{123}I-安菲他明 111~222 MBq(3~6 mCi)等,它们能通过正常血脑屏障进入脑细胞,随后在水解酶或脂解酶作用下转变为水溶性物质或经还原型谷胱甘肽作用分解成带电荷的次级产物,从而滞留在脑组织内;显像剂进入脑细胞的量与局部脑血流(rCBF)量成正相关。由于 rCBF 一般与局部脑功能代谢平行,

故本检查在一定程度上亦能反映局部脑功能状态。利用计算机 ROI 技术，并借助一定的生理数学模型，还可计算出各部位 rCBF 和全脑平均血流量（CBF）。还可以进行 ^{133}Xe 脑血流测定及显像，^{133}Xe 或氙-133 为脂溶性惰性气体，进入血液循环后能自由通过正常血脑屏障，通过弥散方式被脑细胞摄取，继而迅速从脑组织清除，其在脑组织的清除率与 rCBF 成正相关，测定各区域脑组织 ^{133}Xe 的清除率，可以计算 rCBF 和 CBF。

2. 负荷试验脑血流灌注显像 常规脑血流灌注显像往往不能发现脑血流储备下降，通过负荷试验观察脑血流和代谢的反应性变化可以提高缺血性病变特别是潜在的缺血性病变的阳性检出率。常用的负荷试验方法有：乙酰唑胺试验、CO_2 吸入试验或运动刺激等。下面仅以乙酰唑胺试验为例阐述其显像原理。乙酰唑胺能抑制脑内碳酸酐酶的活性，使脑内 pH 值下降，正常情况下会反射性地引起脑血管扩张，导致 rCBF 增加 20%～30%，由于病变血管的这种扩张反应很弱，使潜在缺血区和缺血区的 rCBF 增高不明显，在影像上出现相对放射性减低或缺损区。

（二）正常所见

大小脑皮质、基底节神经核团、丘脑、脑干显影清晰，白质及脑室部位为淡影，左右两侧基本对称。^{99}Tc^m-HMPAO 测定的 CBF 参考值为 44.2 ± 4.5 ml/100g/min，^{133}Xe 测定的 CBF 参考值为 67.83 ± 8.95 ml/100g/min，左右脑 rCBF 相近。

（三）临床应用

1. 短暂性脑缺血发作和可逆性缺血性脑病的诊断

短暂性脑缺血发作（TIA）和可逆性缺血性脑病（PRIND）患者临床症状消失后 rCBF 可能仍未恢复到正常范围，而处于慢性低灌注状态，这时神经系统检查及 CT 和 MRI 检查结果多为阴性，而 rCBF 显像可发现近 50% 患者脑内存在缺血性改变，病变部位表现为不同程度的放射性减低或缺损区，应用负荷试验，可进一步提高检查的灵敏度，有助于慢性低灌注状态病灶的检出。

2. 脑梗死的诊断 脑梗死发病早期 rCBF 显像即可检出。此外，rCBF 显像还可检出难以被 CT 和 MRI 发现的交叉性小脑失联络（crossed cerebellar diaschisis）征象和局部过度灌注表现，前者表现为病变对侧小脑放射性减低，后者表现为病变的放射性减低区周围出现异常的放射性增高区。

3. 早老性痴呆（AD）的诊断与鉴别诊断 患者 rCBF 影像的典型表现为双侧顶叶和颞叶为主的大脑皮质放射性对称性明显减低，一般不累及基底节和小脑。多发性脑梗死性痴呆表现为大脑皮质多发性散在分布的放射性减低区，基底节和小脑常常受累。帕金森病（PD）痴呆则主要是基底节部位放射性分布减低。斯一里一奥三氏综合征的主要表现是额叶放射性分布减低或缺损。

4. 癫痫灶的定位诊断 rCBF 显像对癫痫灶的检出率可达 70%～80%，借助诱发试验可进一步提高癫痫灶的检出率。癫痫发作期病灶区的血流增加，rCBF 显像表现为病灶区放射性增浓；而发作间期癫痫病灶的血流低于正常，rCBF 显像病灶呈放射性减低区（图1-4-11）。

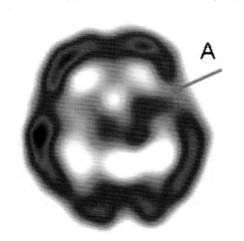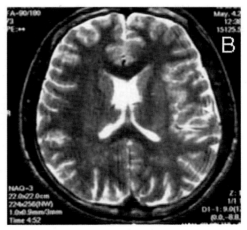

图 1-4-11 颞叶癫痫的影像学检查

A.SPECT 颞叶局灶放射性缺损，B.MRI 未见异常

5. 脑肿瘤手术及放疗后复发与坏死的鉴别诊断
恶性肿瘤的血供丰富，复发灶的 rCBF 常增高，影像表现为放射性增浓区；而坏死区基本上没有血供，影像上呈放射性减淡或缺损区。必要时可进一步行亲肿瘤显像。

6. 脑功能研究　脑血流量与脑的功能活动之间存在着密切关系，应用 rCBF 显像结合各种生理负荷试验有助于研究脑局部功能活动与各种生理刺激的应答关系。

7. 其他　偏头痛、精神分裂症、脑外伤后遗症、遗传性舞蹈病患者 rCBF 显像均有异常改变。

三、脑代谢显像

（一）原理与方法

1. 脑葡萄糖代谢显像　脑组织需要消耗大量的能量，而葡萄糖几乎是其唯一的能量来源。氟[18F]-氟代脱氧葡萄糖（18F-fluorodeoxyglucose，18F-FDG）是葡萄糖的类似物，18F-FDG 与葡萄糖具有相同的细胞转运及己糖激酶磷酸化过程，但转化为 6-P-18F-FDG 后就不再参与进一步的葡萄糖代谢而滞留于脑细胞内。测定 18F-FDG 在脑内的分布情况，就可以了解脑局部葡萄糖代谢状态。利用计算机感兴趣技术（ROI）和相应的生理数学模型可得到局部脑葡萄糖代谢率（LCMRglu）及脑葡萄糖代谢率（CMRglu）。

2. 脑氧代谢显像　受检者吸入的 $^{15}O_2$ 参与氧代谢全过程，用 PET 进行动态显像可以测定脑氧代谢率（cerebral metabolic rate of oxygen，CMRO$_2$）、氧提取分数（oxygen extraction fraction，OEF）等反映脑组织氧利用的参数。脑氧代谢显像对于脑功能的研究以及脑血管病、痴呆等的诊断有重要意义，。

3. 脑蛋白质代谢显像　近年来，显像剂碳[11C]-甲基-L-蛋氨酸（11C-methyl-L- methionin，11C-MET）和 18F-氟代乙基酪氨酸（18F-fluoroethyl tyrosine，18F-FET）为代表的氨基酸代谢显像、11C-醋酸盐（11C-acetate）氧化代谢显像以及 11C 或 18F 标记的胆碱（11C 或 18F-choline）和 11C-胸腺嘧啶（11C-thymine）、18F-氟代胸腺嘧啶（18F-thymine）等越来越多地被应用于临床，可以获得反映脑内氨基酸摄取和蛋白质合成功能的影像。与 18F-FDG 显像比较，具有更高的靶/非靶（target/ non target，

T/NT）比值，能反映细胞的增殖，对于脑肿瘤的诊断、分期以及治疗后的疗效评价等都具有重要的意义。

（二）正常所见与参考值

正常人脑葡萄糖代谢影像与 rCBF 影像相近，灰质影像明显浓于白质，大脑皮质、基底节、丘脑、脑干、小脑影像清晰，左右两侧基本对称。CMRGlu 的参考值为每分钟 20～51 mol / 100g。左、右大脑半球的平均 LCMRglu 分别为每分钟 37.67 8.67 和 37.11 8.72 mg / 100g。灰质的 CMRO$_2$ 参考值是：每分钟 259 mol / 100g；白质的 CMRO$_2$ 参考值是：每分钟 80 mol / 100g。灰质和白质的 OEF 参考值分别为 0.49 和 0.48。

（三）临床应用

1. 癫痫灶的定位诊断　癫痫发作期脑葡萄糖代谢显像可见病灶部位呈异常放射性浓聚，发作间期则呈放射性减低区，其对发作期癫痫灶定位诊断的灵敏度达 90% 以上，发作间期诊断灵敏度为 70%～80%。颞叶患者低代谢可波及同侧海马及额叶、顶叶，丘脑的低代谢可作为癫痫灶定侧诊断的一个有价值的指标。小脑的低代谢可发生于对侧、双侧或同侧。PET 癫痫灶定位灵敏度为 60%～90%。病理学显示往往存在神经胶质增生、变性或神经细胞发育不良，但范围较 PET 所显示的异常代谢区为小。颞叶癫痫病人，FDG PET 结果与视频 EEG 密切相关，能够预测颞叶切除术后病人的预后，广泛低代谢的病人手术效果差，致痫灶低代谢程度越严重，手术切除后癫痫不发作的概率越高。发作间期氧[^{15}O]-H$_2$O PET 显像或 fMRI 对术前功能区定位（如语言区、运动区等）具有重要的价值。

2. 早老性痴呆的诊断和病情估测　由于 AD、多发性梗塞性痴呆（MID）、额叶型痴呆（Pick 病）、慢性硬脑膜下血肿、Down 氏综合征、正常颅压性脑积水、皮质—纹状体—脊髓变性、进行性豆状核变性（Wilson 病）等可引起痴呆。AD 的病变特点是以顶叶和后颞叶为主的双侧大脑皮质葡萄糖代谢减低，基底神经节受累不明显；随着病情发展，脑内低代谢区数目增加，范围扩大；晚期 AD 患者，病变常累及大脑各叶甚至小脑。有前瞻性研究发现，PET 比临床诊断方法（包括血液学检查、反复性的神经心理测试、EEG 和结构影像）能提前约 2.5 年

检测 AD，其准确性在 90% 以上。

3.脑瘤良恶性鉴别、分期和分级 疗效和预后判断以及复发或残存病灶的诊断。包括肿瘤分级、放射性坏死与肿瘤复发的鉴别、预后判断。

FDG PET 显像结果表明，高度恶性肿瘤为高代谢而低度恶性肿瘤为低代谢。低代谢与局部水肿、囊性变、肿瘤附近的坏死以及与肿瘤在神经元有联系的区域有关。但要注意的是 FDG PET 显像并不总是与 CT 显像相关，尽管绝大多数高代谢肿瘤 CT 为增强，仅 50% 的低度恶性肿瘤显示强化，强化通常为恶性程度高的一个标志。当两者矛盾时，FDG PET 比 CT 或 MRI 较能确切地判定恶性程度。

PET 在脑肿瘤中应用具有重要临床价值的是肿瘤放疗后复发与坏死水肿等的鉴别诊断。脑放射损伤是放疗的主要并发症，其症状也为颅内高压的表现，与肿瘤复发相似；由于两者都有占位效应，并且皆有血脑屏障破坏，CT 和 MRI（包括增强）表现也多相仿，故两者鉴别诊断困难，但两者预后和治疗方案又完全不同。PET 有助于鉴别肿瘤的复发与坏死，由于放射性损伤后脑细胞较正常组织少，故损伤区糖代谢低于正常。如果增强病灶存在 FDG 摄取，则提示有活力的肿瘤存在或肿瘤复发。例如：胶质瘤治疗后复发在 FDG PET 图像上可表现为不规则片状、环状、局灶性或点状的异常放射性浓聚。相反，如果无 FDG 摄取，则为坏死。

4.缺血与中风 有资料显示 FDG PET 显像比 CT 更能够早期发现病灶，且所显示病灶的范围也超过 CT。脑梗死后即刻 rOEF（局部氧摄取分数）增加而 rCBF 明显下降，rCMRglc 轻度下降，血流和代谢的不一致常表现为灌注减低后代谢代偿性转变，称为"misery perfusion"（贫乏灌注）。1 周后梗塞的脑区倾向于 rCBF 增加而 rCMRglc 仍降低，这种现象称为过度灌注，往往提示预后良好。1 个月后，rCBF 与 rCMRglc 在较对侧正常脑组织低的水平（可能比梗死前低）再一次匹配。PET 可以灵敏的测量 rCBF/rCBV 比率定量评价灌注贮备。低灌注贮备的脑区血管扩张，rOEF 增加，可以预测梗死未来的危险性（图 1-4-12）。对脑中风 PET 尚可用于监测药物（如尼莫地平）的疗效，提供生理方面的信息，帮助医生解释临床转归，同时也有助于理解急性脑梗死的病程。

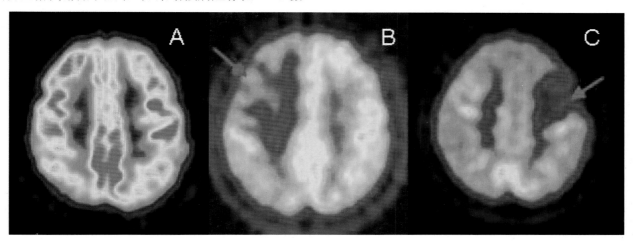

A.正常　　　　　　　　B.脑缺血　　　　　　　　C.脑梗塞

图 1-4-12　13N-NH3.H2O 脑血流灌注 PET 显像

5.锥体外系疾病的诊断 患者的脑葡萄糖代谢显像可发现纹状体葡萄糖代谢减低。单侧病变者患肢对侧基底节氧代谢和葡萄糖代谢相对增加；双侧病变的患者全脑 CMRGlu 减低。若伴发痴呆，可见顶枕叶损害加重。亨廷顿病（HD）患者的脑葡萄糖代谢显像可见双侧基底节和多处大脑皮质放射性减低区。

6.脑功能的研究 脑代谢显像可用于人脑生理功能和智能研究，包括智力的神经学基础研究（如：语言、数学、记忆、比较、思维、注意力、计划、判断等涉及认知功能的活动），同时还能研究大脑功能区的分布、数量、范围及特定刺激下的各种活动与能量代谢之间的内在关系。在生理静息状态下，正常人左右两侧大脑半球葡萄糖代谢基本对称，运动肢体或接受外界刺激或时，由于支配感觉或运动中枢的能量需求和代谢活动加强，脑部对应的特定区域葡萄糖代谢出现相应的变化，显示该中枢所在的局部部位放射性增强。如给予单纯语言刺激时，左侧颞叶代谢增高。

7.其他　脑梗死、精神分裂症和抑郁症等疾病的脑代谢显像表现基本与 rCBF 影像相类似。

四、中枢神经递质和受体显像

受体是一种存在于活体组织内的能与神经递质或相应配体（ligand）特异性结合的蛋白质，是神经细胞间信息传递的主要载体。中枢神经递质和受体显像是利用放射性核素标记特定标记具有特异性结合性能的受体-配体，通过 PET 或 SPECT 对活体人脑特定解剖部位受体结合位点进行精确定位和获取受体功能代谢影像，并借助生理数学模型，获得定量或半定量脑内受体与配体特异性结合浓度及其相关代谢参数如受体的分布、数目（密度）和功能（亲和力）等，观察特定中枢神经递质的合成、释放、与突触后膜受体结合以及再摄取情况，称为神经递质显像。借助生理数学模型，可以获得中枢神经递质或受体的定量或半定量参数，从而对某些神经递质或受体相关性疾病作出诊断、治疗决策、疗效评价和预后判断。同时为神经生物学研究提供一种新方法。目前中枢神经递质和受体显像多处于研究阶段，研究的受体主要有多巴胺受体、乙酰胆碱受体、5-羟色胺受体、苯二氮䓬受体和阿片受体等。

第五节 脑磁图

人脑神经细胞内、外带电离子的迁移能在脑的局部产生微弱的电流,这些电流可产生微弱的磁场。脑磁图(magnetoencephalography,MEG)是一种无创伤性测定脑电活动的方法,其测定的是神经元兴奋时产生的电流所伴随的磁场变化。通过超导量子干涉装置(super-conducting quantuminterfere device,SQUID)可精确地测量大脑产生的微弱的电磁波信号。随着计算机技术及医学影像技术的发展,最新的脑磁图设备可同时记录306个磁通道(图1-4-13)。因其对人体无侵害,易确定电磁波产生的部位,目前逐步应用于神经内、外科疾病的诊断及治疗。

一、MEG 的原理及特征

MEG 磁场主要来源于大脑皮层锥状细胞树突产生的兴奋性突触后电位,在单位面积脑皮层中,数千个锥体细胞几乎同时产生神经冲动,从而产生集合电流,产生与电流方向正切的脑磁场。其特点为:①磁场不受头皮软组织、颅骨等结构的影响;②检测发生源的误差可小于数毫米,有良好的空间分辨率;③MEG 直接测量脑的电生理学而且可实时记录神经生理学变化,为毫秒级记录,因此 MEG 具有良好的时间分辨率;④MEG 只能测量出平行于头皮表面的电流所产生的磁场,偶极源垂直于半球表面为零磁场;⑤对人体无侵害,检测方便。虽然 MEG 具有上述优点,但也存在某些不足,首先,MEG 价格昂贵,全球只有少数地方安装此设备;其次,由大多数 MEG 设备所获得的资料需要大量的时间进行分析。

二、脑磁场测量所需的设备

人脑产生的磁场强度极其微弱,最大的神经磁信号如癫痫棘波波幅只有数 PT(1 PT=10-12T,Tesla 为磁感应强度单位,简称 T),比电线、汽车及电梯等产生的磁噪音小 106 倍,比地磁场小 108 倍,比

1.5 T 的磁共振设备小 1 012 倍。在评价神经磁信号时有二个主要问题:首先波幅相当小的信号需要极为敏感的测量装置;其次,极微弱的信号必须从过多的背景噪音中提取出来。因此,MEG 必须具备以下条件:①可靠的磁场屏蔽系统:目的是确保人脑磁场不被外界磁场干扰,这就需要将磁强仪放入屏蔽室(magneticallyshielded room,MSR)中,大多数 MSR 由 1 层至多层的称之为 mu 金属的合金构成,mu 金属的磁导率极高,当外部磁流冲击到屏蔽室时,它将通过屏蔽室墙壁并远离屏蔽室内放置的传感器系统;②灵敏的脑磁场测量装置:主要由 SQUID 组成。SQUID 装在 1 个大杜瓦圆桶中,经液氦冷却到-270 ℃,使其呈超导状态,杜瓦桶底部有检测磁束的线圈,被检者头部伸入桶内,以测定整个脑磁场变化,目前 MEG 的传感器允许同时记录 306 个脑磁图通道;③信息综合处理系统:通过计算机将 MEG 获得的神经生理学资料与 MRI 提供的解剖学结构相结合,形成磁源性影像(magnetic source imaging,MSI)进行脑解剖功能定位。此外,MEG 还可与脑诱发磁场技术、多导联脑电图(EEG)及正电子发射体层摄影术(PET)等技术配合应用,进行脑解剖功能定位。

三、脑磁图的特点

1.极高的灵敏度 来自人类大脑的生物磁场仅是地球磁场的十亿分之一,比城市环境噪音要小约 100 万倍。脑磁图可准确捕捉到这些来自大脑部的极其微弱的电磁场信号,并进行相应的处理分析。所以在进行脑磁图检测时需在一个特制的磁场屏蔽室中进行,以消除外界磁场的影响。

2.极高的时间分辨率 是目前所有神经科学仪器中最高的时间分辨率技术,可以准确地测定神经中生理活动的次序性,分辨原发病灶、继发病灶。

3.极高的空间分辨率 将 MEG 信号重合到 CT

或 MRI 图像上，重合精度达 2mm 以下，由此而得到如癫痫病灶等特定区域的准确定位。

四、脑磁场的形成及检测

简单地说，人在大脑内产生的磁场包括两部分：一部分是由脑内的磁性物质产生的恒定磁场，另一部分是由活动的神经电流产生的交变磁场。脑磁图通常指的是从头表面记录到的交变磁场。对于脑内磁场的描述与分析可在许多文献中找到，这里不再赘述。能够探测到这种脑内微弱交变磁场的仪器叫做生物磁力计（Biomagnetmeter），它能确定脑内磁场的强度和磁源的位置，也就是磁源成像技术（MSI, Magnet source imaging）。磁力计的核心部分是超导量子干涉 SQUID（Superconducting Quantum Interfer2ence Device），其原理是像脑内一样微弱的交变磁场即可在超导探测线圈上产生可检测的电流，由 SQUID 放大引出后进行数字采集。

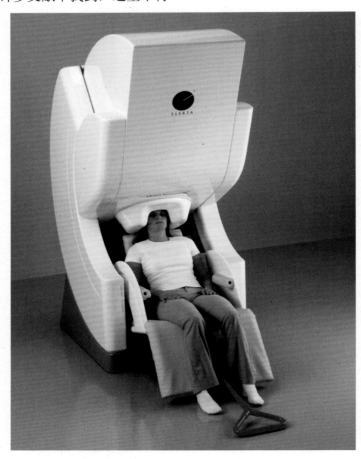

图 1-4-13　脑磁图

五、脑磁图的意义

通过对脑磁图的分析，可做出准确的诊断或得到有价值的信息。如癫痫灶异常放电时所产生的磁场与神经元正常活动时所产生的磁场场形不同，由此可根据脑磁图确定出癫痫源所在的位置；给予受试者一定的刺激，如电刺激腕部正中神经、双耳听觉刺激、语言刺激，可以根据刺激后大脑皮质的反应所检测到的脑磁图，确定出相应反应的位置，也就是功能区的测定。

六、脑磁图系统的组成

系统主要包括：探头，信号放大系统，数据采集系统，数据采集分析工作站，磁场屏蔽室，头型数字化系统，病床等。探头是系统的核心，技术相当复杂，一般只是介绍传感器的多少和信道的数量。据说现在探头上最多的传感器超过 300 个，信道数超过 400 个。

七、检测时间

颅脑手术前的脑功能区定位，对于大脑的视觉、听觉的诱发响应只需几分钟，对大脑的体感刺激响应约需十几分钟。一般为几分钟到几十分钟不等。检测癫痫用时较长，大约 1 小时。

八、临床应用

（一）MEG 与癫痫

癫痫灶的定位在临床非常重要，因为有很多临床难治性癫痫病人被认为应采用局灶性切除方法，然而成功的外科切除需要准确的定位。颅内电极为唯一最准确的癫痫灶定位方法，但是颅内电极有二大不利因素，即创伤性及取样错误。因此 MEG 作为一种非创伤性癫痫灶定位工具正越来越多地应用于临床。因此，MEG 伽玛刀为一种非创伤性治疗局灶性癫痫的方法，可代替传统的神经外科手术治疗。由于 MEG 对癫痫灶定位非常精确，因此越来越多的癫痫患者进行手术治疗或伽玛刀治疗，MEG 可作为癫痫灶手术前及伽玛刀治疗前定位的重要手段。

（二）MEG 与脑功能区定位

肿瘤性病变常引起解剖结构发生变化，因此在颅脑手术中常常面临切除肿瘤时对肿瘤周围的重要功能区进行准确定位的问题，以减少对较重要的脑功能区的损害。通过 MEG 脑诱发磁场技术可获得脑功能区的准确定位，为手术提供参考。

（三）MEG 与胎儿

脑磁图可对正常和脑异常胎儿进行鉴别。将 MEG 应用于孕期（7~9 个月）发育正常及生长发育迟缓的胎儿，通过所限定的听觉刺激，使用专门的计算机程序测量听觉诱发磁场活动。两者磁场变化潜伏期具有明显差异，发育正常的胎儿的脑磁场变化的潜伏期为（112.8±18.4）ms；营养低下的胎儿所记录的脑磁场变化的潜伏期为（130.9±18.5）ms，

（四）MEG 与脑缺血缺氧及脑中风

MEG 可以对研究局灶性脑缺血去极化和（或）扩散性抑制提供一个新的非侵害性方法。非侵害性的 MEG 可以洞察缺氧去极化的机制。

（五）MEG 与肌阵挛

MEG 显示中央前区对产生自发性肌阵挛具有重要作用。在中央前回皮质板层中，不同的电磁活动预示产生不同类型的肌阵挛。

（六）MEG 与 Alzheimer 病、多发性硬化等其他精神、神经疾病

MEG 的变化对 Alzheimer 病进行早期诊断，可使疾病在早期阶段得到及时治疗，延缓症状加重。MEG 分析用于 Alzheimer 病的早期局部皮质活动。相对于对照组的额中央区最大值，Alzheimer 病人绝对低频磁频率明显并且广泛增高，高频率值在枕颞区明显下降。病人组睁眼及心理任务时活动减少。多发性硬化病人由 MEG 对脑异常的电磁活动进行定位，发现局灶性异常活动位于病灶附近，而在对照组没有发现异常的脑活动，结果认为，皮质下病变可发生异常的皮质神经元活动。

（七）MEG 与脑的高级功能

自发皮质活动的多源性，用 MEG 无创性获得局部的震荡活动的详细波谱可以对内心想象所涉及的皮质提供一个特征性的描述。双侧半球与口语语言处理有关。左半球负责语言信息，右半球负责特异性韵律。并且来自浅部及深部脑结构的认知记忆神经活动可被 MEG 监控。MEG 显示小脑具有广泛的非运动感觉及认知功能。在多种多样的运动及非运动任务中，对感觉输入具有高度的敏感性。通过在头皮测量小脑的神经元活动的诱发磁场，间断性刺激食指和正中神经诱导出小脑的诱发反应，发现小脑的反应先于下一个刺激，认为小脑参与注意网络。随着超导技术的发展，MEG 技术在脑功能及神经系统疾病诊断与治疗上的应用将更加深入。

（张雪宁　李小东　赵博）

参 考 文 献

1. Chavhan GB, Babyn PS, Thomas B, et al. Principles, techniques, and applications of T2*-based MR imaging and its special applications. Radiographics.

2009 Sep-Oct;29（5）:1433-1449.

2. McLean MA, Cross JJ. Magnetic resonance spectro-scopy: principles and applications in neurosurgery. Br J Neurosurg. 2009 Feb;23（1）:5-13

3. Li K, Guo L, Nie J, et al. Review of methods for functional brain connectivity detection using fMRI. Comput Med Imaging Graph. 2009 Mar;33（2）:131-139

4. 吴恩惠. 医学影像学. 第四版. 北京：人民卫生出版社，2002

5. Helms G. The principles of quantification applied to in vivo proton MR spectroscopy. Eur J Radiol. 2008 Aug;67（2）:218-29.

6. Nucifora PG, Verma R, Lee SK, Melhem , et al. Diffusion-tensor MR imaging and tractography: exploring brain microstructure and connectivity. Radiology. 2007 Nov;245（2）:367-384. 7.

7. Roberts TP, Mikulis D. Neuro MR: principles. J Magn Reson Imaging. 2007 Oct;26（4）:823-37.

8. Roberts TP, Schwartz ES. Principles and implem-entation of diffusion-weighted and diffusion tensor imaging. Pediatr Radiol. 2007 Aug;37（8）:739-748.

9. Tanaka K. Basic principles of magnetic resonance imaging. Rinsho Byori. 2000 Jul;48（7）:614-620.

10. Hoeffner EG, Case I, Jain R, et al.. Cerebral perf-usion CT: technique and clinical applications. Radiology. 2004 Jun;231（3）:632-644.

11. Shekhar R, Zagrodsky V, Castro-Pareja CR, et al. High-speed registration of three- and four-dimen-sional medical images by using voxel similarity. Radiographics. 2003 Nov-Dec;23（6）:1673-1681.

12. Tian Y, Guo Z, Zhu M. Radiation encephalopathy in nasopharyngeal carcinoma patients in mainland China: a systematic evaluation . Zhonghua Zhong Liu Za Zhi. 2002 Sep;24（5）:471-473.

13. Muizelaar JP, Fatouros PP, Schröder ML. A new method for quantitative regional cerebral blood volume measurements using computed tomography. Stroke. 1997 Oct;28（10）:1998-2005.

14. 胡熙宁. MRI 快速成像原理. 医疗设备. 2001；14（12）：12-13

15. Terao H, Nishikawa H, Ooishi H, et al.   A new principle and device for radiosurgery using a linear accelerator; its principle, devices and clinical trials . No Shinkei Geka. 1992 May;20（5）:583-92.

16. Chawalparit O, Artkaew C, Anekthananon T, et al. Diagnostic accuracy of perfusion CT in different-tiating brain abscess from necrotic tumor.J Med Assoc Thai. 2009 Apr;92（4）:537-542.

17. 张平寅，钱英. 磁共振成像技术探讨.医疗卫生装备，2005；26（2）：19-21

18. Di Nallo AM, Vidiri A, Marzi S, et al. Quantitative analysis of CT-perfusion parameters in the evaluat-ion of brain gliomas and metastases.J Exp Clin Cancer Res. 2009 Mar

19. Mechtler L. Neuroimaging in neuro-oncology. Neurol Clin. 2009 Feb;27（1）:171-201,

20. Yang ZL, Ke YQ, Xu RX, Peng P. Evaluation of peritumoral brain edema in intracranial meningio-mas using CT perfusion imaging . Nan Fang Yi Ke Da Xue Xue Bao. 2008 Aug;28（8）:1460-1462.

21. Miles KA. Perfusion imaging with computed tomo-graphy: brain and beyond. Eur Radiol. 2006 Nov;16 Suppl 7:M37-43.

22. Wintermark M, Sincic R, Sridhar D, et al. Cerebral perfusion CT: technique and clinical applications. J Neuroradiol. 2008 Dec;35（5）:253-258

23. Matsumoto M, Kodama N, Endo Y, et al. Dynamic 3D-CT angiography. AJNR Am J Neuroradiol. 2007 Feb;28（2）:299-304.

24. Leong JL, Batra PS, Citardi MJ. Three-dimensional computed tomography angiography of the internal carotid artery for preoperative evaluation of sinonasal lesions and intraoperative surgical navigation. Laryngoscope. 2005 Sep;115（9）:1618-1623.

25. Hirano T, Shimizume K, Sugimoto H, et al. 3D- CT angiography （3D-CTA） of the head and neck regions. Nippon Hoshasen Gijutsu Gakkai Zasshi. 2002 May;58（5）:613-25.

26. Katada K . Multislice CT--neuroradiological appli-cations. Brain Nerve. 2007 May;59（5）:451-7.

27. CTA of the ICA bifurcation and intracranial vessels. Forsting M. Eur Radiol. 2005 Nov;15 Suppl 4:D 25-27.

28. Becker G, Kortmann R, Kaulich TW, et al. Gamma knife versus stereotactic linear accelerator. Utilization, clinical results and cost-benefit relations . Radiologe. 1996 Apr;36（4）:345-353.

29. Friedmann G, Steinbrich W. Integration of the new imaging procedures （DSA, CT and MR） in clinical practice . Rontgenblatter. 1985 Jun;38（6）: 196-204.

30. Carmody RF, Seeger JF. Intracranial applications of digital subtraction angiography. Crit Rev Diagn Imaging. 1984;23（1）:1-40.

31. Quraan MA, Cheyne D. econstruction of correlated brain activity with adaptive spatial filters in MEG. Neuroimage. 2009 Oct 19.

32. Vidyasagar R, Stancak A, Parkes LM. A multimodal brain imaging study of repetition suppression in the human visual cortex. Neuroimage. 2009 Oct 23.

33. 韩建坤，康文巧. 脑磁图简介. 医疗设备，2004（8）：15-16

34. 孙吉林，吴杰，吴育锦，等. 脑磁图研究进展及临床应用. 中华放射学杂志，2002；36（4）：376-379

35. Huo X, Xiang J, Wang Y, et al. Gamma oscillations in the primary motor cortex studied with MEG. Brain Dev. 2009 Oct 15.

36. Vulliemoz S, Lemieux L, Daunizeau J, et al. The combination of EEG Source Imaging and EEG-correlated functional MRI to map epileptic networks. Epilepsia. 2009 Oct 8.

37. 中华医学会.临床诊疗指南—神经病分册.北京：人民卫生出版社，2006:140-151.

38. Wang J, Maurer L.Positron Emission Tomography: applications in drug discovery and drug development.Curr Top Med Chem. 2005;5（11）:1053-75.

39. 林祥通，管一晖.神经系统.周前主编，影像核医学.北京：人民卫生出版社，2002：104～134.

40. 中华医学会.临床诊疗指南—癫痫病分册.北京：人民卫生出版社，2007：1-36.

41. Knuuti J, Hustinx R，Highlights of the annual congress of the European Association of Nuclear Medicine, Copenhagen 2007.Eur J Nucl Med Mol Imaging. 2008 Mar;35（3）:655-72.

42. Kato H, Shimosegawa E, Oku N, et al. MRI-Based Correction for Partial-Volume Effect Improves Detectability of Intractable Epileptogenic Foci on 123I-Iomazenil Brain SPECT Images.J Nucl Med. 2008，49（3）:383-389.

43. Patil S, Biassoni L, Borgwardt L.Nuclear medicine in pediatric neurology and neurosurgery: epilepsy and brain tumors.Semin Nucl Med. 2007 Sep;37（5）:357-81.

44. 王容福. 枢神经系统显像. 王容福主编，核医学（教材）. 北京：北京大学医学出版社，2003：25～43.

45. Kumar S, Rajshekher G, Prabhakar S.Positron emission tomography in neurological diseases.Neurol India. 2005 Jun;53（2）:149-55.

46. Saga T, Yoshikawa K, Ishizu K.Positron emission tomography: basic principle and radionuclides/probes for metabolic/functional analysis, Rinsho Byori. 2007 Jul;55（7）:630-638.

47. 李小东，薛蓉，刘学军，等. 脑核素血流灌注显像对难治型发作癫痫诊断的研究. 中国医师进修杂志，2008（31）：7～10.

48. Wichert-Ana L, de Azevedo-Marques PM, Oliveira LF,et al. Ictal technetium-99 m ethyl cysteinate dimer single-photon emission tomographic findings in epileptic patients with polymicrogyria syndromes: A Subtraction of ictal-interictal SPECT coregistered to MRI study.Eur J Nucl Med Mol Imaging. 2007，21.

49. Mizrahi R, Starkstein SE. Epidemiology and management of apathy in patients with Alzheimer's disease.Drugs Aging. 2007;24（7）:547-54.

50. Hoh CK., Clinical use of FDG PET. Nucl Med Biol. 2007 Oct;34（7）:737-42.

51. Pijnenburg YA, Mulder JL, van Swieten JC, et al. Diagnostic accuracy of consensus diagnostic

criteria for frontotemporal dementia in a memory clinic population.Dement Geriatr Cogn Disord. 2008;25（2）:157-64.

52. Masdeu JC, Arbizu J, Toledo J, et al.SPECT and PET in neurology,Neurologia. 2006 Jun;21（5）:219-25.

53. 黄钢，林祥通.PET 脑显像.见：中华人民共和国卫生部医政司主编.核医学诊断与治疗规范. 北京：科学出版社，1997.110-114

54. 王荣福. 分子核医学. 见: 林景辉 主编. 核医学. 北京: 北京医科大学出版社, 2002, P166-174

55. Phelps ME. PET: the merging of biology and imaging into molecular imaging. J Nucl Med, 2000,41:661-681

56. Silverman DHS and Phelps ME. Evaluating dementia using PET: How do we put into clinical perspective what we know to date? J Nucl Med, 2000 ,41:1929-1932

第二篇
Leksell 伽玛刀临床治疗的影像学评价

第一章　脑血管畸形

第一节　脑动静脉畸形

一、概述

脑动静脉畸形（Arteriovenous Malformation，AVM）是颅内最常见的血管畸形，发病率达0.01%~0.5%，是在胚胎三、四周时脑血管发育过程受到阻碍，动静脉之间直接交通而形成的先天性疾病。组织病理学特征表现为动静脉之间缺乏正常的毛细血管，形成曲张的动脉和静脉错综集簇的血管团（图2-1-1）。其管径粗细不均、管壁厚薄不一，缺乏内弹力纤维层，同时伴有不同程度的透明变性和钙化。其血液动力学发生一系列改变，主要为：低动脉流入压、高静脉流出压、血液分布异常、盗流现象、正常脑灌注不足、正常脑血管自动调节功能受损。

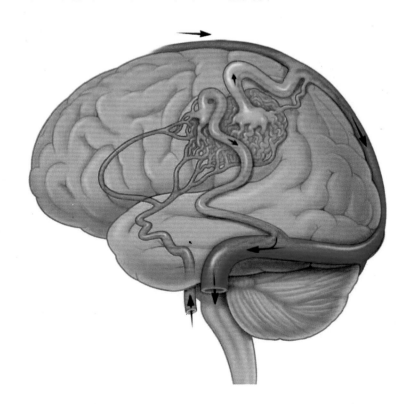

AVM 侧面观

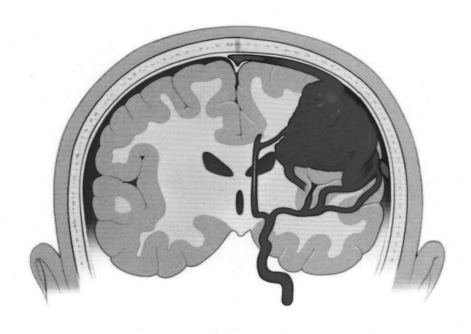

AVM 冠状位

图 2-1-1　脑动静脉畸形示意图

　　AVM 常见的临床表现:颅内出血、癫痫和头痛。畸形血管破裂出血是脑 AVM 患者最常见和最严重的威胁,50%~70% 的 AVM 患者表现为症状性颅内出血。首次出血的年发病率为 2%~4%,死亡率约为 10%,再出血的死亡率升至 13%,发生三次以上颅内出血时死亡率高达 20%。最近有学者指出在首次出血后一年内再出血的概率可达 15%~20%,随后四年内出血概率降至 5.32%,五年后达 1.72%,并认为出血的风险与临床表现密切相关。

二、AVM 的影像学特点

　　1.CT 及 CTA　AVM 在未破裂出血前 CT 表现较为特征性:非增强扫描可见一局灶的混杂密度区。病灶形态不规则,可显示蚯蚓状扭曲影,可为团块状,边界不清,可有高、等、低三种密度成分,其中高密度常为胶质增生,含铁血黄素沉着,血管内血栓机化钙化,畸形血管缓慢的血流以及新近的新鲜出血所致。等密度为血管畸形出血间正常脑组织;形成时间较长尚未为钙化的血栓;出血吸收、液化正值等密度期。低密度则是表示梗死区内陈旧出血

液化灶及脑萎缩的脑脊液充填区。一般无占位表现。大约 1/4 的 AVM 患者平扫无阳性发现,尤其对后颅窝(小脑和脑干)病灶的检出率低,1/4 可见小等密度灶。(图 2-1-2)增强后 AVM 呈不均一性增强,表现为不规则团块状、蜂窝状、巢状及结节状增强,有时可见迂曲的引流静脉,能使 AVM 病变较完整显示(图 2-1-3)。如 AVM 合并出血,CT 可清楚显示出血的部位,出血量及血肿是否破入脑室和中线是否移位的情况,区分蛛网膜下隙出血或脑内出血,对临床及时治疗具有重要意义。

　　CT 血管成像(CT angiography,CTA)技术是经周围静脉高速注入碘对比剂(如优维显、欧乃派克等),在靶血管内对比剂充盈的高峰期,用螺旋 CT 进行快速扫描数据采集,获得多层面连续 CT 图像后,通过计算机软件对图像进行后处理,重建合成三维(3D)立体血管图像,可显示脑血管的三维空间立体结构、大小、准确位置及其与周围结构的空间关系和体表投影,有效显示供血动脉、血管巢和引流静脉(图 2-1-4)。并可进行任意方位和任意角度的旋转,使脑血管畸形得以最清晰地显示。

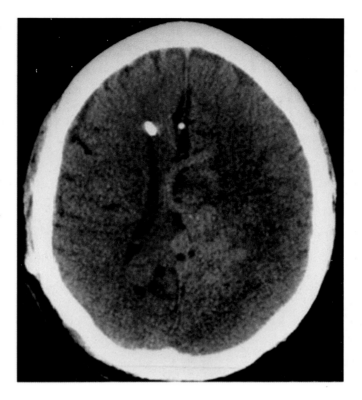

图 2-1-2　脑动静脉畸形 CT 平扫影像

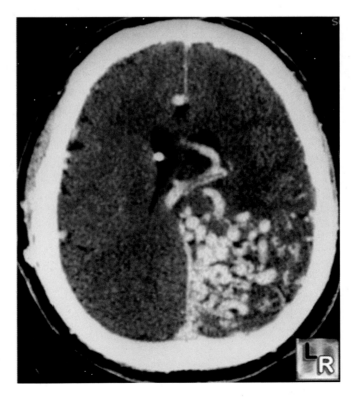

图 2-1-3　脑动静脉畸形 CT 强化影像

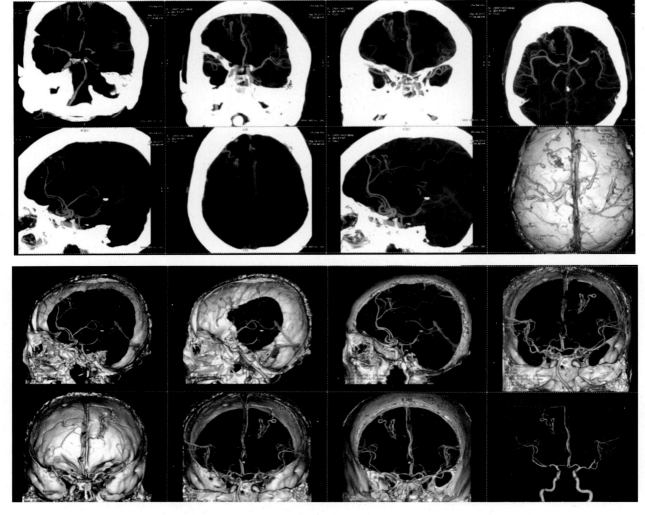

图 2-1-4　脑动静脉畸形 CTA 影像

2.MRI 及 MRA　MRI 在血液流空现象及多序列、多层面和多方位成像，可以清楚显示脑血管畸形的大小、位置及范围，而良好的组织分辨率可显示畸形血管团的内部结构和毗邻结构继发性改变。AVM 的 MRI 表现大致可分为以下几种情况。①平扫 MRI：脑 AVM 于 MRI 常规扫描像上均可见脑实质内有明显大小不等杂乱无序的团块样、葡萄串状、蜂窝状或条索状畸形血管团，在 T_1WI 及 T_2WI 上均表现为无信号暗区，呈"流空"效应。其中供血动脉多较细较直，引流静脉多较粗较曲，畸形血管团间的非血管成分一般在 T_1WI 上呈长 T_1 信号，T_2WI 上表现为不同程度的长 T_2 信号（图 2-1-5）；②强化 MRI：MRI 增强扫描后，原无信号"流空"血管影因造影剂充填而表现为不同程度的条索状、蚯蚓状、成簇条索状或类圆型强化影（图 2-1-6）；③AVM 伴血栓形成：当 AVM 内伴有血栓形成时，血流速度

缓慢，血管内呈点、条状高信号，T_1WI 表现为低信号病变内夹杂着等信号或高信号区，T_2WI 上表现为低信号区内夹杂着高信号区；④AVM 伴出血：急性或亚急性出血的 AVM，T_1WI 和 T_2WI 信号呈团块样增高，有时中央信号低于边缘区，血肿可部分或完全掩盖 AVM，其信号改变与其他原因出血相似，在血肿边缘和中心有时可见信号不均匀的畸形血管黑色流空影，有时仅见血肿；慢性出血，血肿吸收或软化灶形成期可见长 T_1 长 T_2 信号影的含铁血黄素沉积。

MRA 显示血管畸形优于 MRI（图 2-1-7），能无创伤性的显示 AVM 的血管巢及其供血动脉，大引流静脉，能提供血管的三维结构，显示供血动脉及其引流静脉全程，并显示血管巢和周围组织的三维解剖关系。

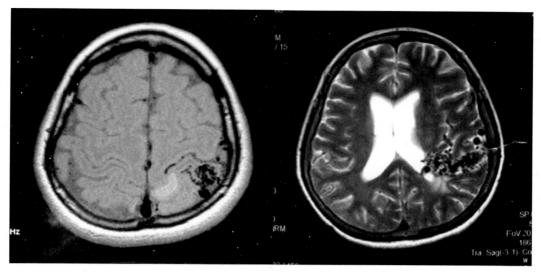

图 2-1-5　脑动静脉畸形 MRI 平扫影像（FLAIR、T2 像）

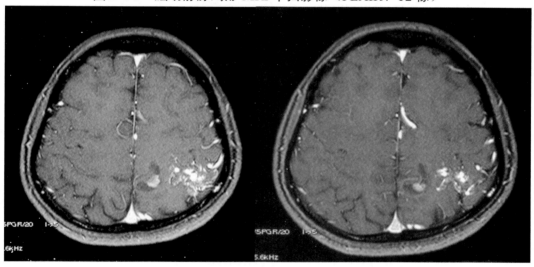

图 2-1-6　脑动静脉畸形 MRI 强化影像

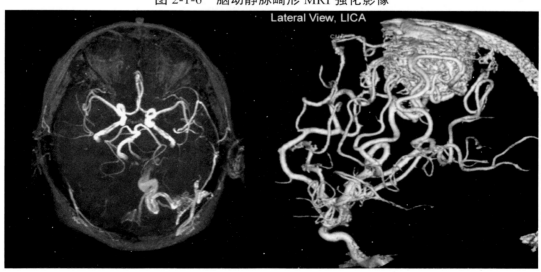

图 2-1-7　脑动静脉畸形 MRA 影像表现

3.DSA　DSA 是诊断 AVM 最可靠的手段，其　　　具有高空间分辨率，能清晰地显示各级脑血管和病灶,还能提供对临床治疗有用的血液动力学信息(如 AVM 的流量、引流动脉的压力、脑盗血情况等),同时 DSA 可以超选择性插管至供血动脉终末分支,可以观察瘘口形态、大小、对临床栓塞治疗提供了较为准确的信息,在条件允许的情况下可直接行栓塞治疗;同时可判断 AVM 有无合并动脉瘤、静脉

瘤等情况,为进一步治疗方案的制定提供信息(图 2-1-8)。但由于 DSA 属于有创性、有射线检查,存在造影剂过敏等风险,临床应用受到一定的限制。此外,当 AVM 为椎动脉及颈内动脉联合供血,病灶显示较实际范围缩小,效果不及 CTA,后者可同时显示椎动脉及颈内动脉系统,病灶显示更加完全。

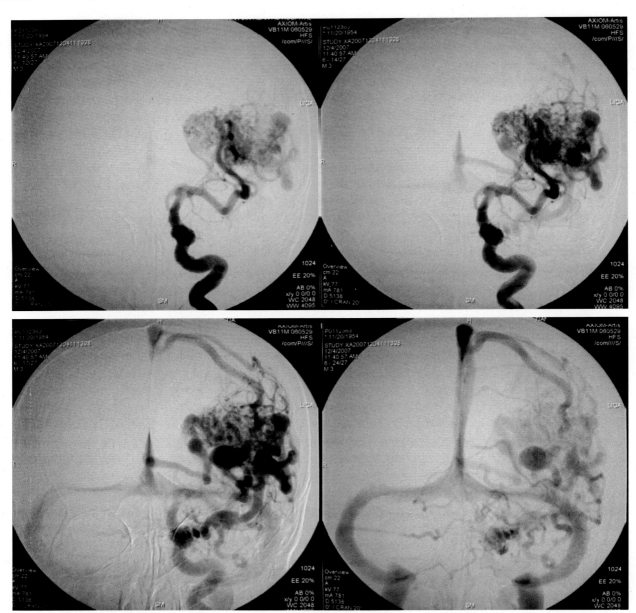

图 2-1-8　脑动静脉畸形 DSA 影像

三、脑动静脉畸形的伽玛刀治疗

目前 AVM 的治疗主要有三种手段:①显微手术切除血管巢;②血管内介入治疗;③伽玛刀放射外科治疗,前两种技术已有专著作详细阐述,不再

赘述,本章只就伽玛刀放射外科方法作一介绍。

1951 年瑞典 Lars Leksell 教授根据立体定向技术原理提出了立体定向放射外科的概念,经过十几年的研究,终于在 1967 年研制出世界上第一台 Leksell 伽玛刀。Steiner 于 1970 年在瑞典首次采用

伽玛刀治疗直径 2cm 以下的 AVM，取得了意想不到的良好疗效，从此开始了伽玛刀放射外科治疗 AVM 的临床与研究。随着计算机技术、神经影像技术的飞速发展和放射外科技术的普及，全球范围内应用伽玛刀治疗的 AVM 病例呈逐年递增趋势。

（一）治疗的目的

伽玛刀治疗 AVM 的目标是使血管巢完全闭塞，

降低出血的危险性；控制或减少头痛或癫痫发作等临床症状。而 AVM 放射外科治疗后是否完全闭塞，应根据脑血管造影检查随访做出评价。完全闭塞应满足以下条件：①血管巢及其相关的异常血管在治疗两年后造影时不显影；②血液循环时间正常；③供血动脉和引流静脉的直径恢复正常。

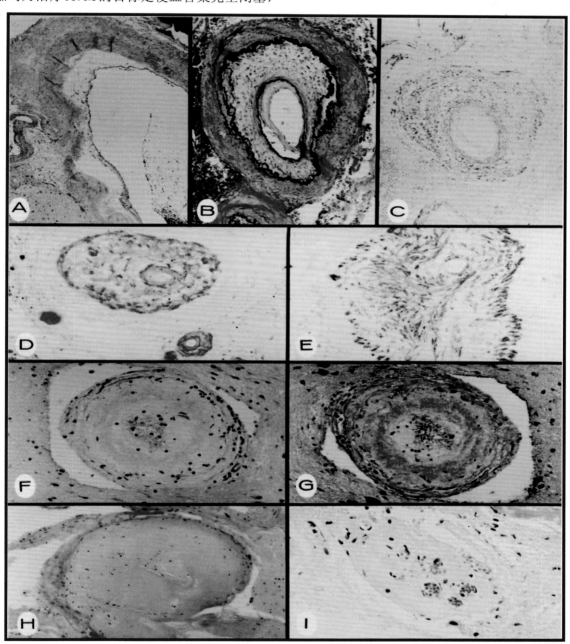

图2-1-9　AVM伽玛刀治疗后的病理改变

（摘自 Schneider BF et al. Histopathology of arteriovenous malformations after gamma knife radiosurgery. J Neurosurg 87:352–357, September, 1997）

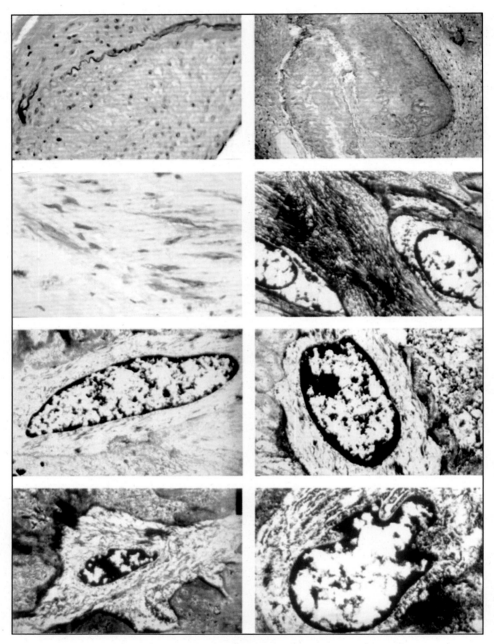

图2-1-10 AVM伽玛刀治疗后的病理改变（光镜+电镜）

（摘自Szeifert et al. Histopathological Changes in Cerebral Arteriovenous Malformations following Gamma Knife Radiosurgery. Radiosurgery and Pathological Fundamentals.vol(20):212 2007）

（二）伽玛刀治疗适应证

目前，在选择伽玛刀治疗病例时已被广泛接受的适应证：①畸形血管巢容积≤10cm³或血管巢直径≤3cm,脑血管造影末见瘤样扩张改变者；②AVM出血后，血肿吸收后仍遗残留血管巢；③位于脑深部和功能区，手术难以治疗的病变；④开颅手术或血管内栓塞治疗后有残留畸形血管者；⑤一般情况较差，年老体弱，合并重要器官功能不全，不能耐受全麻或不具备手术条件者；⑥血管巢较大可选择分次伽玛刀治疗。

（三）伽玛刀治疗 AVM 的病理学依据

Schneider 等认为 AVM 经一次大剂量照射后可引起血管内皮细胞损害，其通透性增加，血浆成分渗透到内膜下层，造成内膜和内膜下层的分离（双腔征）；血管内膜平滑肌细胞增生，管壁显著增厚，管腔向心性或者偏心性狭窄，血管壁的分层结构消失；最后管壁的细胞成分减少、玻璃样变、弹力层断裂、管壁硬化，血管进行性狭窄而达到闭塞（图2-1-9）。而 Szeifert 等认为伽玛刀治疗后可以刺激 AVM 周围结缔组织间质的肌成纤维细胞的增殖，肉芽组织形成，其弹性收缩可促使畸形血管管腔狭窄，后期胶原纤维替代肌成纤维细胞，透明样变，瘢痕形成而最终血管闭塞（图2-1-10）。

（四）伽玛刀治疗的方法学

1.治疗时机的选择　一般来说，AVM 一旦被检出即应尽早选择适当的治疗。但值得注意的是，以出血作为首发症状的患者占所有 AVM 病例的67.8%。这就意味着多数患者起病较急，常因颅内血肿或蛛网膜下隙出血而引起明显的症状和体征，有的甚至危及生命。因此，一般并不主张在 AVM 急性出血期内施行伽玛刀治疗。此外，脑内血肿、脑室内积血、蛛网膜下隙出血后引起的脑积水和血管痉挛等，均可使畸形血管团受压变形、移位，甚至显示不完全或根本不显影。若在此期内采用伽玛刀治疗，有可能造成对 AVM 血管巢的治疗不完全，以致影响治疗效果。目前大多数学者将出血后 AVM 的伽玛刀治疗时机选择在血肿吸收后进行，也即出血后 1~3 个月。对于手术后残留或仅行血肿清除术后的 AVM 病例，通常需待脑水肿完全消失、正常结构复位、全身状态稳定后再考虑伽玛刀治疗。

已行栓塞治疗而未完全闭塞的 AVM 病例，若需联合使用伽玛刀治疗，应尽可能安排在栓塞治疗后的 3 个月内进行，以防畸形血管再通。

2.定位　AVM 患者于伽玛刀治疗前在局麻下安装 Leksell 立体定向头架，安装时尽量使病灶位于立体定向头架中心，减少 MRI 影像的漂移误差，四个固定点用力要均匀，防止头架变形而影响定位的准确性。对于曾行开颅手术的患者安装头架时定位钉应避开开颅骨孔的位置，尤其是近期手术的病人，定位钉应避开骨瓣。1.5Tesla MRI 轴、冠、矢薄层扫描（层厚 2~3mm），必要时行 FLAIR 像等多序列扫描。治疗前所有患者行 MRA 或 DSA 检查，更好地了解 AVM 的供血动脉，引流静脉及血管巢等血管构筑学特征。利用 MRA 或 DSA 与定位 MRI 反复对比，在 Leksell GammaPlan 工作站上设计治疗计划。

DSA 定位技术开始应用于 AVM 伽玛刀治疗前的定位时，由于是未经特殊矫正的 DSA 图像，尽管对 AVM 畸形血管巢的显示较普通血管造影清楚，也不受颅骨等伪影的干扰，但由于存在明显的图像畸变，定位准确性不高。因而影响了其在临床的应用。直至 1995 年由于计算机技术的进步，可以对 DSA 图像进行矫正，克服了传统 DSA 图像畸变的缺点，因而受到临床使用者的青睐。DSA 定位时图像采样时机和次数的选择有更大灵活性，因而较易捕捉到畸形血管巢显示完整，而引流静脉刚刚出现这一最佳定位时相的影像，故作为 AVM 定位的首选方法，但由于其不能显示正常脑结构，无法来显示治疗曲线与周围正常脑组织的关系，需在 DSA 影像计划后与 MRI 影像进行重合确认后方可再行治疗为妥。

3.剂量计划　在制定治疗计划的过程中，对 AVM 治疗时靶区勾画的范围曾有过不同的尝试。早期曾将畸形血管巢以及供血动脉和引流静脉一起作为靶区进行治疗；之后，对于较大型的 AVM，由于无法在一次伽玛刀治疗时将整个畸形团囊括在靶区范围内，有人又将靶区仅局限在供血动脉上。尽管这两种不同的治疗方法均取得了一定的疗效，但前者产生并发症的机会明显增加；而后一种方法虽然降低了并发症的出现，但畸形血管团的完全闭塞率也明显降低。经过了不断的探索后得出结论：最佳靶区范围应局限在畸形血管巢本身，同时应避开供血动脉及引流静脉，一方面减小了治疗靶区的容积，有利于提高边缘治疗剂量，加快 AVM 血管巢的闭塞；另一方面，由于供血动脉和引流静脉未完全包含在高剂量治疗范围内，既减少损伤又避免了引流静脉的过早闭塞，降低了并发症的发生率。对于治疗剂量，应综合考虑畸形血管巢的部位和容积等因素。目前认为边缘剂量 18~25Gy 较合适。

4.治疗后的处理和随访　伽玛刀治疗后数小时即出现的反应，主要有头痛、头晕、恶心及呕吐等症状，一般不需要特殊处理，在 24 小时后自然缓解，不遗留任何功能障碍。综合患者的状态及治疗剂量，可以在伽玛刀治疗结束时给予患者 40mg 单次剂量的甲基强的松龙减少应激反应。放射外科治疗后的前三年内，应该每六个月进行临床检查和 MRI 检查，以评估 AVM 放射外科的治疗疗效直至闭塞。如果三年内的 MRI 检查提示 AVM 完全闭塞，需行

DSA 检查加以证实。

病例 1 患者，男，11 岁，主因脑出血后 5 个月收入院。CT 示左侧侧脑室出血吸收后反应，DSA 证实为 AVM，经对症治疗后血肿基本吸收，行伽玛刀治疗。

查体无明显神经定位体征。治疗参数：等中心数 7 个，边缘剂量 25Gy，中心剂量 50Gy，等剂量线为 50%，病灶容积为 4.7cm^3 （图 2-1-11）。

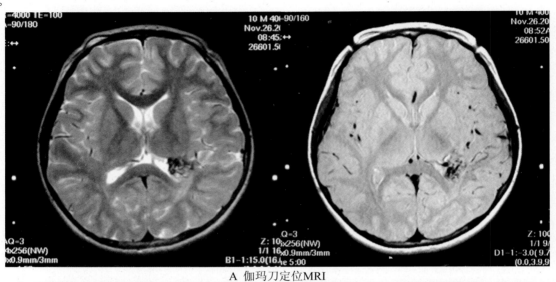

A 伽玛刀定位MRI

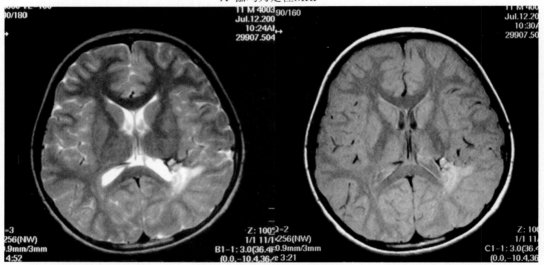

B 治疗后9个月MRI

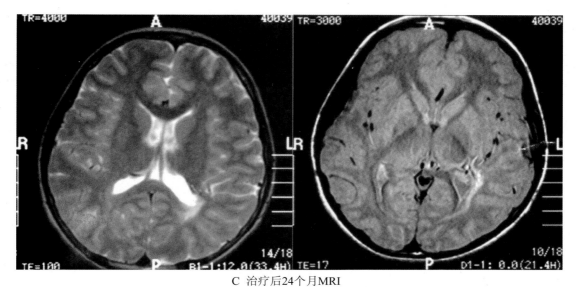

C 治疗后24个月MRI

图2-1-11 左侧脑室AVM伽玛刀治疗

A. 伽玛刀定位 MRI，给予边缘剂量 25Gy，等剂量线为 50%；B. 治疗后 9 个月复查 MRI 示血管巢显影模糊，周围可见轻微水肿；C. 治疗后 24 个月复查 MRI 示畸形血管团消失，水肿吸收。

病例 2 患者，女，13 岁，主因突发头痛伴恶心呕吐 6 小时收入院。CT 示额叶出血破入脑室。DSA 证实 ACA 动静脉畸形。经对症治疗后血肿吸收。发病后 3 个月行伽玛刀治疗。治疗参数：边缘剂量为 20Gy，中心剂量为 40Gy，等剂量线为 50%，病灶容积 1.7cm^3 （图 2-1-12）。

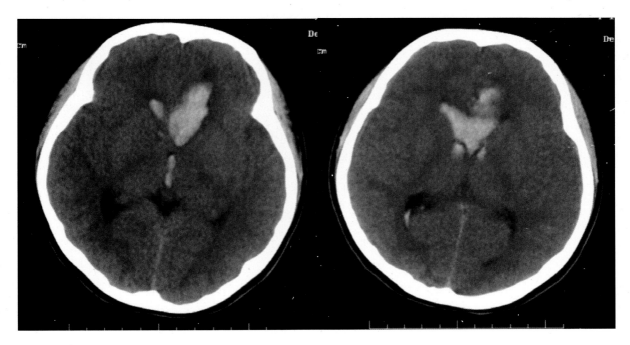

A 伽玛刀治疗前CT影像

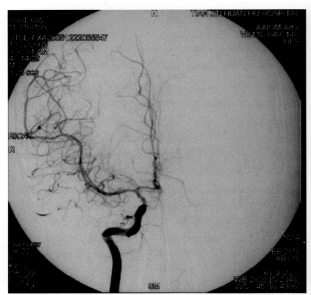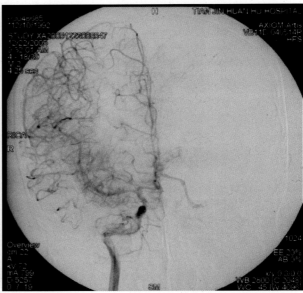

B　伽玛刀治疗前ACA正位DSA影像

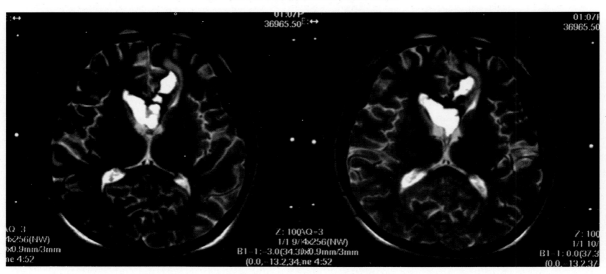

C　伽玛刀治疗定位MRI　轴位T$_2$WI

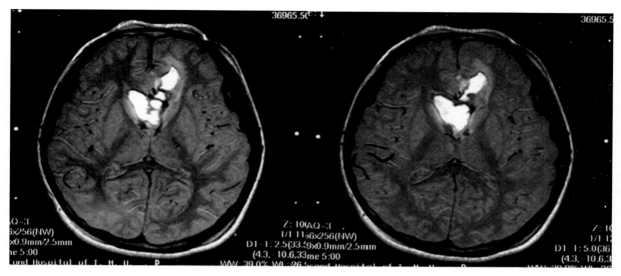

D　伽玛刀治疗定位MRI 轴位质子像

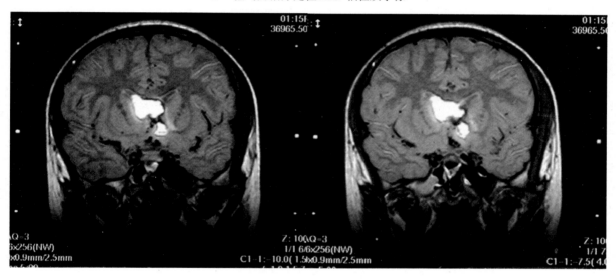

E　伽玛刀治疗定位MRI 冠位质子像

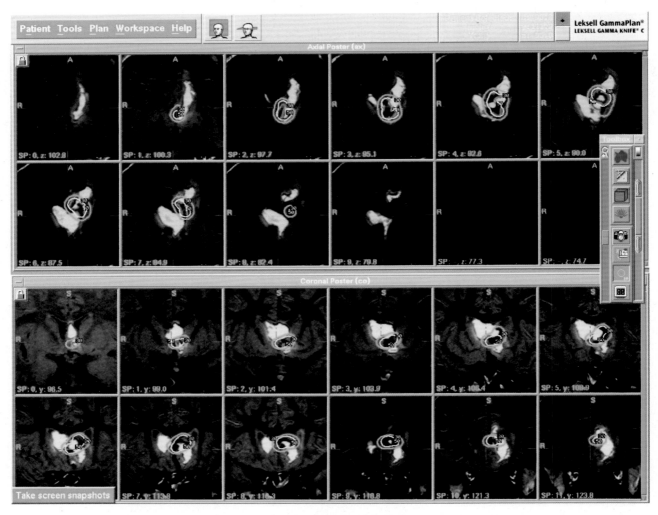

F 伽玛刀治疗计划，给予边缘剂量20Gy，等剂量线为50%

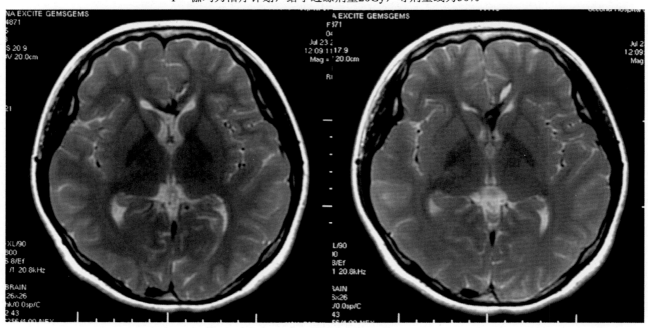

G 治疗后18个月MRI 轴位T₂WI

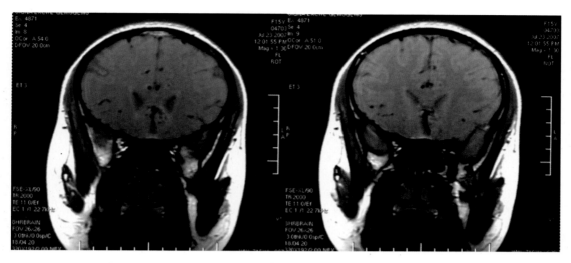

H 治疗后18个月MRI 冠位质子像

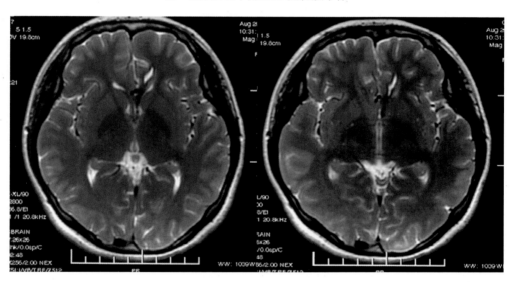

I 治疗后30个月MRI 轴位T₂WI

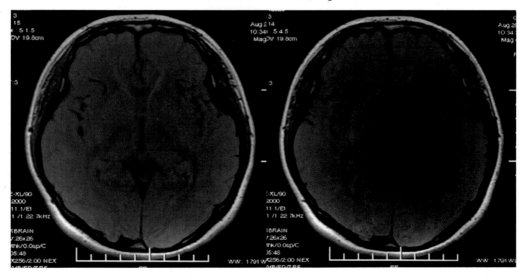

J 治疗后30个月MRI 轴位质子像

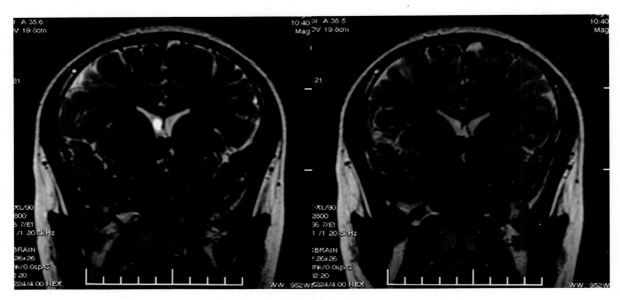

K 治疗后30个月MRI

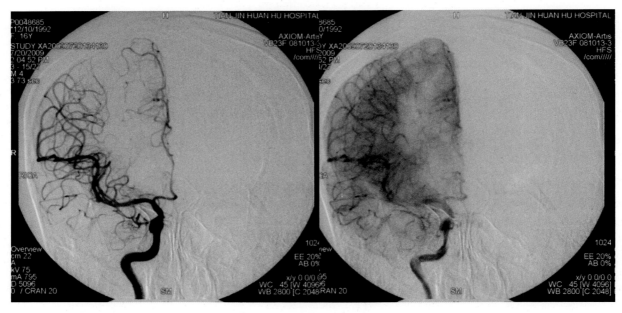

L 治疗后36个月DSA

图2-1-12 ACA动静脉畸形伽玛刀治疗

A 治疗前CT显示额叶脑出血，破入脑室；B 治疗前DSA显示ACA畸形血管巢及引流静脉；C-E 治疗定位片；F 剂量计划图；G-H 治疗后18个月复查MRI示血管巢显影模糊；I-K 治疗后30个月复查MRI血管巢基本消失，周围无水肿； L 治疗后36个月DSA示血管巢及引流静脉消失

病例3 患者，女，14岁，主因间断性癫痫发作一年收入院。外院MRI及DSA证实AVM。考虑病灶容积较大，给予容积分割治疗。第一次治疗内侧病灶，治疗参数：等中心数7个，边缘剂量为18Gy，中心剂量为36Gy，等剂量线为50%，病灶容积为8.9cm³。治疗后12个月，患者癫痫症状明显缓解，治疗后24个月复查DSA示已治疗部分血管巢基本消失，外侧部分残留；行第二次伽玛刀治疗残留病灶；治疗参数：等中心数为10个，边缘剂量为20Gy，中心剂量为40Gy，等剂量线为50%，病灶容积为1.6cm³（图2-1-13）。

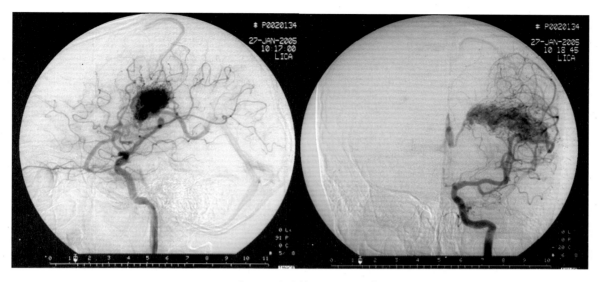

A　伽玛刀治疗前ICA DSA影像

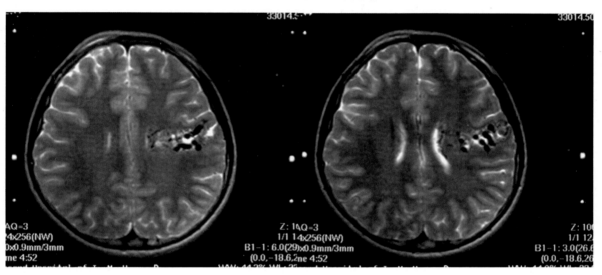

B　伽玛刀治疗定位MRI　T₂WI

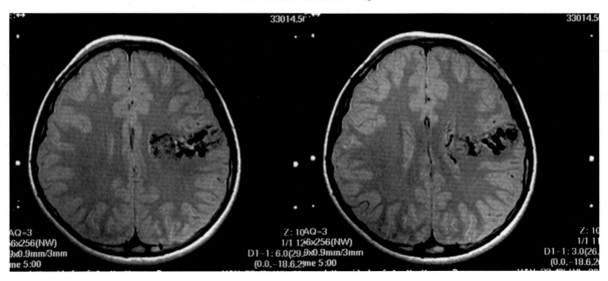

C　伽玛刀治疗定位MRI　质子像

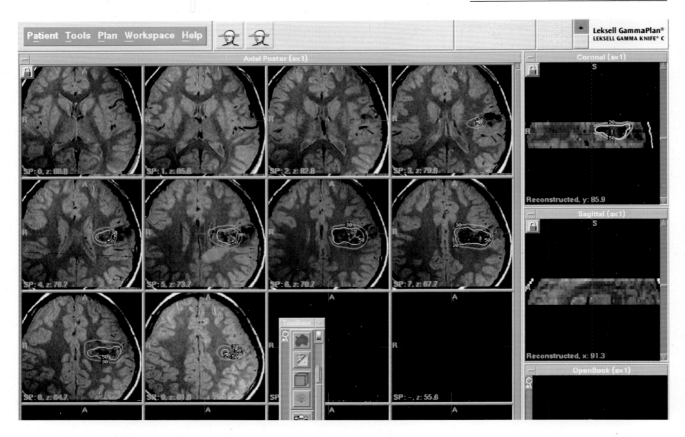

D   伽玛刀治疗计划图

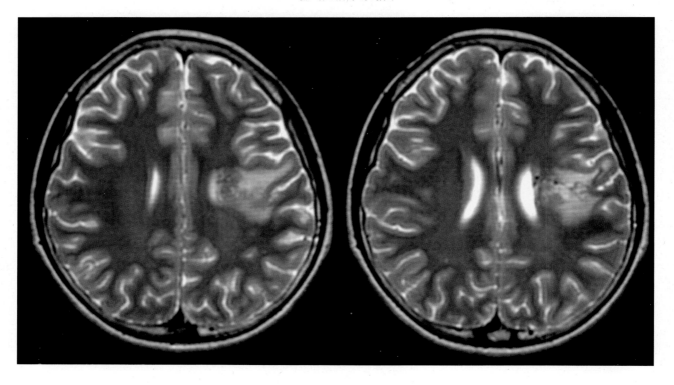

E   治疗后12个月MRI T₂WI

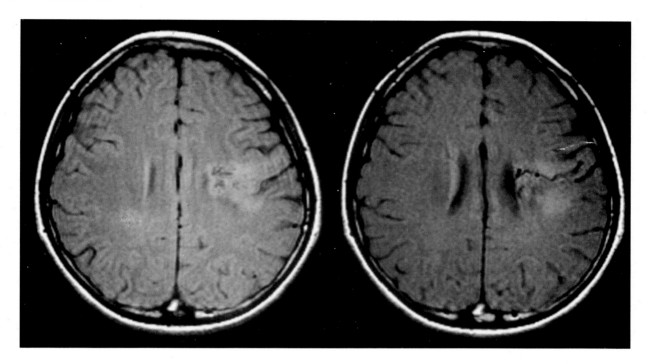

F　治疗后12个月MRI 质子像

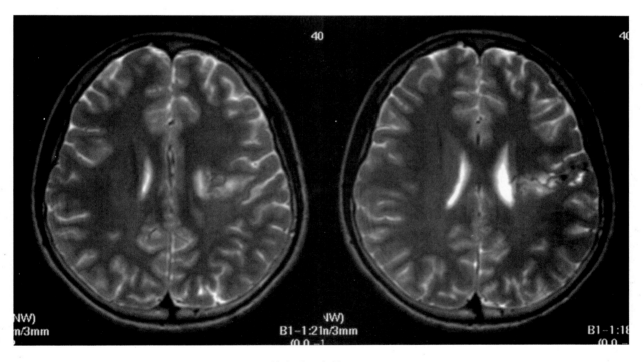

G　治疗后24个月MRI T₂WI

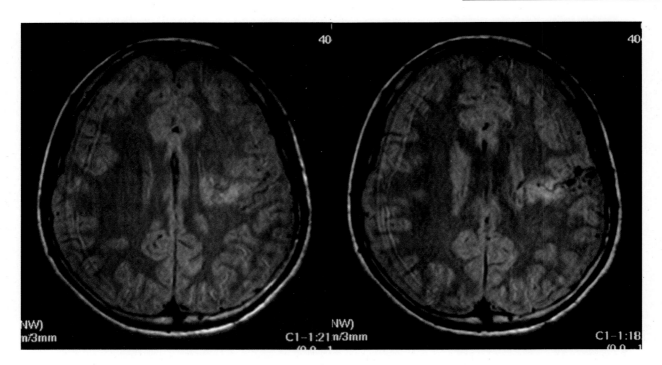

H 治疗后24个月MRI 质子像

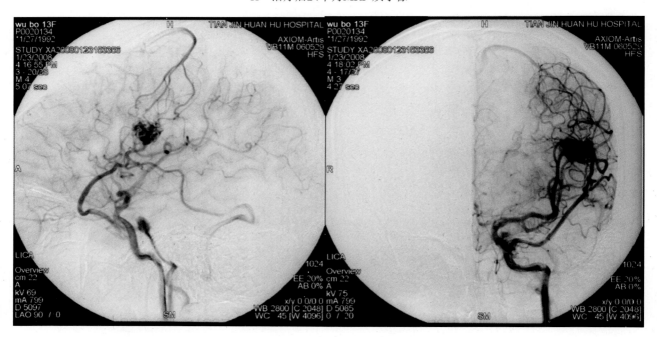

I 治疗后24个月DSA

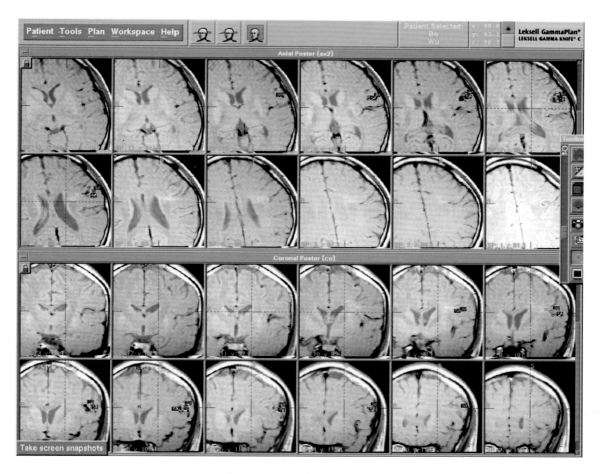

J　第二次伽玛刀治疗计划图。

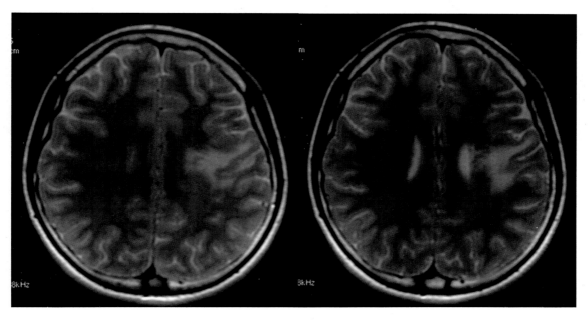

K　第二次伽玛刀治疗后12个月MRI　T$_2$WI

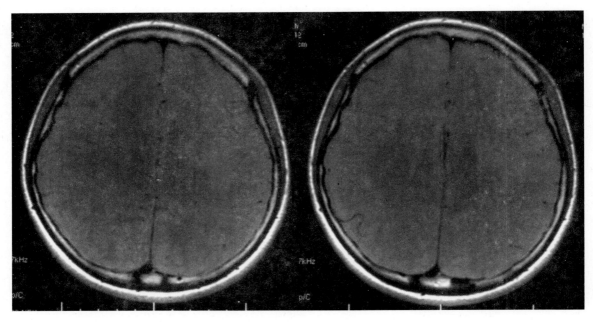

L　第二次伽玛刀治疗后12个月MRI 质子像

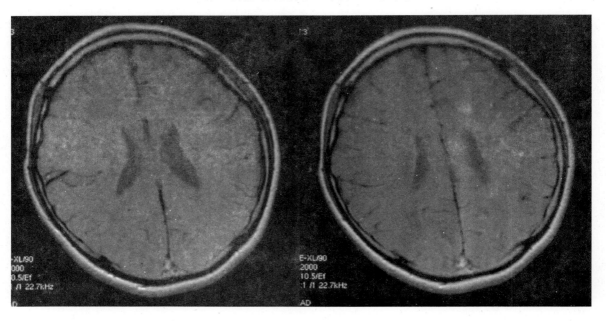

M　第二次伽玛刀治疗后24个月MRI

图2-1-13　伽玛刀容积分割治疗较大AVM

A 治疗前DSA影像示ICA的AVM；B-C 定位MRI；D 剂量计划图，给予边缘剂量18Gy，等剂量线为50%，治疗AVM内侧部分；E-F 治疗后12个月MRI示血管巢变模糊；G-H 治疗后24个月MRI示已治疗部分血管巢基本消失，外侧部分残留；I 治疗后24个月年复查DSA，可见残留的部分畸形血管团；J 第二次伽玛刀治疗计划图，治疗残留血管巢，边缘剂量20Gy，等剂量线50%；K-L 二次伽玛刀治疗后12个月MRI示血管巢基本消失；M 第二次伽玛刀治疗24个月MRI示畸形血管团基本消失。

（五）治疗疗效的评价

伽玛刀放射外科治疗 AVM 后的放射生物学改变使一个缓慢的进行性血管闭塞过程。这一过程可发生于伽玛刀治疗后 6 个月至 3 年，研究中一般将治疗后疗效的评价时间选择在治疗后 2～3 年。根据大多数文献报告，AVM 伽玛刀治疗后的疗效主要与以下因素有关：

1.AVM 的形态　根据神经影像学分类，AVM

又可分为以下几种。

（1）分流型：较粗大的动脉直接和引流静脉交通，血流动力学表现为低阻力、高流速、高流量的特点。动静脉畸形的分流型主要是脑内的动静脉瘘直接形成的。

（2）Moyamoya型：即畸形血管团内众多细小的动脉与静脉构成，多表现为穿支血管的形式。

（3）混合型：畸形血管团介于上述2型之间，由分流型和Moyamoya型的畸形血管混合组成。对不同类型AVM伽玛刀治疗疗效进行对比发现，Moyamoya型AVM的治疗疗效远优于分流型的AVM。

2.AVM的容积　AVM容积大小与其治疗后闭塞率密切相关。AVM容积越大，闭塞率约低。Lunford报道，体积小于$1cm^3$者，血管闭塞率为100%；$1\sim4\ cm^3$者，为85%；$4\sim10\ cm^3$者，为58%。Pan等对240例SR治疗后体积$10\sim15\ cm^3$，40个月闭塞为77%；大于$15\ cm^3$为25%，同时表明大体积AVM治疗后到血管完全消除的时间明显延长。

3.综合边缘剂量及AVM容积因素　众所周知，随着AVM容积增大，为减少周围正常脑组织的放射损伤，治疗所需边缘剂量相应减少，所以单独考虑边缘剂量或AVM容积是不科学的。Schwartz等通过研究英国皇家哈林郡医院和多伦多桑尼布鲁克地区癌症中心放射外科治疗的AVM患者，利用OPI（obliteration prediction index），即边缘剂量/AVM直径，来预测预后。同样，Karlsson认为AVM容积和最小边缘剂量直接影响闭塞率的高低，这种影响是通过K指数的变化来实现，即最小边缘剂量×AVM容积$^{1/3}$。当K指数≥27时，AVM闭塞率可达80%；K指数<27时，K值越小，闭塞率越低。

4.放射外科治疗的预后评估　Spetzler-Martin分级已经广泛应用于预测AVM患者手术的预后，然而有些学者指出其并不适合放射外科治疗的预后评估。Pollock等应用多因素线性回归分析，建立了放射外科治疗AVM的评估预后方法。公式为：评分=0.1×AVM容积大小（cm^3）+0.02×患者年龄（岁）+0.3×AVM部位（额叶、颞叶为0分；顶叶、枕叶、脑室内、胼胝体、小脑为1分；基底节、丘脑、脑干2分），通过验证发现：评分小于1分，1.25分，1.5分，1.75分，2分，大于2分的AVM放射

外科治疗后的闭塞率分别为95%，80%，70%，60%，50%和小于40%。

多数研究发现，对于中小型的AVM，伽玛刀治疗后，即使畸形血管巢尚未完全闭塞，但出血的风险明显降低。在单因素研究发现，AVM的容积、治疗时的年龄、平均剂量和最小边缘剂量与出血风险降低有关。多因素分析方法研究表明，最小边缘剂量是唯一的决定因素。伽玛刀治疗对未完全闭塞的AVM出血的保护作用可能的机制是：①血管壁的进行性增厚，使血管壁的压力降低，从而降低了出血的危险性；②由于出血的危险性与AVM容积有关，AVM部分闭塞后，容积自然缩小，对出血具有一定的保护作用；③AVM内血栓的形成，使畸形血管巢内在通的血管数量减少，按照随机的原理，发生出血的概率也降低；④上述诸因素的联合作用，使通过AVM的血流量减少，从而降低了出血的危险性。

对于容积较大的AVM，这一保护作用似乎不明显。可能的原因是由于AVM容积较大，限制了边缘剂量，畸形血管巢无论是血管壁的增厚、容积的缩小、血栓形成的程度和血流量的减少均较中小型AVM变化小，并且对于较大AVM，通常难以在一次伽玛刀治疗时将整个畸形血管巢完全包括在治疗范围内，而遗漏或未被治疗的AVM部分仍然具有自然出血的危险性。

（六）放射后并发症

1.再出血　伽玛刀放射外科治疗AVM后的放射生物学改变使一个缓慢的过程，从治疗后到血管巢完全消失的这一段时间内，仍存在再出血的可能。伽玛刀治疗后AVM出血的发生率报告不一，Steiner报告为1.8%～4%，Lunsford报告为4%，Ymamamoto报告为5.8%，出血发生的时间多在2年内，最长为30个月。Maruyama等对500例接受伽玛刀治疗的AVM患者回顾性研究，发现有脑出血病史的患者再出血率较无出血病史减少明显，同时认为伽玛刀放射治疗AVM可以明显降低出血率。

残留的血管巢是造成治疗后出血的一个重要原因。在血管造影上即使是微小的残留血管巢，也有出血的可能。Colombo报告完全照射组的出血率6个月后为7.8%，6~12个月为1.8%，12个月后降为0。不完全照射组6个月以内为4%，6~18个月为

10%～12%，提示有残存血管巢的出血率较自然病程的出血率要高。

深部单支引流静脉的过度照射亦可造成治疗后出血。Shimizu等报道一例胼胝体的小AVM，行伽玛刀照射后4周及14周后分别发生脑室出血，经过检查确定为血管巢单一较细小的引流静脉被照射并且在血管巢消失前发生了血栓，而导致出血。说明伽玛刀治疗有效，但对一些特殊血液动力学的病灶，要避免照射引流静脉。

2.放射性脑水肿　由于射线可引起血脑屏障的破坏，同时刺激引起血管活性物质（组胺、慢反应物质等）释放，导致血管通透性的增加，血管内物质溢出，造成血管源性水肿；随着病程的进展，脑组织缺血，缺氧，细胞能量代谢障碍，引起细胞膜上钠泵活性降低，继发细胞毒性水肿；单次大剂量照射还可诱导血管炎，并且改变的畸形血管巢的血液动力学，影响了病理性循环，尤其引流静脉的过度照射，造成静脉回流障碍。Flickinger等报道有3%～5%的病人发生放射性脑水肿，且认为边缘剂量大于12 Gy易诱发脑水肿，大多出现在治疗后3～8个月。亦有资料显示，有高达30%左右的AVM治疗后可出现脑水肿，但绝大多数无症状，无需特殊治疗。仅少数有症状患者需行脱水和激素治疗。经积极治疗后，绝大多数脑水肿可于1～6个月后逐渐消退。

3.放射性脑坏死　放射性脑坏死是治疗脑组织发生的不可逆损害，常发生于受照射AVM的邻近脑组织。多由于受照射的AVM容积较大，或AVM周围脑组织受到大面积辐射而造成的。放射性脑损伤的发病机制尚不很清楚，可能与下列因素有关：① 放射线直接损伤脑组织，快速分裂细胞对放射线尤为敏感，可引起神经细胞的脱髓鞘；② 血管损伤引起继发性脑组织缺血、坏死。包括血管内膜反应性增生、增厚，管壁变性，管腔狭窄，多累及中小动脉；③ 自身免疫反应。在某些情况下，神经组织对放射线有较高的敏感性，可出现自身免疫反应，最终导致脱髓鞘；④ 自由基损伤。放射线使组织内

部分酶活性发生改变，使其处于功能不全状态。自由基损伤和免疫反应的参与，引起缓慢、持久、进行性的病理变化。CT表现为均匀的"指状"分布低密度病灶，边缘较模糊，有轻、中度占位效应；MRI表现为平扫为低密度信号影，伴有较大范围水肿，且水肿常沿白质束走行方向分布，范围通常较广泛，可累及1个或数个脑叶，并有明显的占位效应；增强后可见坏死中心区有轻度点片状强化，坏死区边缘可出现较淡的环状强化，边界不清。

4.迟发性囊肿形成　在对AVM放射外科治疗后2～7年以上的长期随访中，极少数患者在已闭塞的原AVM部位或邻近区域出现迟发性囊肿，有的呈进行性增大，并引起相应的临床症状。目前认为，囊肿形成主要与局部血脑屏障破坏有关。

（七）大体积AVM伽玛刀治疗的选择

当大体积AVM手术及介入栓塞都难以选择时，放射外科治疗仍可作为一个可选择的治疗手段。对于大体积的AVM，单次、大剂量照射后出现严重并发症的概率较高，但通过容积分割的方法可使风险降低。所谓"容积分割"就是将AVM血管巢划分成几个部分进行分次照射，各部分均根据实际容积选择相应的治疗剂量。有学者研究采取容积分割治疗巨大AVM，可获得满意的疗效。

此外还有学者选用剂量分割法，即在放射外科治疗时对整个血管巢进行分次照射，单次所用的剂量较小，通过分次剂量叠加最终达到治疗目的，此法现在仍有争议。从放射生物学的观点看，剂量分割照射的意义是克服组织的乏氧状态，AVM的组织不同于恶性肿瘤细胞，与周围正常组织具有相近的α/β比值，对放射线的反应与正常组织相同，因此当分次剂量叠加达到血管巢闭塞所需时，周围组织发生放射损伤风险与单次照射并无不同。甚至一些报道中应用40～50Gy分次照射，有效率仅为10%～20%，部分影像学证实完全闭塞的病例在组织病理学上仍可见血管壁肥厚，内腔残留，最终结论是只有行单次、大剂量照射，否则对AVM治疗无效。

病例4　患者，女，25岁，主因脑出血后2个月后收入院。MRA及DSA证实AVM，行伽玛刀治疗。治疗参数：等中心数8个，边缘剂量为20Gy，中心

剂量为40Gy，等剂量线为50%，病灶容积2.4cm³。治疗后9个月患者突发右上肢麻木，神经科检查：右上肢浅痛觉减退，复查MRI可见病灶周围水肿较前

加重，给予甘露醇及激素治疗一周，症状缓解。治　　　疗后15个月复查MRI示水肿基本消失（图2-1-14）。

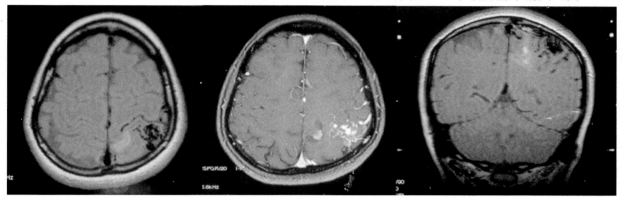

A　伽玛刀治疗定位MRI

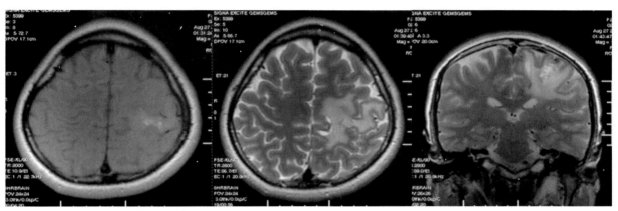

B　治疗后9个月MRI

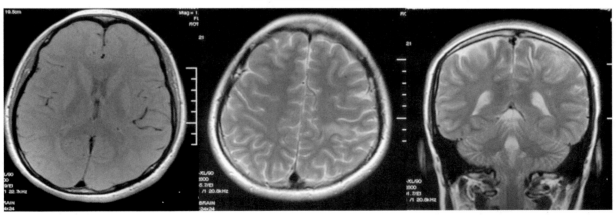

C　治疗后15个月MRI

图2-1-14　伽玛刀治疗AVM后水肿变化

A　左顶叶AVM定位MRI，给予边缘剂量20Gy，等剂量线50%；B　治疗后9个月复查MRI示病灶周围水肿；C　治疗后15个月复查MRI示水肿基本消失。

（贾强　徐德生）

参 考 文 献

1. Fleetwood IG, Steinberg GK. Arteriovenous malformations. Lancet. 2002 Mar 9;359(9309):863-73.

2. Friedlander RM. Clinical practice. Arteriovenous malformations of the brain. N Engl J Med. 2007 Jun 28;356(26):2704-12.

3. Baskaya MK, Jea A, Heros RC, Javahary R, Sultan A. Cerebral arteriovenous malformations. Clin Neurosurg. 2006;53:114-44.

4. Yamada S, Takagi Y, Nozaki K, Kikuta K, Hashimoto N. Risk factors for subsequent hemorrhage in patients with cerebral arteriovenous malformations. J Neurosurg. 2007 Nov;107(5): 965-72

5. Turjman F, Massoud TF, Viñuela F et al. Correlation of the angioarchitectural features of cerebral arteriovenous malformations with clinical presentation of hemorrhage. Neurosurgery. 1995 Nov;37(5):856-60.

6. 钟春龙, 罗其中,王勇, 等. 脑动静脉畸形出血危险因素的 Cox 回归分析.中华神经外科杂志, 1998, 14(4) :222-225.

7. 崔世民, 刘梅力, 陈林根, 等. 动脉数字减影血管造影对脑动静脉畸形出血的预测分析. 中华放射学杂志, 1994 ,28(4) :246-249.

8. Langer DJ, Lasner TM, Hurst RW et al. Hypertension, small size, and deep venous drainage are associated with risk of hemorrhagic presentation of cerebral arteriovenous malformations. Neurosurgery. 1998 Mar;42(3):481-6; discussion 487-9.

9. 苏新友, 周存升, 刘作勤, 等. 脑动静脉畸形出血的血管构筑学危险因素探讨. 介入放射学杂志, 2002, 11(6) :406-409.

10. Pollock BE, Flickinger JC, Lunsford LD et al. Factors that predict the bleeding risk of cerebral arteriovenous malformations. Stroke. 1996 Jan;27(1):1-6.

11. Stefani MA, Porter PJ, terBrugge KG et al. Angioarchitectural factors present in brain arteriovenous malformations associated with hemorrhagic presentation. Stroke. 2002 Apr;33(4):920-4.

12. Duong DH, Young WL, Vang MC et al. Feeding artery pressure and venous drainage pattern are primary determinants of hemorrhage from cerebral arteriovenous malformations. Stroke. 1998 Jun;29(6):1167-76.

13. Spetzler RF, Hargraves RW, McCormick PW et al. Relationship of perfusion pressure and size to risk of hemorrhage from arteriovenous malformations. J Neurosurg. 1992 Jun;76(6):918-23.

14. Karlsson B, Lindquist C, Johansson A et al. Annual risk for the first hemorrhage from untreated cerebral arteriovenous malformations. Minim Invasive Neurosurg. 1997 Jun;40(2):40-6.

15. Redekop G, TerBrugge K, Montanera W et al. Arterial aneurysms associated with cerebral arteriovenous malformations: classification, incidence, and risk of hemorrhage.J Neurosurg. 1998 Oct;89(4):539-46.

16. Karlsson B, Lindquist C, Steiner L et al. Prediction of obliteration after gamma knife surgery for cerebral arteriovenous malformations. Neurosurgery. 1997 Mar;40(3):425-30.

17. Maruyama K, Shin M, Tago M et al. Gamma knife surgery for arteriovenous malformations involving the corpus callosum. J Neurosurg. 2005 Jan;102 Suppl:49-52.

18. Ganapathy K, Shankarnarayanan V, Saji et al. Obliteration of giant corpus callosum AVM with linac based stereotactic radiosurgery. J Clin Neurosci. 2003 Mar;10(2):272-6.

19. Colombo F, Pozza F, Chierego G et al. Linear accelerator radiosurgery of cerebral arteriovenous malformations: an update.Neurosurgery. 1994 Jan;34(1):14-20.

20. Chang TC, Shirato H, Aoyama H et al. Stereotactic irradiation for intracranial arteriovenous malformation using stereotactic radiosurgery or hypofractionated stereotactic radiotherapy.Int J Radiat Oncol Biol Phys.2004 Nov 1;60(3):861-70。

21. Schneider BF et al. Histopathology of arterioven-

ous malformations after gamma knife radiosurgery. J Neurosurg 87:352–357, September, 1997.

22. Szeifert et al. Histopathological Changes in Cerebral Arteriovenous Malformations following Gamma Knife Radiosurgery. Radiosurgery and Pathological Fundamentals.vol(20):212 2007.

第二节　海绵状血管瘤

一、概述

颅内海绵状血管瘤（Cavernous Angiomas CA）的人群发病率为 0.4%~0.8%，占所有颅内脑血管畸形的 8%~15%。其最常见于脑实质内，约 75% 位于幕上，20% 发生在脑干，且以桥脑为主，脑外病灶者较少，多发生于海绵窦或中颅窝底。

典型的颅内 CA 肉眼呈紫红色或深红色血性团块，显微镜下表现为海绵状或蜂窝状，存在很多窦状扩张的异常血管结构，扩张的窦壁由单层扁平内皮细胞组成，缺乏平滑肌及弹性纤维，扁平内皮细胞之间由胶原化的玻璃样变或纤维化的组织分隔，血管间为疏松结缔组织，无脑组织。除这些特征性变化外大部分病变中可见到纤维瘢痕形成，新近或陈旧型出血，相邻脑组织可见胶质增生，窦壁玻璃样变形，含铁血黄素沉积。在大的病变中还可见到窦腔内血栓形成，机化，钙化，囊变及炎性改变等。

CA 的主要临床表现为：

1.癫痫　占 23%~65%。在引起继发性癫痫的病因中，CA 比脑外伤、星形细胞瘤、脑膜瘤等的比例都高，其具体机制尚未完全明确，可能与以下因素有关。①出血后血红蛋白的沉积，导致周围脑组织细胞内铁离子的异常增高，可能为致痫因素之一，有文献报道，手术切除病灶及其周围的含铁血红素环可有效减少癫痫的发作；②血肿周围脑组织星形细胞摄入谷氨酸，导致细胞的无氧酵解和乳酸盐增加，从而导致皮层的兴奋性增加，产生癫痫。Von Essen 等发现 CA 周围区域的丝氨酸水平增加 5 倍，甘氨酸增加 10 倍，乙醇胺水平 20 倍，由此认为 CA 周围生化环境的异常，导致兴奋性神经传递的过度激活；③远隔效应：邻近颞叶内侧的病灶诱发癫痫后，可对边缘结构产生一定的影响，而促使边缘结构产生"记忆"功能，通过改变神经网络传导，而诱发继发性的癫痫的产生，这是不依赖于原发病灶的存在；④CA 常常合并毛细血管扩张及静脉畸形等其他血管畸形，而后者往往可成为致痫灶。

2.出血　CA 的出血率较 AVM 较低，根据出血的部位及出血量的不同，临床表现也存在差异。位于脑干的 CA 出血往往发病比较急，症状较重；而位于皮层的少量出血，往往临床上很难发现。关于出血的危险因素，考虑与以下因素有关：①性别：Robinson 等报道在他们的研究中出血组 86% 的患者为女性，认为雌激素可能是诱发出血的因素之一。这一点在后来的研究中得到证实。最近，Sam 通过对怀孕妇女 CA 出血的分析，认为怀孕期间内分泌的改变，可能促使 VEGF，bFGF 过表达，作用于 CA 的内皮细胞，促使其增值，产生新的血管，而新生血管容易造成出血；②位置：部分文献报道，位于脑干及幕下的 CA 容易造成出血；③此外，有文献报道既往出血史及年龄也是诱发出血的因素。

3.其他症状　脑外 CA 起病隐蔽和缓慢，常表现为占位效应，包括头痛和颅神经麻痹症状，如视力减退，复视，面部麻木、眼球运动障碍，但其侵犯垂体或下丘脑时可引起肥胖、多饮、多尿等症状。

二、影像学特征

1.CT　CT 对海绵状血管瘤的诊断无特异性。脑内型 CA 可表现为边界清楚的圆形或卵圆形的等或高密度影，可合并斑点状钙化。除急性出血或较大的病灶外，灶周一般无水肿及占位效应，强化后可有轻或中度强化。脑外形多以海绵窦区为主。CT 平扫可见高、等或低密度肿块影，密度多数较均匀，极少数伴有钙化，肿块边缘较清晰，与正常组织界限清楚。增强扫描后多呈显著均匀强化，无瘤周水肿。

2.MRI　MRI 对脑内 CA 的诊断敏感性高，特异性腔，是诊断 CA 的首选检查方法。CA 的 MRI 信号特征是与病程长短及组织病理学改变有关，主要取决于新近或陈旧性出血，胶质增生，窦腔内血栓形成、机化、再通及钙化、窦壁玻璃样变性以及囊变等。典型 CA 的 MRI 表现为瘤体呈不同程度的混杂信号团；病灶周围可见由出血所致含铁血黄素沉着而形成的环状低信号；反应性胶质增生呈长 T_1 长 T_2 信号；瘤灶周围无脑组织水肿及占位效应不明显；多数病灶轻微增强或不增强。脑外 CA 于 T_1WI 呈较均匀的稍低信号，在 T_2WI 表现为显著均一高信号，内少见血管流空现象。增强后肿块可明显强化，呈边缘锐利、圆形或非对称哑铃型，无硬膜尾征，伴血栓形成时，呈混杂信号。与脑内 CA 不同，

钙化、出血少见，病灶周围少有含铁血黄素沉积。

3.DSA CA 的脑血管造影多数属正常，有时可见血管团块影，毛细血管期延至窦期，有时可见淡染色影，可有周围血管的移位，无供血及引流静脉。同时对合并静脉畸形、静脉瘘的患者，DSA 对治疗方案的选择还是有一定意义的（图 2-1-15）。

病例 患者主因癫痫发作 20 年，外院 MRI 示右额颞 CA，行伽玛刀治疗。治疗参数边缘剂量 15Gy，中心剂量 30Gy，等剂量线为 50%，等中心数位 9 个。治疗后 12 个月患者无癫痫发作，复查

MRI 示病灶无明显变化，周围无水肿。治疗后无癫痫发作；治疗后 24 个月复查 MRI 病灶无变化，周围无水肿（图 2-1-15）。

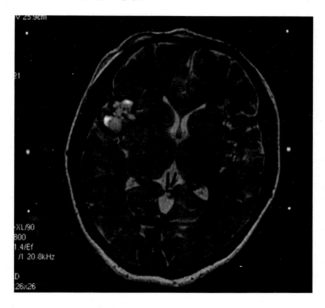

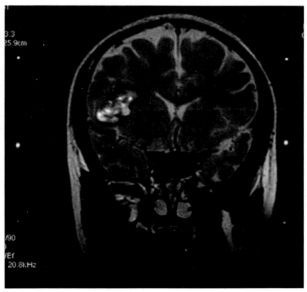

A 伽玛刀定位 MRI

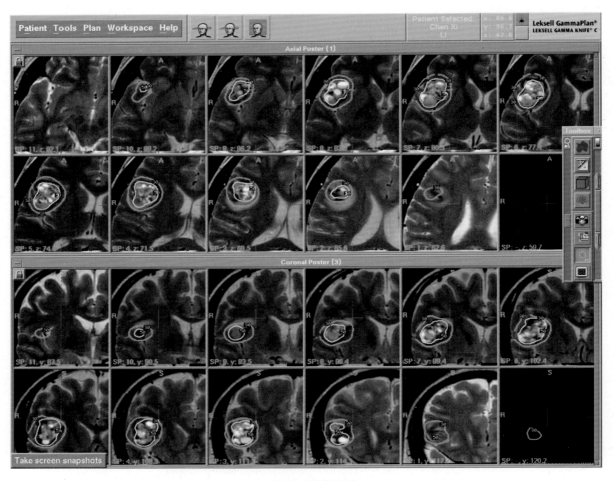

B 伽玛刀治疗计划

C 伽玛刀治疗后 12 个月复查 MRI 示病灶无明显变化

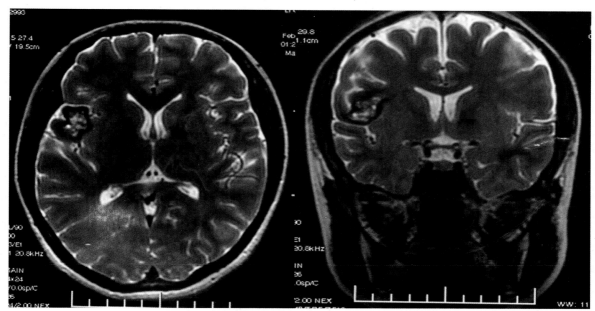

D　伽玛刀治疗后 24 个月复查 MRI 示病灶仍无明显变化

图 2-1-15　伽玛刀治疗右额颞海绵状血管瘤

三、海绵状血管瘤的伽玛刀治疗

海绵状血管瘤伽玛刀治疗的适应证：位于功能区及脑深部的，手术难以切除的 CA；多发性 CA，无法手术全部切除的患者；一般情况较差,年老体弱,合并重要器官功能不全,不能耐受全麻或不具备手术条件者。临床上伽玛刀治疗 CA 常用的边缘剂量为 12~18Gy，一般以 14~16Gy 为主。

伽玛刀治疗颅内海绵状血管瘤得到目的是减少病灶再出血率及控制癫痫等临床症状。

（一）伽玛刀治疗对 CA 患者再出血的影响

目前，多数学者认为伽玛刀治疗可以降低 CA 的再出血率。1995 年，Kondziolka 等对比研究了 47 例 CA 患者伽玛刀治疗前后的出血率。平均观察时间为 4.12 年（0.5~12 年），其中 42 例患者经历了 2 次及以上的出血（2~5 次），年出血率为 56.5%/人，而第一次出血后的年出血率为 32%。伽玛刀治疗后，平均随访时间为 3.6 年（0.33~6.4 年），在治疗后的 2 年内，年出血率为 8.8%，而在随后的 2~6 年内，年出血率降至 1.1%，与治疗前明显下降（图2-1-15）。

2000 年，张楠等利用伽玛刀治疗 53 例 CA 患者。治疗前 23 例患者曾有过出血史，其采用边缘剂量 9~25.2Gy（平均为 20.6Gy），经 2~5.5 年（平均 4.2 年）的随访，仅有 5 例再出血，其认为伽玛刀治疗可以降低 CA 患者的再出血率，并提出边缘剂量大于 16Gy 可明显减少 CA 的再出血。

2002 年，Hasegawa 报道了伽玛刀治疗 82 例高危出血的 CA 患者的长期结果。其指出此组病例中，治疗前第一次出血后的年出血率为 33.9%，并且在随后 5 年的观察期间内年出血率分别为 52%，35%，39%，24%，32%，认为高危出血的 CA 患者并不会随时间的延长，而降低再出血率，应采取积极的治疗。而后，其采用伽玛刀进行治疗，平均的处方剂量为 16.2Gy（12~20Gy），经过 0.42~12.08 年的随访，治疗后 2 年的年出血率为 12.3%，随后 2-12 年的年出血率为 0.76%，证实了 CA 患者伽玛刀治疗后可显著的降低出血率，并指出伽玛刀治疗后，CA 患者再出血可能与病灶的大小有关,而与边缘剂量,中心剂量和治疗前出血的次数无关。

2004 年，Kida 等报道 152 例 CA 患者伽玛刀治疗疗效，其采用治疗边缘剂量为 10~25.2Gy（平均 14.9 Gy），经过 12~120 个月（平均 55.4 个月）的随访，年出血率由治疗前的31.8%降至3.2%，建议位于脑干及基底节区的CA应采取伽玛刀治疗。

2007年，Kondziolka报道了匹兹堡大学采用伽玛刀治疗CA的长期临床结果，指出对于高危出血的CA患者（出血达2次甚至以上的），而且位于脑干、基底节等脑深部的病灶，伽玛刀治疗可以明显降低CA的再出血率。其机制可能为放射线诱使血管发生慢性炎症反应，促使血管内皮细胞玻璃样变，反应性增生，从而使管腔进行性狭窄，最终闭塞。

（二）伽玛刀治疗对CA患者癫痫症状的影响

癫痫症状是海绵状血管瘤的主要临床表现，占23%~65%，因此对治疗后癫痫症状的控制如何是决定采取那种治疗的重要因素之一。多数文献报道中伽玛刀治疗CA引起的继发性癫痫的控制效果是令人满意的。Regis等回顾性研究了伽玛刀治疗伴发癫痫的CA患者的疗效。49例患者在治疗前癫痫发作的平均时间为7.5年，每月平均发作6.9次。其给予的处方剂量为11.25~36Gy（平均19.17Gy）。经过平均23.66个月的随访，53%的患者癫痫症状完全控制，20%的患者癫痫发作明显减少，总的有效率可达73%。其通过统计发现治疗疗效与患者的年龄，性别无明显关系，而与病灶的位置及癫痫发作的形式有关。位于颞叶内侧的病灶，伽玛刀治疗后疗效一般较差；而位于颞叶外侧的病灶，可获得良好的疗效。同时作者指出病灶的边缘治疗剂量与癫痫症状的控制密切相关。CA引起的继发性癫痫与肿瘤等占位性病变造成的癫痫不同，其病程相对较长，所以在充分考虑剂量—容积效应的同时，边缘剂量提高到20Gy，可以达到相对满意的效果。对于靶点的选择，作者认为周围含铁血黄素环可能为致痫病灶，所以治疗范围应相对扩大。

Kida等分析研究了25例顽固性癫痫的CA患者伽玛刀治疗。其给予的处方剂量平均为17.5Gy，经过45.6个月的随访，36%的患者癫痫症状完全控制，20%的患者癫痫发作明显减少，总的有效率为56%。认为病灶的位置及病程与治疗疗效有关，只要确定致痫区域，边缘剂量小于20Gy仍可达到满意的效果，建议在治疗前应用脑电图及脑磁图来确定致痫区域，且一并治疗，可调高治疗疗效。

最近，Hsu等对比了手术及放射外科治疗CA引起的继发性癫痫的结果。同期，15例患者采用手术治疗，14例进行伽玛刀治疗。手术组86.7%的患者癫痫完全控制，伽玛刀治疗组的控制率为64.3%，低于手术组，但无统计学差异，考虑可能与病例数较少有关。其指出放射外科可控制CA患者癫痫的发作，对于位于脑深部的CA，可考虑选择放射外科治疗。

（三）伽玛刀治疗CA的并发症

部分临床资料表明，伽玛刀治疗CA的并发症高于AVM。Karlsson等报道23例CA患者伽玛刀治疗的疗效，26%的患者在平均16个月的随访过程中出现放射相关并发症，远远高于AVM放射后的反应。其原因可能为：①治疗计划的准确性：在其23例患者中有11例采用CT来进行定位，而CA周围的含铁血黄素环在CT上很难区分，这样在治疗过程中无形扩大了治疗范围；②治疗剂量的选择：在其早期治疗的病例中，参考了AVM的治疗剂量，边缘剂量最高达35Gy，平均为18Gy。因为CA与AVM不同，不是动脉血通过畸形血管巢直接流入静脉，其血液流动慢，出血压力也较低，一般治疗剂量较AVM低；尤其针对位于重要功能区的病灶更需谨慎（图2-1-16）。

对于CA的治疗，部分学者主张采用手术治疗。Shih等对比了幕上CA手术治疗与伽玛刀治疗的疗效，指出手术治疗组对于癫痫和再出血的控制明显优于伽玛刀治疗组。然而，从其病例的选择上来看，就有明显的偏倚。伽玛刀治疗组中12例为脑深部海绵状血管瘤，而手术组无一例位于脑组织的深部，而病灶位置对于治疗疗效具有明显的影响。

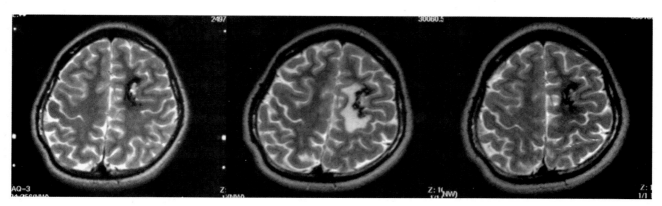

A 伽玛刀定位 MRI　　　　B 伽玛刀一年后 MRI　　　　C 伽玛刀 20 个月后 MRI

图 2-1-16　患者伽玛刀治疗边缘剂量 16Gy，50%等剂量线

B 一年后复查 MRI，显示病灶周围明显水肿。C 20 个月后复查 MRI，显示水肿基本消失。

（贾强　徐德生）

参 考 文 献

1. Zhang N, Pan L, Wang BJ et al. Gamma knife radiosurgery for cavernous hemangiomas. J Neurosurg. 2000 Dec;93 Suppl 3:74-7.

2. Bartolomei F, Régis J, Kida Y et al. Gamma Knife radiosurgery for epilepsy associated with cavernous hemangiomas: a retrospective study of 49 cases. Stereotact Funct Neurosurg. 1999;72 Suppl 1:22-8.

3. Liu KD, Chung WY, Wu HM et al. Gamma knife surgery for cavernous hemangiomas: an analysis of 125 patients. J Neurosurg. 2005 Jan;102 Suppl: 81-6.

4. Kim MS, Pyo SY, Jeong YG et al. Gamma knife surgery for intracranial cavernous hemangioma. J Neurosurg. 2005 Jan;102 Suppl:102-6.

5. Nyáry I, Major O, Hanzély Z et al. Histopathological findings in a surgically resected thalamic cavernous hemangioma 1 year after 40-Gy irradiation. J Neurosurg. 2005 Jan;102 Suppl:56-8.

6. Hasegawa T, McInerney J, Kondziolka D et al. Long-term results after stereotactic radiosurgery for patients with cavernous malformations. Neurosurgery. 2002 Jun;50(6):1190-7.

7. Shih YH, Pan DH. Management of supratentorial cavernous malformations: craniotomy versus gammaknife radiosurgery. Clin Neurol Neurosurg. 2005 Feb;107(2):108-12.

8. Nyáry I, Major O, Hanzély Z et al. Pathological considerations to irradiation of cavernous malformations. Prog Neurol Surg. 2007;20:231-4.

9. Kondziolka D, Flickinger JC, Lunsford LD. Radiosurgery for cavernous malformations. Prog Neurol Surg. 2007;20:220-30.

10. Kondziolka D, Lunsford LD, Kestle JR et al. The natural history of cerebral cavernous malformations. J Neurosurg. 1995 Nov;83(5):820-4.

11. Peker S, Kiliç T, Sengöz M et al. Radiosurgical treatment of cavernous sinus cavernous haemangiomas. Acta Neurochir (Wien). 2004 Apr;146(4): 337-41

12. Kondziolka D, Lunsford LD, Flickinger JC et al. Reduction of hemorrhage risk after stereotactic radiosurgery for cavernous malformations. J Neurosurg. 1995 Nov;83(5):825-31.

13. Mitchell P, Hodgson TJ, Seaman S et al. Stereotactic radiosurgery and the risk of haemorrhage from cavernous malformations. Br J Neurosurg. 2000 Apr;14(2):96-100.

14. Hsu PW, Chang CN, Tseng CK et al. Treatment of epileptogenic cavernomas: surgery versus radiosurgery. Cerebrovasc Dis. 2007;24(1):116-20

第三节　硬脑膜动静脉瘘

一、概述

硬脑膜动静脉瘘（Dural Arteriovenous Fistulas, DAVF）是指动静脉直接交通在硬脑膜及其附属物大脑镰和小脑幕的一类血管性疾病，也称为硬脑膜动静脉畸形（Dural Arteriovenous Malformations, DAVM）。该病约占颅内血管畸形的 10%~15%，也可发生于硬脑膜的任何部位，但以横窦、乙状窦、海绵窦及小脑幕多见。Kiyosue 曾做过统计，横窦—乙状窦、海绵窦区域分别占所有 DAVF 病例数的 20%~60%，小脑幕占 12%~14%，上矢状窦占 8%，前颅窝底部占 2%~3%。

关于 DAVF 发病的发病病因尚不明确：DAVF 曾一度被认为是先天性疾病，是由于胚胎发育过程中脑血管发育异常而使硬脑膜内的"生理性动静脉交通"增加而形成的，或是静脉窦附近的血管异常增生所造成的；并且婴儿 DAVF 及 DAVF 常可伴发脑动静脉畸形等遗传性疾病。近来，大多数学者发现该病是由于硬脑膜窦的血栓或其他原因引起的硬脑膜窦受压闭塞引起的，与外伤、手术、炎症、雌激素有关，且多见于成年人，故认为该病为后天性的。其中硬脑膜血栓性静脉炎可能是导致该病的重要原因，因硬脑膜存在"正常的动静脉交通"，加上上述各种因素导致硬脑膜窦及硬脑膜静脉炎，血栓形成，而引起硬脑膜窦或硬脑膜静脉阻塞，区域性静脉高压，静脉回流受阻，血流淤滞，致使正常的动静脉交通病理性扩张，发展成为 DAVF。Kraus 等对 26 例 DAVF 患者进行研究发现，此类患者血液中凝血因子 V 普遍增高，显示在 DAVF 的发病过程血栓是一个独立的危险因素。

研究表明，DAVF 的静脉引流方式决定临床症状及自然史，并对治疗方法的选择具有指导意义。根据引流静脉的方式来分型，目前比较公认的有以下三种方法。

1.Djindjian（1977）分类法　根据静脉引流分为四型。Ⅰ型：引流入静脉窦，症状最轻，主要为杂音，很少引起颅内压增高及神经系统症状，静脉窦通畅；Ⅱ型：引流入静脉窦，并逆向充盈皮质静脉，可引起颅内压增高；Ⅲ型：仅引流入皮质静脉，使其发生扩张，甚至呈动脉瘤样改变，可引起出血和神经系统功能障碍；Ⅳ型：引流入幕上或幕下静脉湖，病情较重，常出现占位效应。

2.Cognard（1995）分类法　系 Djindjian 和 Merland 法的改良。Ⅰ型：静脉引流入静脉窦，血液为顺流，无明显症状；Ⅱ型：血液引流入静脉窦，如血液在窦内有逆流为Ⅱa型，如血液逆流入皮质静脉为Ⅱb型，两者同时存在为Ⅱa+Ⅱb型；Ⅱ型中有 20%出现颅内压增高，10%有颅内出血；Ⅲ型：静脉直接引流入皮质静脉，无静脉扩张，颅内出血的发生率为 40%；Ⅳ型：静脉直接引流入皮质静脉，伴静脉瘤样扩张，颅内出血的发生率为 65%；Ⅴ型：从颅内病变引流入脊髓的髓周静脉，50%出现进行性脊髓病变。

3.Borden（1995）分类法　这是一个相对简单的分类方法。Ⅰ型：静脉直接向硬膜静脉和静脉窦引流。Ⅱ型：静脉引流入静脉窦后伴有软膜静脉引流；Ⅲ型：静脉直接引流到软膜静脉。其中，Cognard 分类法有助于了解硬脑膜动静脉瘘的危险型以便选择最佳的治疗方法，是目前最佳的分类法。

DAVF 的临床表现复杂多样，与静脉引流的方向及流速、流量以及瘘口所处的部位有关。常见的临床表现有：①颅内血管型杂音（62.5%）：杂音可在病变局部或遍及整个头部，呈搏动性，与心脏跳动相一致，瘘口部位杂音最响，并向周围传导，音调高低取决于动静脉短路情况，若血流量大，瘘口小，则闻及高调杂音，反之杂音较小或无杂音，压迫同侧颈动脉或憋气等增加静脉压的方法，均可使杂音减弱；②头痛（50%）：主要由于颅内压增高、脑膜刺激和小量硬膜下或蛛网膜下隙出血引起；③颅内压增高（50%）：可能由于动静脉瘘的存在，动脉血直接向硬脑膜静脉窦灌注，将未衰减的动脉压传递到静脉窦造成静脉窦内压力持续增高，使颅内静脉回流受阻，脑脊液吸收障碍，并可继发性血栓形成，或巨大硬膜下静脉湖产生占位效应等；④颅内出血（62.5%）：表现为蛛网膜下隙出血、脑出血，约有 20%以上的患者以蛛网膜下隙出血为首发症状，还可有硬膜下出血多数学者认为是由粗大迂曲壁薄的引流静脉破裂引起，而与瘘本身无关；⑤中枢神经功能障碍：可表现为意识障碍、痴呆、脑卒中及癫痫等，部分可以癫痫为首发症状，引起癫痫的原因可能是动静脉短路使脑局部缺血，邻近组织胶质样变；颞叶动静脉畸形及静脉压增高致脑皮质淤血、脑水肿所致；⑥脊髓功能障碍：表现感觉异常、运动障碍、大小便障碍和自主神经功能紊乱等；⑦其他：复视、视力异常、视野缺损也是常见的症状。

二、影像学特征

1.CT 及 CTA　CT 表现与引流静脉的类型有关，对于无皮质静脉引流者，DAVF 本身极少显影，但能显示出因 DAVF 而产生的一些继发性改变，如静脉窦血栓形成、急性和亚急性蛛网膜下隙出血、硬膜下或脑实质内出血、脑积水以及颅骨内板血管压迹明显等；对于有皮质静脉引流者，增强扫描可在脑内或脑表面显示出点状及条索状增强血管影，部分患者还可见明显扩张增粗的静脉窦；对于海绵窦型 DAVF，眶部 CT 还可显示眼静脉扩张增粗，眶内组织增生，眼球外突；CTA 可显示异常增粗的供血动脉及扩张的回流静脉及硬膜窦，对瘘口的情况及潜在的危险吻合和细小的供血动脉则显示不清。

2.MRI 及 MRA　MRI 对 DAVF 的继发性改变分辨率及检出率较 CT 高，MRI 平扫可见广泛的血管流空现象，病情严重时，可显示大脑皮质静脉广泛迂曲扩张，呈蚯蚓状，脑组织内或皮层则表现为虫噬样残缺，皮层表面不光滑，静脉窦明显扩张和/或狭窄、闭塞，静脉窦边缘甚至有较大的不规则脑缺损存在。这些表现在复杂型及晚期 DAVF 病人中尤为显著。MRA 能显示异常增粗、迂曲的动脉，而且还能较清楚的显示瘘口、增粗的供血动脉、迂曲扩张的引流静脉及静脉窦的情况，但对颈外系统的血管成像差，由于绝大多数 DAVF 都有颈外动脉分支参与供血，因而容易漏诊。MRV 对静脉窦血栓形成也具有重要的诊断价值。因此，头部 MRI 平扫见广泛性血管"流空"现象，常常提示有 DAVF 可能，应进一步结合 MRA、MRV 或 DSA 检查确诊（图2-1-17）。

3.DSA　选择性脑血管造影是目前确诊和研究本病的唯一可靠手段，能够全面、系统并动态地显示出 DAVF 患者瘘口及继发性血管性改变的特征，包括瘘口的部位、数量、供血动脉的来源，数量及血管扭曲扩张的程度，静脉引流方向，数量，扩张迂曲程度，静脉窦扩张、狭窄及闭塞情况，颅内血流分布及颅内血流循环时间等。选择性颈内动脉和椎动脉 DSA 检查，用以除外脑血管动静脉畸形，并确诊这些动脉的脑膜支参与供血的情况；颈外动脉超选择 DSA 造影检查，显示脑膜的供血动脉及动静脉瘘的情况，寻找最佳治疗途径和方法；了解引流静脉及方向、瘘口位置和脑循环紊乱情况，有助于解释临床症状和判断预后。脑血管造影还应注意有无"危险吻合"的存在（图 2-1-18）。

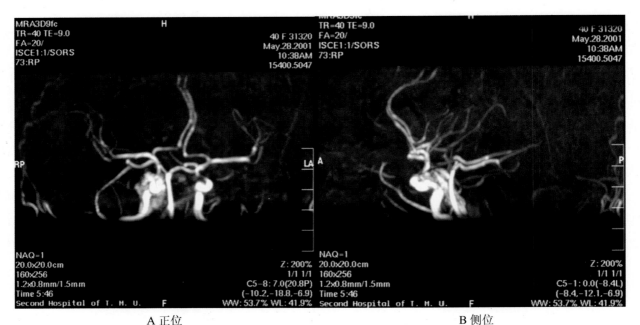

A 正位   B 侧位

图 2-1-17　DAVF 的 MRA 表现

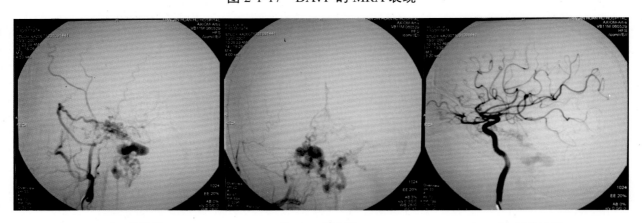

A　ECA 动脉期　　　　　　　B 为 ECA 静脉期　　　　　　C　ICA 侧位影像

图 2-1-18　DAVF 的 DSA 表现

可见动静脉异常直接交通，主要由颌内动脉供血；可见扩张、迂曲的引流静脉及静脉窦，向颈内静脉引流

三、DAVF 的伽玛刀治疗

目前 DAVF 的治疗主要包括保守治疗，血管内治疗（经动脉入路，静脉入路及动静脉联合入路），手术治疗和立体定向治疗以及上述两种甚至两种以上方法的联合治疗等。其治疗目的为永久、完全地闭塞动静脉瘘口，防止再出血，改善临床症状。

立体定向放射外科治疗 DAVF 的原理在于放射线照射损伤病变处静脉窦壁及供血动脉入窦即瘘口处血管的内皮细胞，使平滑肌细胞不断增生，血管内膜进行性增厚，最终导致管腔闭合达到治疗目的。

传统的放射治疗由于受到设备及技术条件的限制，其治疗 DAVF 的疗效不能肯定。国内外有部分文献报道立体定向放射外科治疗 DAVF，并证实其有效性。早在二十世纪九十年代初，Lunsford 及 Steiner 报导过 DAVF 的伽玛刀治疗，但对其疗效未做特殊说明。1993 年 Chandler 和 Friedman 报道采用直线加速器治疗 1 例前颅窝 DAVF，其由眼动脉和颌内动脉供血，向上矢状窦引流，他们利用 30Gy 的边缘剂量进行治疗，3 年后血管造影示瘘口完全闭塞，并未出现相关并发症。

治疗原则：①Cognard Ⅰ型或Ⅱa 型，临床症状进展缓慢，病情较稳定，颅内出血的危险性较小，相对其他治疗可能存在严重的并发症，伽玛刀作为一种安全、有效的治疗手段可作为首选；②低流速、低流量的 DAVF；③对于瘘口与静脉窦距离较远，或存在皮质/软脑膜静脉逆流，静脉曲张及向 Galen 静脉引流的 DAVF，而血管内治疗不能完全闭塞瘘时，可考虑联合治疗；④患者年龄较大，或合并其他系统疾病，不能耐受手术或血管内介入治疗的，可考虑伽玛刀治疗。

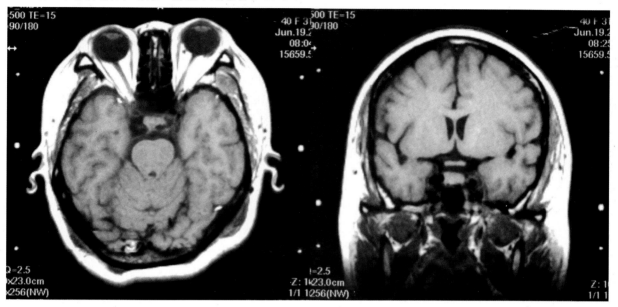

A 伽玛刀定位 MRI 轴位 T_1WI　　　　　　　　　　　　　B 伽玛刀定位 MRI 冠位 T_2WI

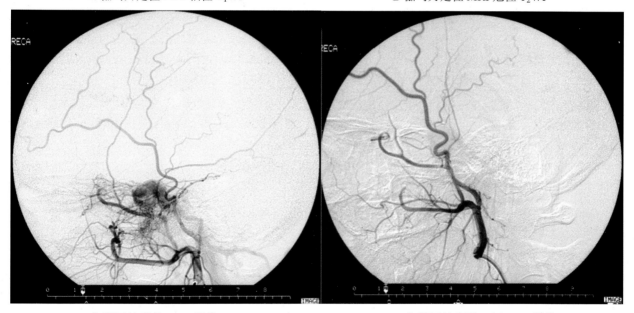

C 伽玛刀治疗前 DSA 影像　　　　　　　　　　　　　　　D 伽玛刀治疗后 3 年 DSA 影像

图 2-1-19　DAVF 患者伽玛刀治疗

A-B 为定位 MRI；C 为 DAVF 患者治疗前 DSA 影像 可见动静脉异常交通，主要由颌内动脉供血，异常引流静脉向岩下窦引流；D 为治疗后 3 年复查 DSA 影像，可见异常引流静脉及瘘口消失。

DAVF 的部位及血管构筑学的特征，对其治疗疗效具有决定性的作用，因此，伽玛刀治疗 DAVF 也必须考虑其部位：①海绵窦区 DAVF：由于海绵窦内有大量纤维小梁，血流速度缓慢，易产生血栓；

其主要由颈外动脉分支供血，瘘口小，血流量低，并向岩下窦和眼静脉回流，很少向皮质静脉回流，该区的DAVF少有自发性出血。针对这类患者可直接首选伽玛刀治疗(图2-1-19)；②横窦—乙状窦区DAVF：此类DAVF的瘘口与静脉窦距离较近，出血率较低。Awad回顾性分析377例DAVF患者，发现横窦—乙状窦区DAVF颅内出血率为15%~20%。由于部位较深，手术操作难度较大，术中止血比较困难，术后的死亡率及病残率较高。Pan等报道采用放射外科治疗20例横窦—乙状窦区DAVF患者，得到良好的疗效。因此，可选择伽玛刀治疗，但对于一些影响刀静脉回流的侵袭性DAVF，需联合血管内治疗；③小脑幕DAVF：其部位深在，常累及深静脉和软脑膜静脉，并引起颅内出血和进行性神经功能障碍，其往往需要联合治疗。Lewis等报道血管内介入联合放射外科治疗7例DAVF的患者，其中瘘口完全闭塞率达71.4%；④其他部位DAVF：仅有少数个例报道，其疗效尚不能完全肯定。

伽玛刀治疗DAVF后瘘口闭塞是一个缓慢的过程，在治疗后至闭塞前病变仍存在再出血的可能；另外对一些复杂的DAVF，单纯伽玛刀治疗的疗效往往不甚理想，常常需要联合血管内栓塞治疗。关于联合治疗，现仍存有一定的争议。Lewis及Pan等报道于7例及14例栓塞后行伽玛刀治疗，并获得良好的疗效，其认为DAVF栓塞后可减小治疗的容积，从而可以提高处方治疗剂量，减少相关的放射并发症。而Coffey及Pollock等建议对于那些需要联合治疗的DAVF患者，应先行放射外科治疗，数天内进行血管内治疗。其认为栓塞后，DAVF的异常血管显示不清，不利于制定伽玛刀治疗计划；而且血管内介入治疗存在治疗后血管再通的可能，如栓塞后行伽玛刀治疗，则再通的异常血管则不在伽玛刀治疗范围内，而影响疗效；而后行栓塞治疗不仅可减少闭塞间期DAVF再出血的可能，而且可以减轻患者临床症状，即使栓塞部分在此期间再通复发，伽玛刀治疗亦能使其闭塞。Koebbe认为对临床

症状稳定的DAVF患者可单独选择伽玛刀治疗，因为栓塞治疗可增加患者的并发症；而对于复杂，不能完全栓塞的DAVF患者应先行伽玛刀治疗，随后应立即行栓塞补充治疗。

（贾强　徐德生）

参 考 文 献

1. Söderman M, Edner G, Ericson K et al. Gamma knife surgery for dural arteriovenous shunts: 25 years of experience. J Neurosurg. 2006 Jun;104(6):867-75.

2. Onizuka M, Mori K, Takahashi N et al. Gamma knife surgery for the treatment of spontaneous dural carotid-cavernous fistulas. Neurol Med Chir (Tokyo). 2003 Oct;43(10):477-82

3. Pan HC, Sun MH, Yang DY et al. Multidisciplinary treatment of cavernous sinus dural arteriovenous fistulae with radiosurgery and embolization. J Clin Neurosci. 2005 Sep;12(7):744-9.

4. Guo WY, Pan DH, Wu HM et al. Radiosurgery as a treatment alternative for dural arteriovenous fistulas of the cavernous sinus. AJNR Am J Neuroradiol. 1998 Jun-Jul;19(6):1081-7.

5. Koebbe CJ, Singhal D, Sheehan J et al. Radiosurgery for dural arteriovenous fistulas. Surg Neurol. 2005 Nov;64(5):392-8

6. Friedman JA, Pollock BE, Nichols DA et al. Results of combined stereotactic radiosurgery and transarterial embolization for dural arteriovenous fistulas of the transverse and sigmoid sinuses. J Neurosurg. 2001 Jun;94(6):886-91

7. Pollock BE, Nichols DA, Garrity JA et al. Stereotactic radiosurgery and particulate embolization for cavernous sinus dural arteriovenous fistulae. Neurosurgery. 1999 Sep;45(3):459-66

第二章　伽玛刀治疗各种颅脑肿瘤

第一节　脑膜瘤

一、概述

脑膜瘤起于脑膜蛛网膜绒毛的蛛网膜盖细胞，约90%的脑膜瘤为良性，非典型性脑膜瘤占5%~10%，约2%为恶性脑膜瘤。脑膜瘤是一种常见的颅内原发肿瘤，发病率为6/10万，仅次于胶质瘤，占颅内原发肿瘤的13%~30%。脑膜瘤可以发生于颅内多个部位：大脑凸面、矢状窦旁、大脑镰旁、蝶骨嵴、鞍旁、嗅沟、桥脑小脑角、岩斜区等。病因至今未明，可能与外伤、病毒感染和放射线等有关。

二、临床表现及诊断

1.颅内压增高症状　包括头痛、恶心呕吐、视乳头水肿三主征，其他还有癫痫、精神症状、面神经麻痹等。

2.定位症状及体征　肿瘤压迫刺激临近脑组织及神经，导致神经系统定位症状和体征。肿瘤位于大脑半球可引起运动感觉障碍、视野改变、失语、癫痫发作及精神症状等定位症状。肿瘤位于小脑可出现共济失调、肌张力障碍、腱反射异常等，如果肿瘤压迫脑干会出现交叉性麻痹、脑神经核团受压破坏会出现颅神经受损症状，面肌、舌肌、咽喉肌瘫痪、面部感觉障碍等。桥脑小脑角肿瘤会造成耳聋耳鸣，眩晕、面肌瘫痪、眼震、声嘶、饮水呛咳等。肿瘤位于鞍区会出现视力减退、视野损害、内分泌功能紊乱等症状。

诊断主要运用头颅X线、CT、MRI及血管造影等影像学检查手段。

三、治疗选择

脑膜瘤的处理方法视患者症状、年龄、肿瘤位置、大小而定。有多种治疗方法可供选择：

1.保守治疗　适用于偶然发现的小脑膜瘤，位于非功能区，无症状，生长缓慢者。

2.手术切除　多数脑膜瘤可以全切除，当肿瘤位置深在或者位于重要功能区的时候可以考虑次全切除，对于复发的脑膜瘤也可以手术切除。

3.伽玛刀放射外科治疗　伽玛刀可以单独用来治疗脑膜瘤，也可以作为手术的辅助治疗方法。对于次全切除后的残余肿瘤或位于重要功能区不能手术切除的肿瘤或者非典型性及恶性脑膜瘤都可以选择伽玛刀治疗。脑膜瘤适合伽玛刀放射外科治疗的依据有：①脑膜瘤多为良性肿瘤，膨胀性生长，与脑组织分界清楚，在CT和MRI上易于强化，可以清晰显示脑膜瘤的形态；②脑膜瘤生长缓慢，允许伽玛刀的放射生物学效应充分发挥；③多数脑膜瘤血供丰富，较高的放射剂量照射后产生迟发性血管闭塞，造成脑膜瘤内缺血性梗死或坏死；④某些部位深在的病例和高龄患者，病人一般状况有时不能耐受麻醉和手术，却可以接受伽玛刀放射外科治疗。对于新发现的、复发的或残留的肿瘤，尤其是颅底肿瘤均行之有效。大多数颅底脑膜瘤或附着于静脉窦的脑膜瘤在不损伤神经功能的情况下无法完全切除。而运用伽玛刀放射外科治疗225例颅底脑膜瘤患者，影像学总体控制率为96.8%。总体满意率为96.3%。伽玛刀放射外科作为首选方法或辅助手段已在大宗病例中显示了它的重要作用。长期随访的结果表明伽玛刀对于脑膜瘤的治疗不仅安全而且肿瘤控制率高。对于海绵窦脑膜瘤SRS的5年和10年控制率都达到了93%，203例窦旁脑膜瘤的5年控制率也达到了93%。对于直径小于3.5cm的脑膜瘤，手术切除和SRS治疗的7年控制率分别为96%和95%，没有差别，对于非典型性和恶性脑膜瘤SRS的5年控制率分别为83%和72%。

四、伽玛刀治疗后的影像学变化

影像学变化在伽玛刀放射外科的治疗效果的评价中十分重要，并为疗效评价的标准之一。文献报道脑膜瘤伽玛刀放射外科治疗后影像变化为容积不变、减少、增大以及中心强化减低，并以随访资料中肿瘤体积减小或不变列为肿瘤控制率来计算，并称中心强化减低为"黑洞"现象，推测与脑膜瘤细胞有丝分裂抑制、细胞发生凋亡和肿瘤血供减少、发生迟发性肿瘤坏死有关。

脑膜瘤伽玛刀治疗后，肿瘤体积增大往往在治疗后6~12个月发生。在伽玛刀治疗后肿瘤体积增大的机制尚未明了，可能与瘤内水肿有关。多数体积增大的脑膜瘤在术后12个月后体积将逐渐减小至原大小或继续缩小。一组短期内(平均6.02个月)获得影像学随访的43例中，7例肿瘤容积缩小，1例肿瘤容积增大，35例肿瘤容积无变化。在发生强化效应改变的33例中，25例中心强化降低，8例肿瘤强化边界模糊不清，提示在伽玛刀治疗后6个月进行影像学随访，可以及时了解肿瘤边界及强化的变化情况，而容积变化则应在1年后评价为宜。在治疗后1年之内的肿瘤容积增大，须继续观察，不应急于认定为治疗无效。

病例 1　45 岁女性患者，鞍结节脑膜瘤经额手术后残留病灶行伽玛刀治疗（图 2-2-1）。中心剂量 28.57Gy，视神经位于等剂量线 35%以外，视神经受照剂量低于 10Gy。

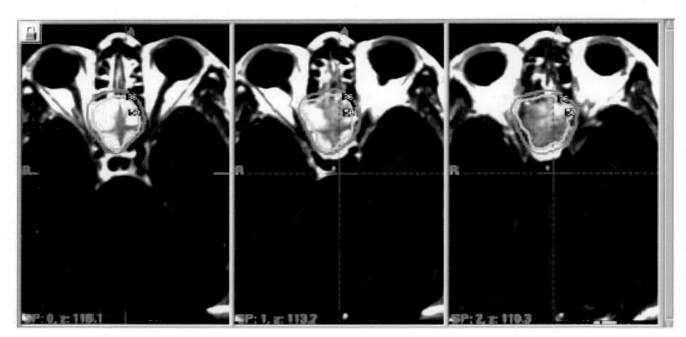

A　伽玛刀治疗计划

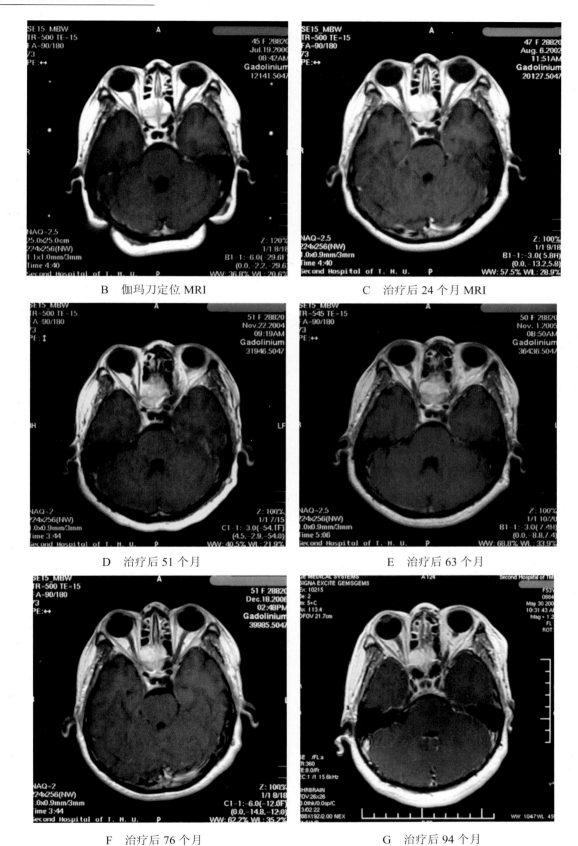

B　伽玛刀定位 MRI　　　　　　　　　　　　C　治疗后 24 个月 MRI

D　治疗后 51 个月　　　　　　　　　　　　E　治疗后 63 个月

F　治疗后 76 个月　　　　　　　　　　　　G　治疗后 94 个月

图 2-2-1　鞍结节脑膜瘤手术后残留行伽玛刀治疗

A：伽玛刀治疗计划；B：伽玛刀定位 MRI；C：肿瘤较前无明显变化；D：肿瘤强化减低；E：肿瘤强化减低；F：肿瘤体积略缩小；G：肿瘤体积进一步缩小。

病例 2　患者女，40 岁，左侧桥脑小脑角脑膜瘤切除术后残留病灶行伽玛刀治疗（图 2-2-2）。

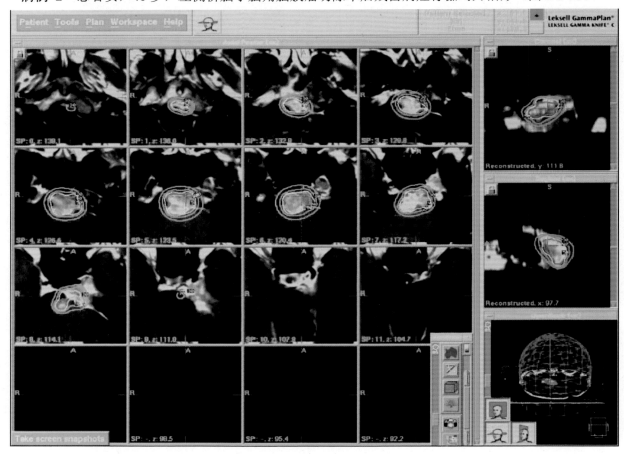

A 伽玛刀治疗剂量计划

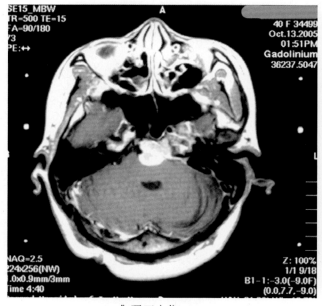

B 伽玛刀定位 MRI

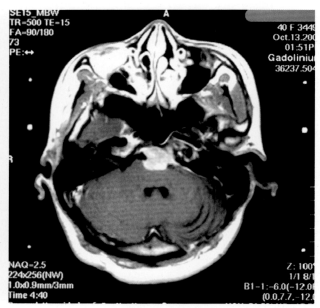

C 伽玛刀定位 MRI

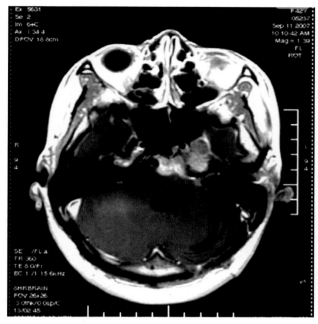
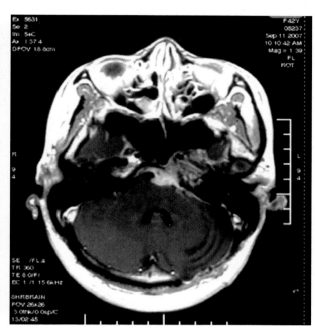

D 伽玛刀治疗后 23 个月　　　　　　　　　　E 伽玛刀治疗后 23 个月

图 2-2-2 左侧桥脑小脑角脑膜瘤切除术后残留病灶行伽玛刀治疗

A：伽玛刀治疗计划；B-C：定位 MRI 显示左海绵窦旁软组织影，边界清楚，压迫脑桥；D-E：治疗后 23 个月，可见肿瘤明显缩小

病例 3 患者女性，56 岁，因头晕行影像学检查发现颅内占位，诊断为脑膜瘤，于 2001 年 2 月接受伽玛刀治疗（图 2-2-3）。

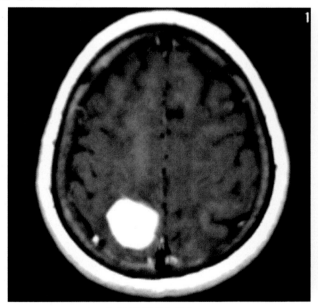
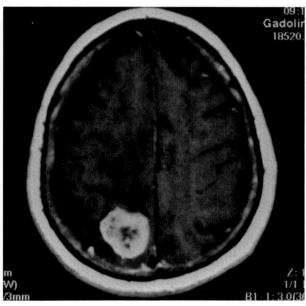

A 伽玛刀定位 MRI　　　　　　　　　　　B 伽玛刀治疗后 12 个月 MRI

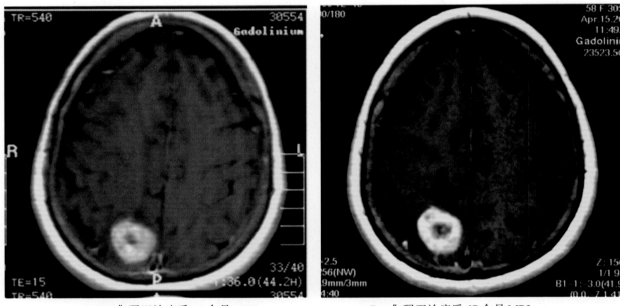

C　伽玛刀治疗后 26 个月 MRI　　　　　　　　D　伽玛刀治疗后 67 个月 MRI

图 2-2-3　脑膜瘤伽玛刀治疗

A：伽玛刀定位 MR；B：肿瘤中心坏死，强化减低，周围水肿；C：肿瘤缩小，中心坏死，瘤周水肿减轻；D：肿瘤进一步缩小，中心坏死，瘤周水肿基本消失

病例 4　患者女性，41 岁，右侧前颅窝底脑膜瘤术后残留部分行伽玛刀治疗（图 2-2-4）。

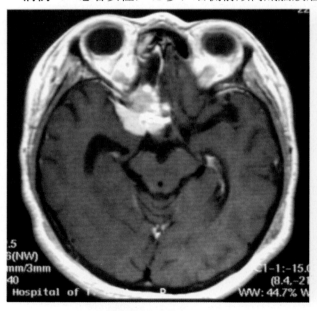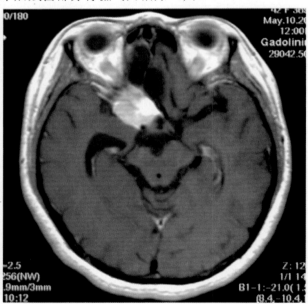

A　伽玛刀定位 MRI　　　　　　　　　　　B　伽玛刀治疗后 15 个月 MRI

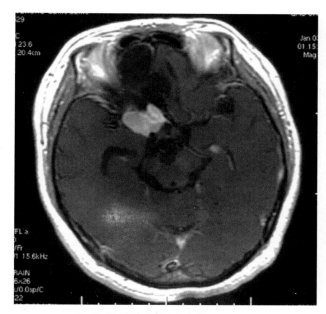

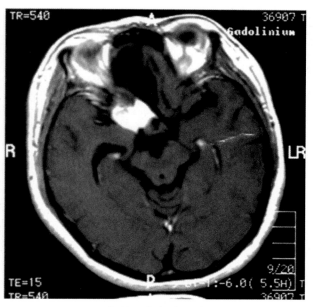

C　伽玛刀治疗后 46 个月 MRI

D　伽玛刀治疗后 59 个月 MRI

图 2-2-4　前颅底脑膜瘤术后残留行伽玛刀治疗

A　伽玛刀定位 MR；B　可见肿瘤体积减小；C　治疗后 46 个月，肿瘤进一步减小；D　治疗后 59 个月，肿瘤继续减小。

病例 5　患者男性，37 岁，右侧岩斜区脑膜瘤术后残留，行伽玛刀治疗（图 2-2-5）。

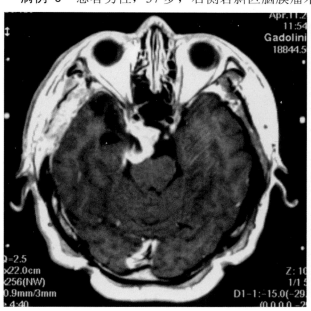

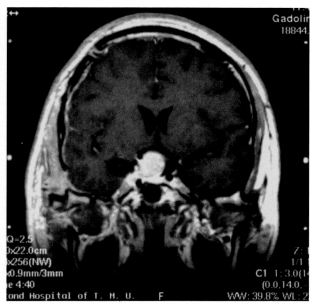

A　伽玛刀定位 MRI 轴位

B　伽玛刀定位 MRI 冠位

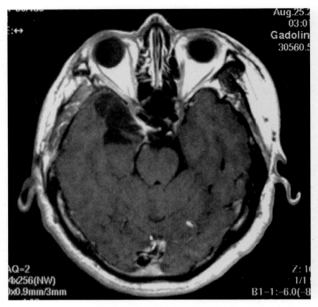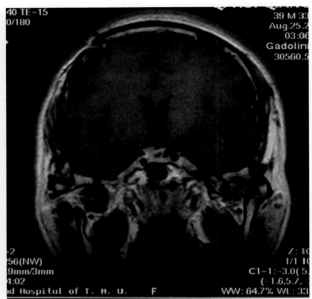

C 伽玛刀治疗后 28 个月 轴位   D 伽玛刀治疗后 28 个月 冠位

图 2-2-5　右侧岩斜区脑膜瘤术后残留行伽玛刀治疗

A-B：伽玛刀定位 MR；C-D：治疗后 28 个月，肿瘤明显减小接近消失

（刘晓民）

参 考 文 献

1　Kang CS, Zheng LG, Xu DS. Dose-volume effect in gamma knife radiosurgery of meningioma[J]. Stereotactic Functional Neurosurgery, 1999, 73 (1-4)：72~78

2　Stafford SL, Pollock BE, Foote RL, et al .Meningioma radiosurgery: tumor control, outcomes, and complications among 190 consecutive patients[J]. Neurosurgery, 2002,49(5):1029~1038.

3　Pendl G, Eustacchio S, Unger F.Radiosurgery as alternative treatment for skull base meningiomas[J].J Clin Neurosci, 2002, 8 (Suppl 1):12~14.

4　Roche PH, Regis J, Dufour H, et al. Gamma knife radiosurgery in the management of cavernous sinus meningiomas[J].J Neurosurg, 2002, 93 (Suppl 3):68~73.

5　Shin M, Kurita H, Sasaki T, et al.Analysis of treatment outcome after stereotactic radiosurgery for cavernous sinus meningiomas[J].J Neurosurg, 2002, 95(3): 435~439.

6　Pollock BE, Stafford SL, Link MJ. Gamma knife radiosurgery for skull base meningiomas[J].

Neurosurg Clin N Am, 2000, 11: 659~666.

7　Iwai Y, Yamanaka K, Nakajima H.Two-staged gamma knife radiosurgery for the treatment of large petroclival and cavernous sinus meningiomas[J].Surg Neurol, 2003, 56(5):308~314.

8　Pendl G, Unger F, Papaefthymiou G,et al .Staged radiosurgical treatment for large benign cerebral lesions[J]. J Neurosurg, 2003, 93 (Suppl 3):107~112.

9　Morita A, Coffey RJ, Foote RL, et al.Risk of injury to cranial nerves after gamma knife radiosurgery for skull base meningiomas: experience in 88 patients[J].J Neurosurg, 1999, 90(1):42~49.

10　Nakaya K, Chernov M, Kasuya H, et al. Risk factors for regrowth of intracranial meningiomas after gamma knife radiosurgery: importance of the istopathological grade and MIB-1 index. Minim Invasive Neurosurg, 2009 ,52(5-6):216-221.

11　Haselsberger K, Maier T, Dominikus K ,et al. Staged gamma knife radiosurgery for large critically located benign meningiomas: evaluation of a series comprising 20 patients. J Neurol Neurosurg Psychiatry, 2009 ,80(10):1172-1175.

12　Chung HT, Kim DG, Paek SH, et al. Development of dose-volume relation model for gamma knife surgery of non-skull base intracranial meningiomas. Int J Radiat Oncol Biol Phys, 2009 ,74(4):1027-1032.

13　Lee JY, Kondziolka D, Flickinger JC, et al. Radiosurgery for intracranial meningiomas. Prog Neurol Surg, 2007,20:142-149.

14　Liu AL, Wang C, Sun S, et al. Gamma knife radiosurgery for tumors involving the cavernous sinus. Stereotact Funct Neurosurg, 2005,83(1):45-51.

第二节　垂体腺瘤

一、概述

垂体腺瘤是颅内常见的肿瘤之一，占颅内肿瘤的10％左右，近年来，随着医学检查技术的发展，垂体瘤的发现率明显增加。

1.分类　按照肿瘤的最大直径来分类，垂体瘤可分为①微腺瘤：肿瘤直径≤1cm；②大腺瘤：肿瘤直径 1~3cm；③巨大腺瘤：肿瘤直径＞3cm。按照生物学行为分类，垂体腺瘤可分为侵袭性和非侵袭性腺瘤。侵袭性垂体腺瘤定义为"生长侵犯硬脑膜、视神经、海绵窦、骨质等毗邻结构的垂体腺瘤"，侵袭性与非侵袭性垂体腺瘤的临床表现、预后均明显不同。按照肿瘤细胞分泌激素的不同进行功能学分类，垂体腺瘤可分为功能性腺瘤和无功能性腺瘤，前者又可进一步分为泌乳素腺瘤、生长激素腺瘤、促甲状腺激素腺瘤、促肾上腺皮质激素腺瘤、性腺激素腺瘤和混合性激素腺瘤。这种功能性分类法结合了组织形态学、免疫组化、血清内分泌学及电镜超微结构的观察结果，对形态学有深入认识，并与临床表现、生化改变及预后判断密切相关，已成为垂体腺瘤(特别是功能性垂体腺瘤)病理诊断的主要手段。

2.临床表现　①头痛：比较常见；②视力及视野障碍：早期仅个别微腺瘤病例出现视力减退，考虑可能由于高灌注状态的肿瘤"盗血"，影响视交叉的正常血供所致，随肿瘤的生长，向上压迫视路，可出现视力减退及视野缺损。视野缺损以颞侧偏盲最为常见，同时也可发生视力的减退，严重者可导致失明；③其他症状：当腺瘤压迫海绵窦的内壁和侧壁，损及位于其内的眼球运动神经时，可出现复视或第Ⅲ、Ⅳ、Ⅵ颅神经受损的临床表现如眼肌麻痹、眼睑下垂，肿瘤向下侵蚀蝶窦，可以造成骨质破坏，发生脑脊液鼻漏，当肿瘤侵袭或压迫垂体超过其代偿能力时，可出现垂体功能低下；④内分泌功能的改变：泌乳素腺瘤多见于年轻女性，主要表现为溢乳、闭经、不孕。男性患者者可有阳痿、性功能减退、不育等。生长激素腺瘤系因腺垂体生长激素分泌细胞过度分泌生长激素所致，成年人表现为肢端肥大症，若发病在长骨骺联合期前则为巨人症。促肾上腺皮质激素腺瘤多见于青壮年女性，临床以皮质醇增多的症状和体征为主。

二、影像学特征

1.CT　CT是目前诊断垂体腺瘤的主要方法之一。主要靠直接冠状位增强检查或动态扫描。

2.MRI　MRI扫描不仅可以区分垂体周围组织结构的差异，骨性伪影少，从而判断肿瘤是否累及或侵入邻近结构，如视交叉、海绵窦以及蝶窦等，有助于手术方案的制订；而且可作多方位、多层面扫描，提供三维图像，因此是目前诊断垂体腺瘤的最主要的方法（图2-2-6）。

此外，MRI还在垂体腺瘤治疗方案的选择上起到不可替代的作用。MRI还可判断垂体腺瘤的侵袭性：侵袭性垂体腺瘤可向各个方向生长和侵袭，最常见的是垂体腺瘤侵袭海绵窦并包绕ICA海绵窦段，这类患者手术难以全部切除，术后往往需要辅助性治疗。

三、诊断及鉴别诊断

垂体腺瘤的诊断主要依据不同类型腺瘤的临床表现以及内分泌检查结果和影像学资料，典型的病例不难作出垂体腺瘤的分类诊断。但垂体腺瘤的早期症状轻微，内分泌学检查不典型，影像学特征不明显，易被忽视，甚至被漏诊或误诊。因此需要提高垂体腺瘤的知识，不仅需要神经外科的重视，同时也需要相关科室如内分泌科、放射科、眼科、妇科各科医生的密切配合。

鞍区病变比较复杂，当患者出现一些内分泌异常，视力视野改变，蝶鞍出现扩大变形时，并非完全由于垂体腺瘤所致，需要与颅咽管瘤、鞍区脑膜

瘤、颅内动脉瘤、异位生殖细胞瘤、Rathke's囊肿、垂体脓肿、视神经胶质瘤、表皮样囊肿、皮样囊肿、

脊索瘤、鞍区转移瘤、神经鞘瘤、空蝶鞍综合征等相鉴别。

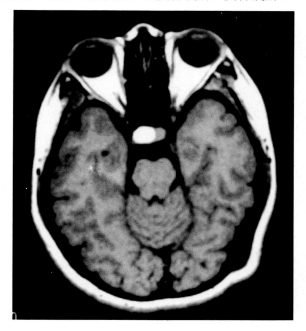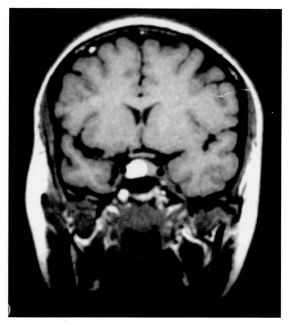

图2-2-6　垂体瘤卒中MRI T$_1$WI影像

四、垂体腺瘤的伽玛刀治疗

1968年Backlund等率先用伽玛刀治疗了垂体腺瘤，此后随着计算机技术的飞速发展、神经影像技术的日臻完善以及立体定向技术的日趋成熟，全世界接受伽玛刀治疗的垂体腺瘤病例越来越多，大宗病例报道和长期随访结果证实：伽玛刀治疗垂体腺瘤无论从控制肿瘤生长、改善临床症状方面，还是从激素水平恢复方面，都取得了良好的疗效，并且并发症较低，是一种微创、安全、有效的治疗方法。

伽玛刀治疗垂体腺瘤的目的：①控制肿瘤生长；②纠正垂体激素水平异常，改善临床症状；③尽可能保护正常垂体组织。

伽玛刀治疗适应证：①病理确诊或者依据典型的临床表现、内分泌结果及明确的影像表现诊断的垂体腺瘤（肿瘤与视路距离大于1mm，无明显视路压迫症状）；②既往手术后残留或复发的垂体腺瘤，特别是侵袭海绵窦或颅底者；③患者年龄较大，具有高血压、心脏病等不具备手术条件者；④难以手术切除的垂体腺瘤；⑤无颅内压增高等神经外科急

症表现。

伽玛刀治疗方法：患者于伽玛刀治疗前在局麻下安装Leksell-G立体定向头架，安装时尽量使病灶位于立体定向头架中心，减少MRI影像的漂移误差，四个固定点用力要均匀，防止头架变形而影响定位的准确性。对于曾行经额手术，肿瘤复发或残留的患者安装头架时定位钉应避开开颅骨孔的位置，尤其是近期手术的病人，定位钉应避开骨瓣。高分辨率磁共振三维薄层连续扫描（层厚2~3mm），对于垂体微腺瘤可行Gd-DTPA动态增强扫描，有经蝶手术史患者可行脂肪抑制扫描。影像资料输入工作站后利用Leksell Gamma Plan软件设计剂量计划，计划应注意视路（视神经、视交叉、视束）、正常垂体组织等结构的保护。然后利用Leksell伽玛刀采取不同直径准直器，对肿瘤进行多等中心的适形照射。

治疗剂量与疗效：

1. 无功能性垂体腺瘤（Non-Functional Pituitary Adenomas NFPA）：NFPA约占垂体肿瘤的30%左右。据近几年文献报道伽玛刀治疗NFPA的肿瘤控

制率一般为 93%~97%，有的报道甚至达到 100%。通常认为 NFPA 伽玛刀治疗剂量与功能性垂体腺瘤相比较低。Sheehan 等认为 NFPA 最佳治疗剂量为 16Gy，13~14Gy 的边缘剂量对垂体腺瘤即可有较好的控制作用；而 Iwai 等（2005 年）利用伽玛刀治疗 34 例 NFPA 患者，边缘剂量 8~20Gy（平均 14Gy），5 年肿瘤控制率达到了 93%。天津医科大学第二医院伽玛刀中心治疗 NFPA 的边缘剂量为 12~18Gy（平均 15.45Gy），肿瘤控制达 97.44 %。由于 NFPA 无内分泌激素异常表现，只有其生长压迫邻近神经结构而出现相应的临床症状而被发现，所以针对于 NFPA 早期诊断很难，如果肿瘤与视路关系密切，可先行手术切除，残留肿瘤可再行伽玛刀治疗。但

在实际临床工作中，我们发现一些术后残留的肿瘤与视路关系依然密切，针对这种情况，应在保证视神经和视交叉安全的前提下选择适当的照射范围和治疗剂量，在随访过程中发现治疗部分肿瘤缩小，肿瘤远离视路时，可对肿瘤近视路侧再补充剂量治疗。Pollock 等报道了 62 例术后残留或复发的无功能垂体腺瘤伽玛刀治疗的结果：其采用边缘剂量平均为 14Gy，平均随访时间为 64 个月，肿瘤的控制率为 95%，两例治疗后复发，均为处方剂量线外的肿瘤容积增大，其认为 14Gy 可以控制无功能垂体腺瘤的生长，但在制定治疗计划时，应尽量覆盖整个肿瘤容积，对等剂量线外的肿瘤应密切随访观察，必要时应补充剂量治疗。

病例 1 患者，男，52 岁。主因垂体腺瘤术后两年，视力下降 1 个月余收入院。既往手术病理无功能垂体腺瘤。复查 MRI 示肿瘤较前增大，且侵袭

海绵窦，考虑伽玛刀治疗。治疗参数：边缘剂量 16Gy，等剂量线 50%，中心剂量 32Gy，等中心数 7 个（图 2-2-7）。

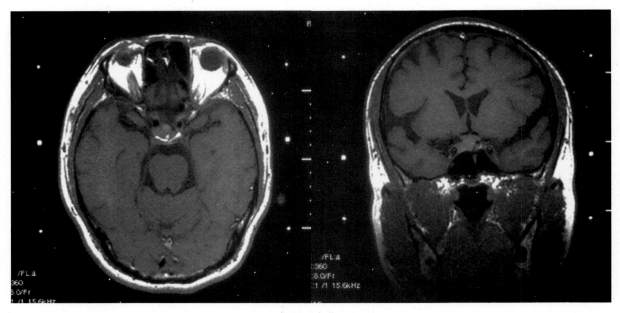

A   伽玛刀定位 MRI

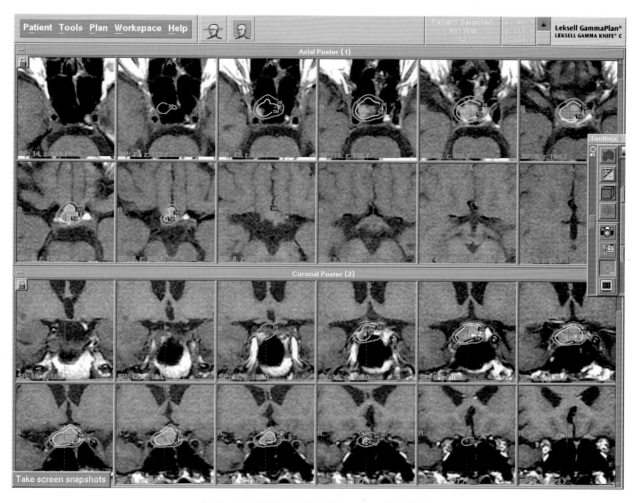

B　伽玛刀治疗计划，边缘剂量 16Gy，等剂量线 50%

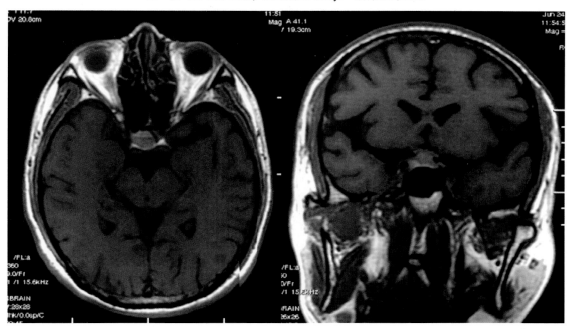

C　伽玛刀治疗后 6 个月复查 MRI，示肿瘤无明显变化

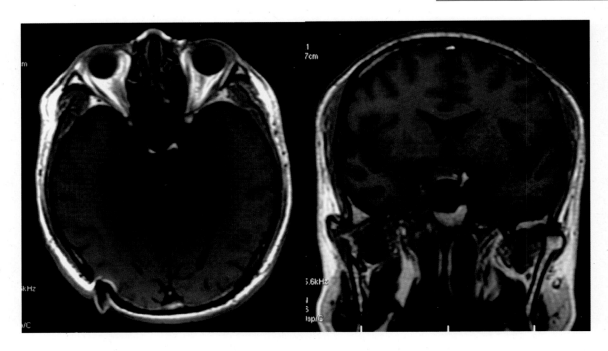

D　伽玛刀治疗后 12 个月复查 MRI，示肿瘤明显缩小

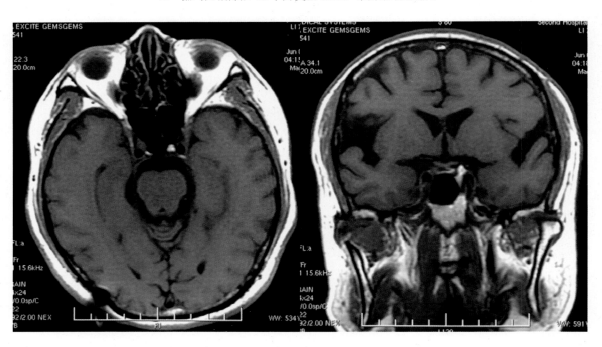

E　伽玛刀治疗后 30 个月复查 MRI，示肿瘤继续缩小

图2-2-7　无功能垂体腺瘤术后复发的伽玛刀治疗

　　病例 2　患者，女，21 岁，主因视力下降 3 年伴加重一个月收入院。检查 MRI 示鞍区占位，内分泌检查均在正常范围，行伽玛刀治疗。治疗参数：边缘剂量 16Gy，等剂量线 50%，中心剂量 32Gy，等中心数 5 个（图 2-2-8）。

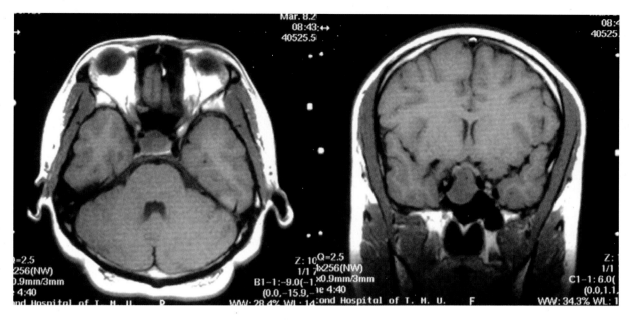

A　伽玛刀定位 MRI

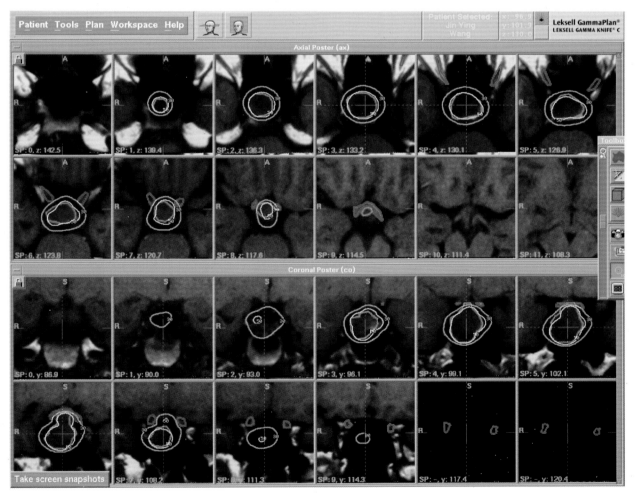

B　伽玛刀治疗计划，边缘剂量 16Gy，等剂量线 50%

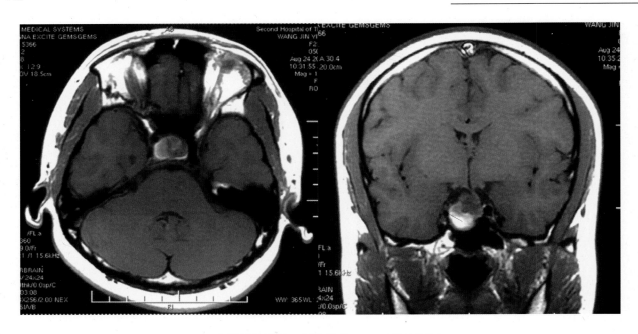

C　伽玛刀治疗后5个月复查MRI，示肿瘤卒中

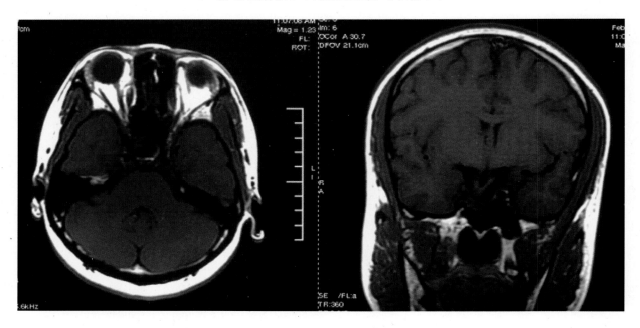

D　伽玛刀治疗后25个月复查MRI，示出血吸收，肿瘤基本消失

图2-2-8　无功能垂体巨大腺瘤的伽玛刀治疗

　　病例3　患者，女，39岁，主因"头痛6个月"收入院。考虑垂体腺瘤行伽玛刀治疗。治疗参数：边缘剂量14Gy，等剂量线60%。治疗后11个月复查

MRI示肿瘤明显缩小，治疗后35个月复查MRI肿瘤基本消失，治疗后65个月复查MRI肿瘤无复发（图2-2-9）。

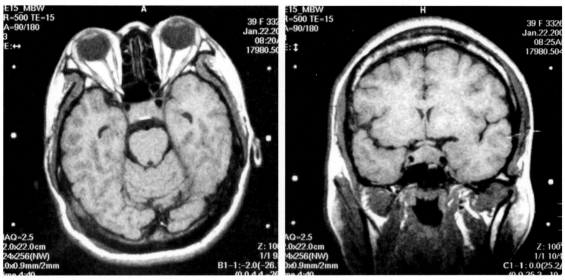

A　伽玛刀定位MRI，给予边缘剂量为14Gy，等剂量线为60%

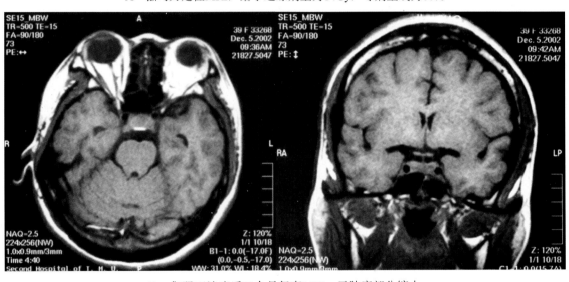

B　伽玛刀治疗后11个月复查MRI，示肿瘤部分缩小

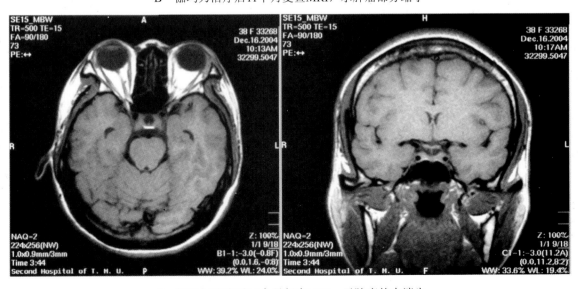

C　伽玛刀治疗后35个月复查MRI，示肿瘤基本消失

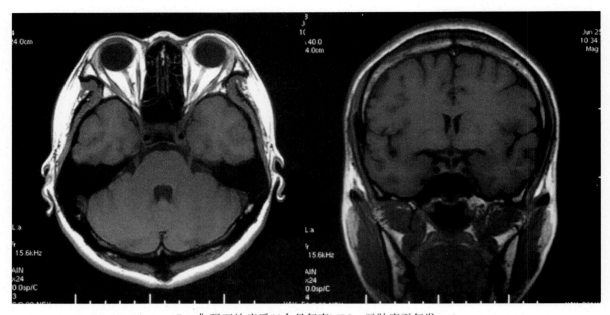

D 伽玛刀治疗后65个月复查MRI，示肿瘤无复发

图2-2-9 无功能垂体大腺瘤的伽玛刀治疗

2. 功能性垂体腺瘤（Functional Pituitary Adenomas FPA） 伽玛刀治疗FPA的目的不仅要控制肿瘤生长，而且还要控制异常的激素水平，改善临床症状。通常认为伽玛刀治疗后激素水平的控制主要与以下因素有关。

（1）FPA类型、治疗剂量及随访时间：潘力等认为泌乳素腺瘤对射线的敏感程度要低于生长激素腺瘤和肾上腺皮质激素腺瘤，他指出对于PRL腺瘤伽玛刀周边剂量要达到30Gy以上才可以较好的控制肿瘤生长并降低激素水平，而GH和ACTH腺瘤应用低于30Gy的周边剂量即可达到控制生长，改善临床症状和使激素水平正常化的目的。Pollock等（2002年）报道43例分泌型垂体腺瘤，使用边缘剂量14.4~30Gy（平均20Gy）随访2~44个月（平均14个月），内分泌恢复正常者占47%，他们发现患者激素水平恢复正常的比例有随时间提升的趋势。

（2）治疗时抗内分泌药物的应用：在2000年，Landolt等首先发现在伽玛刀治疗时服用抗内分泌药物，激素水平正常化的比例很低，因此认为抗内分泌药物可能起到放射保护作用；随后Pollock等证实了这一观点：服用激素抑制性药物的患者伽玛刀治疗后无一例激素恢复正常，而未服用药物组，63%的患者激素水平恢复正常。关于此现象的产生机制目前尚不清楚，Landolt考虑可能是由于这些药物改变了细胞周期，肿瘤细胞的放射敏感性降低所致。

（3）治疗前激素水平及肿瘤大小：Castinetti通过研究82例生长激素腺瘤伽玛刀治疗的结果，发现治疗前GH及IGF-1水平较低的患者，治疗后激素水平恢复正常的几率较大；而且这一结论被Pollock所证实，并认为治疗前激素水平的高低是影响治疗后激素变化的因素之一，并可作为判定预后的指标。Kobayashi等报道25例ACTH型垂体瘤，使用边缘剂量15~70Gy（平均28.7Gy），随访平均64.1个月，内分泌恢复正常30%，下降85%。他们认为微腺瘤和小腺瘤内分泌恢复正常的比率远远高于大腺瘤。

病例4 患者，男，52岁，主因垂体腺瘤术后5年复发收入院。手术病理为泌乳素腺瘤。近日复查MRI示肿瘤较前增大，考虑肿瘤复发。内分泌检查PRL 40.66ng/ml，行伽玛刀治疗。治疗参数：边缘剂量25Gy，等剂量线50%，中心剂量50Gy，等中心数9个（图2-2-10）。

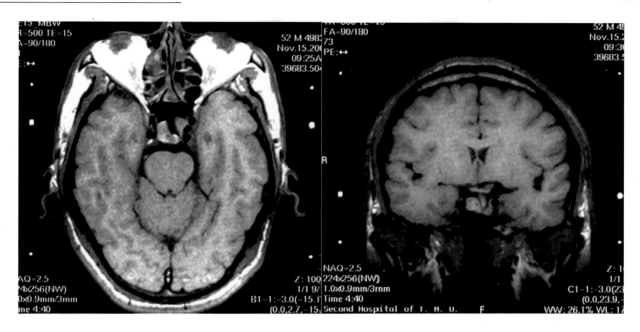

A　伽玛刀定位 MRI

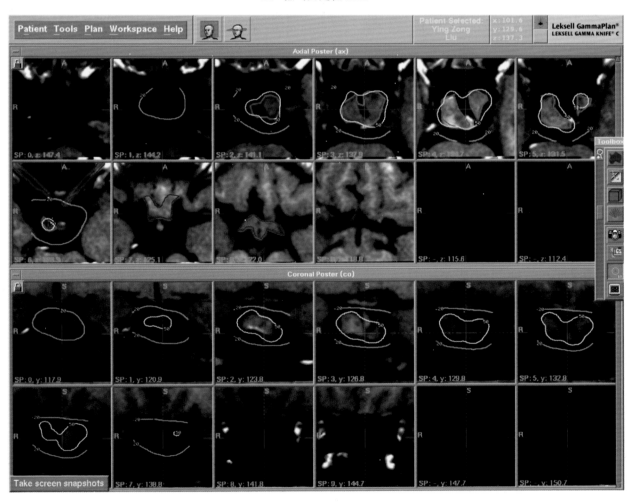

B　伽玛刀治疗计划，边缘剂量 25Gy，等剂量线 50%

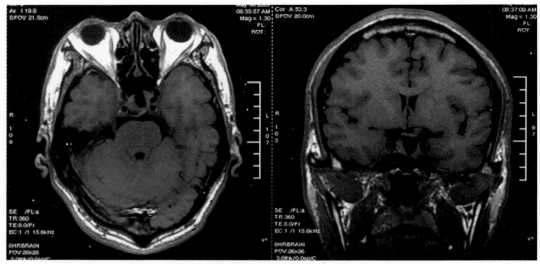

C　伽玛刀治疗后 7 个月复查 MRI，示肿瘤缩小

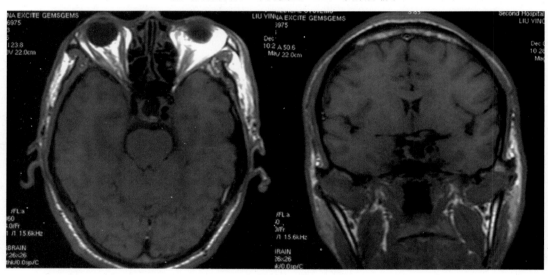

D　伽玛刀治疗后 13 个月复查 MRI，示肿瘤基本消失

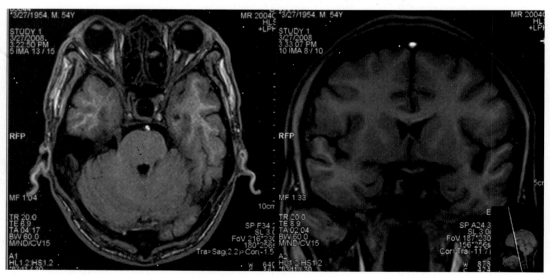

E　伽玛刀治疗后 16 个月复查 MRI，示肿瘤未复发

图2-2-10　术后复发的泌乳素垂体腺瘤的伽玛刀治疗

病例 5　患者，女，24岁，主因"月经紊乱伴头痛八年"收入院。PRL：840μU/ml，行伽玛刀治疗，治疗参数为边缘剂量15Gy，中心剂量30Gy，等剂量线50%。治疗后20个月患者月经未恢复，PRL为20.7ng/ml，复查MRI示肿瘤明显缩小，与视交叉距离增大。治疗后41个月患者月经恢复，无溢乳，PRL为18.78ng/ml，复查MRI示肿瘤消失。治疗后95个月患者月经恢复，顺产一子。复查MRI示肿瘤消失，无复发（图2-2-11）。

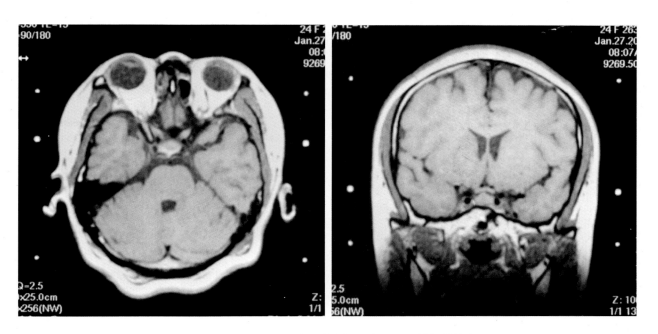

A　伽玛刀治疗定位MRI，给予边缘剂量为30Gy，等剂量线为50%

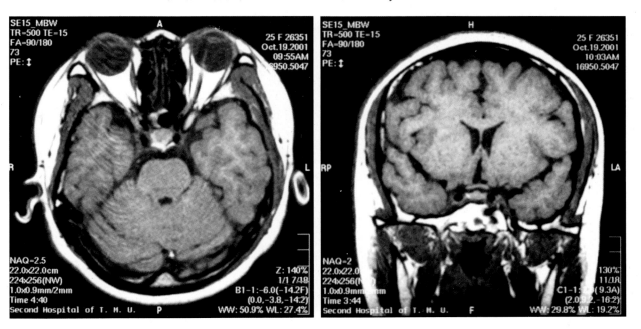

B　伽玛刀治疗后20个月复查MRI，示肿瘤明显缩小

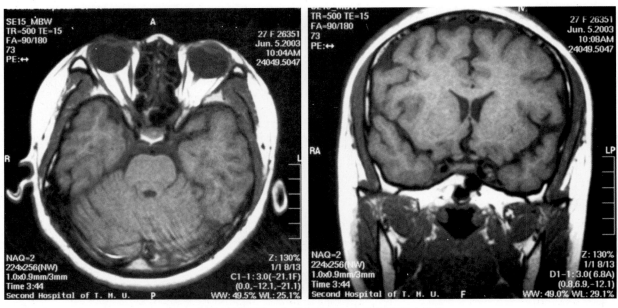

C　伽玛刀治疗后41个月复查MRI，示肿瘤基本消失

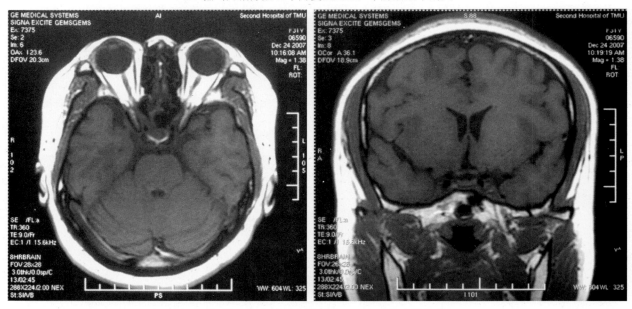

D　伽玛刀治疗后95个月复查MRI，示肿瘤无复发

图2-2-11　泌乳素垂体微腺瘤的伽玛刀治疗

　　病例6　患者，女 19 岁，主因闭经伴溢乳一年收入院。入院前行内分泌检查示：PRL ＞ 200ng/ml。MRI 示鞍区占位，行伽玛刀治疗。治疗参数：边缘剂量 20Gy，中心剂量 40Gy，等剂量线 50%，等中心数为 10 个。治疗后 7 个月 PRL 为 121.23ng/ml，治疗后 13 个月 PRL 为 72.82ng/ml，治疗后 19 个月 PRL 为 138.97ng/ml（图 2-2-12）。

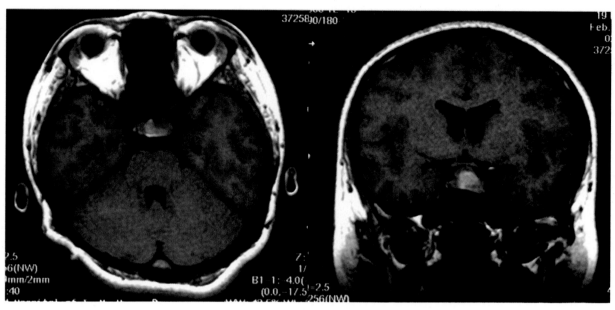

A　伽玛刀定位 MRI

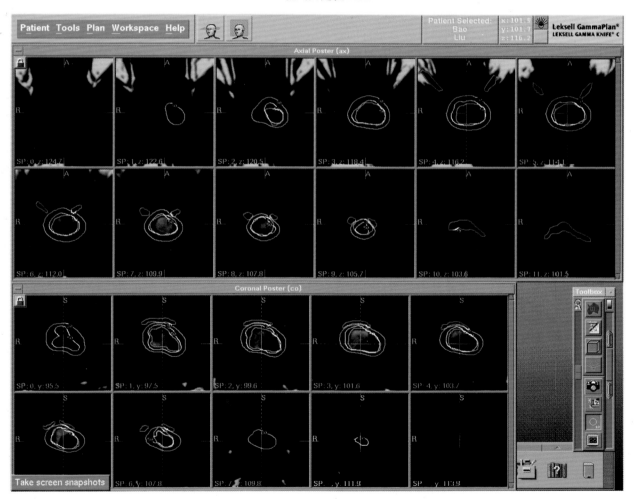

B　伽玛刀治疗计划，边缘剂量 20Gy，等剂量线 50%

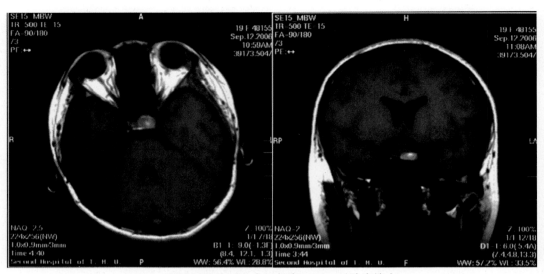

C 伽玛刀治疗后 7 个月复查 MRI，示肿瘤缩小

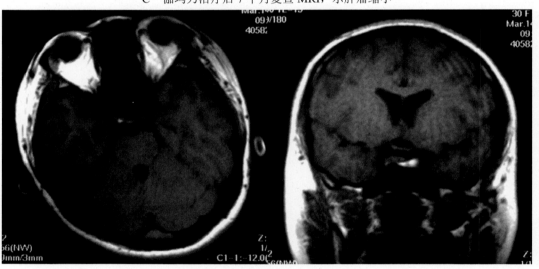

D 伽玛刀治疗后 13 个月复查 MRI，示肿瘤继续缩小

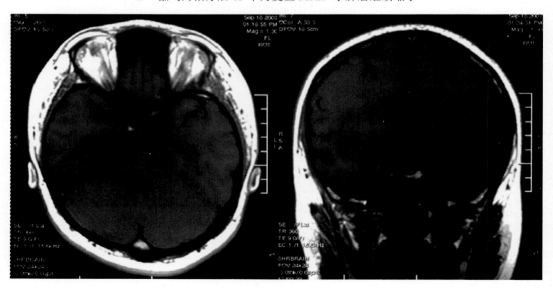

E 伽玛刀治疗后 19 个月复查 MRI，示肿瘤未复发

图2-2-12 泌乳素垂体大腺瘤的伽玛刀治疗

病例 7 患者，女，39岁，主因"肢端肥大两年余"收入院，GH:20.75 ng/ml，行伽玛刀治疗。治疗参数边缘剂量为25Gy，中心剂量为50Gy，等剂量线为50%，等中心数为8个。治疗后11个月患者肢端肥大症状无变化，GH为17.55ng/ml，复查MRI示肿瘤明显缩小，与视交叉距离增大。治疗后22个月患者自觉四肢胀感缓解，GH7.41ng/ml，复查MRI示肿瘤基本消失。治疗后94个月复查GH为2.96ng/ml，复查MRI示肿瘤无复发（图2-2-13）。

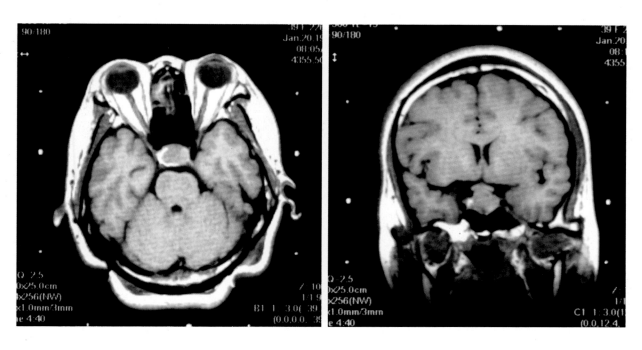

A 伽玛刀定位MRI，给予边缘剂量为20Gy，等剂量线为50%

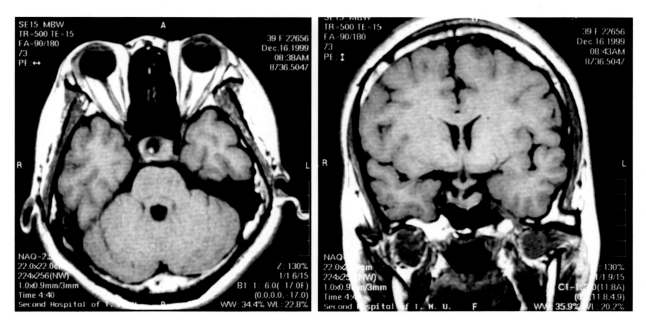

B 伽玛刀治疗后11个月复查MRI，示肿瘤明显缩小

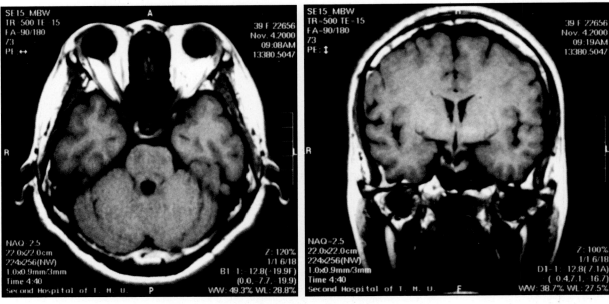

C　伽玛刀治疗后22个月复查MRI，示肿瘤基本消失

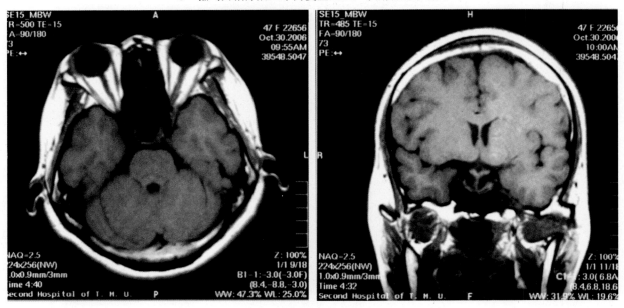

D　伽玛刀治疗后94个月复查MRI，示肿瘤无复发

图2-2-13　生长激素垂体腺瘤的伽玛刀治疗

　　病例 8　患者，女，36岁，主因"头痛伴疲乏无力6个月"收入院，ACTH 76pg/ml，行伽玛刀治疗。治疗参数为边缘剂量为25Gy，中心剂量为50Gy，等剂量线50%，等中心数为5个。治疗后13个月患者头痛症状缓解，ACTH 36.65 pg/ml，复查MRI示肿瘤明显缩小，与视交叉距离增大。治疗后24个月复查MRI示肿瘤继续缩小。治疗后48个月患者自觉疲乏无力症状缓解，ACTH 为 15.90pg/ml，复查MRI示肿瘤基本消失。治疗后60个月复查MRI示肿瘤未见复发（图2-2-14）。

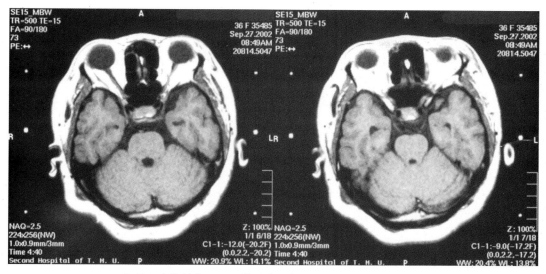

A 伽玛刀定位轴位MRI，给予边缘剂量为25Gy，等剂量线为50%

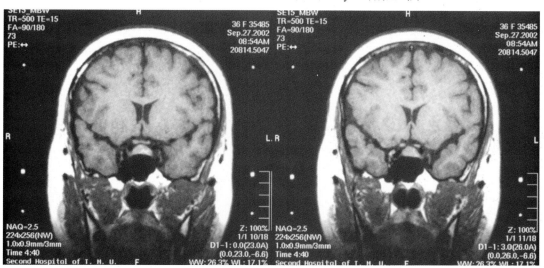

B 伽玛刀定位轴位MRI，给予边缘剂量为25Gy，等剂量线为50%

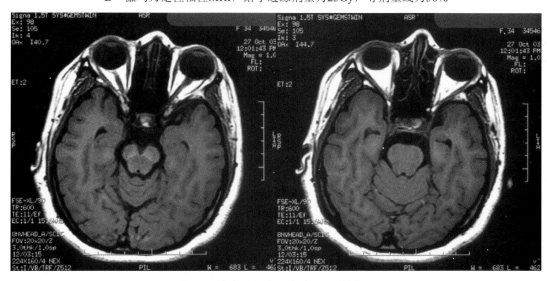

C 伽玛刀治疗后13个月复查MRI 轴位T₁WI

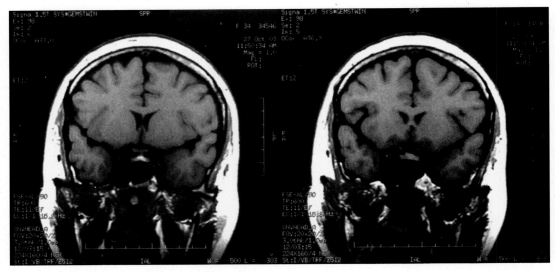

D　伽玛刀治疗后13个月复查MRI　冠位T₁WI，肿瘤明显缩小，与视路关系明显增大

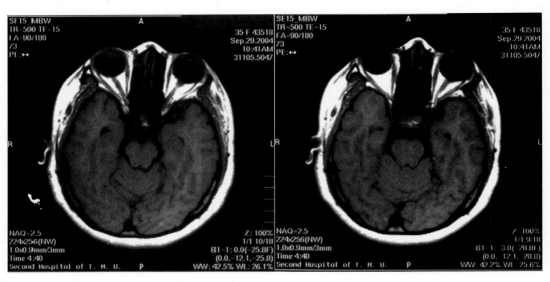

E　伽玛刀治疗后24个月复查MRI　轴位T₁WI

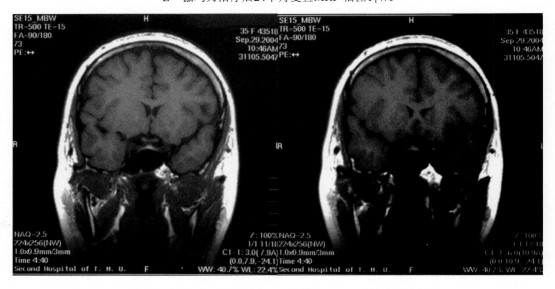

F　伽玛刀治疗后24个月复查MRI　冠位T₁WI，示肿瘤继续缩小

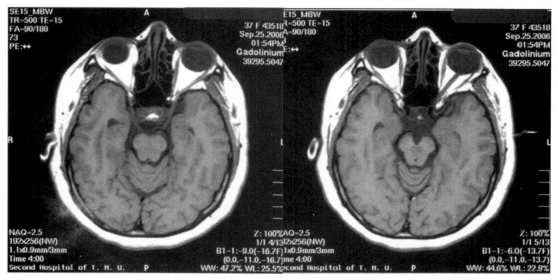

G　伽玛刀治疗后48个月复查MRI轴位T₁WI，示肿瘤基本消失

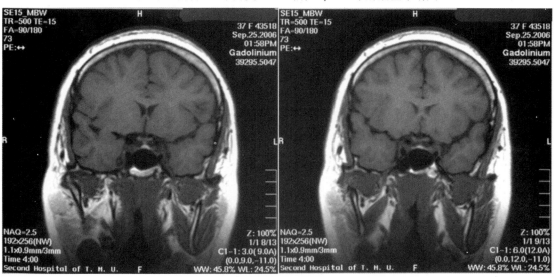

H　伽玛刀治疗后48个月复查MRI冠位T₁WI，示肿瘤基本消失

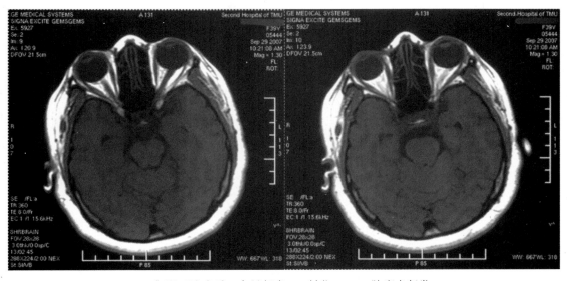

I　伽玛刀治疗后60个月复查MRI轴位T₁WI，肿瘤未复发

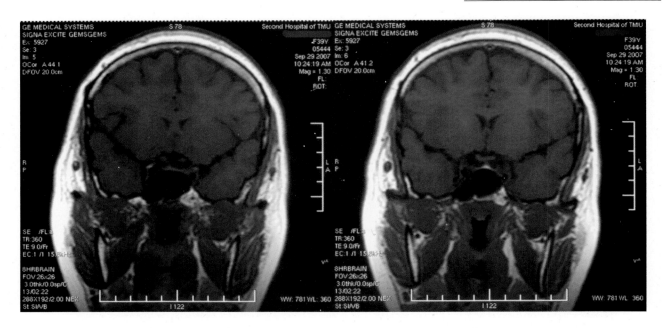

J　伽玛刀治疗后60个月复查MRI冠位T₁WI，肿瘤未复发

图2-2-14　ACTH垂体腺瘤的伽玛刀治疗

病例 9　患者，女，54岁，主因垂体腺瘤术后2年，术后病理为FSH腺瘤，复查MRI示肿瘤残留，行伽玛刀治疗，治疗参数：中心剂量50Gy，边缘剂量25Gy，等剂量线为50%。治疗后六个月示肿瘤略缩小，治疗后12个月肿瘤明显缩小，与视交叉距离增大，治疗后36个月肿瘤继续缩小，仅少量残留（图2-2-15）。

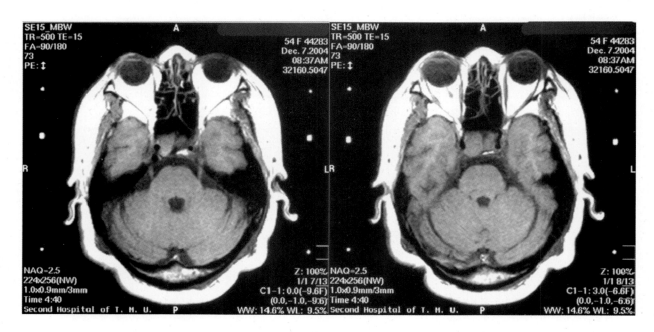

A　伽玛刀治疗定位MRI

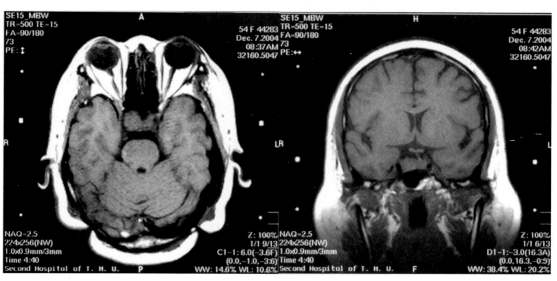

B 伽玛刀治疗定位MRI

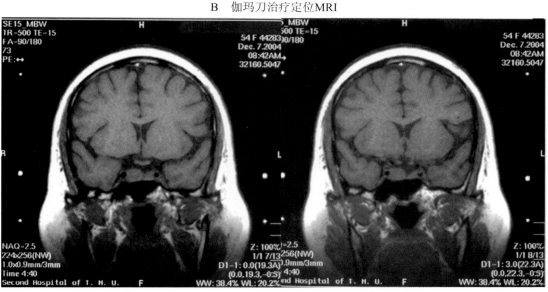

C 伽玛刀治疗定位MRI，给予边缘剂量为25Gy，等剂量线为50%

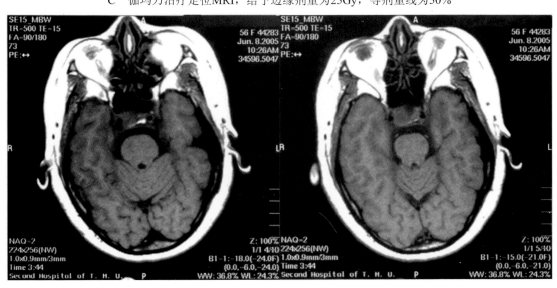

D 伽玛刀治疗后6个月，示肿瘤略为缩小

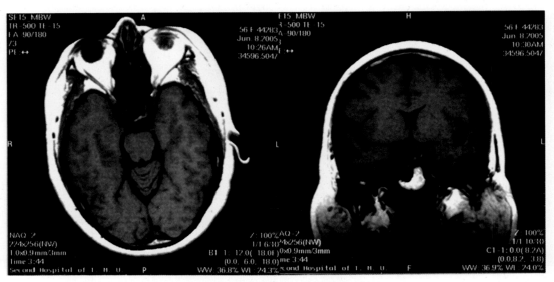

E　伽玛刀治疗后6个月，示肿瘤略为缩小

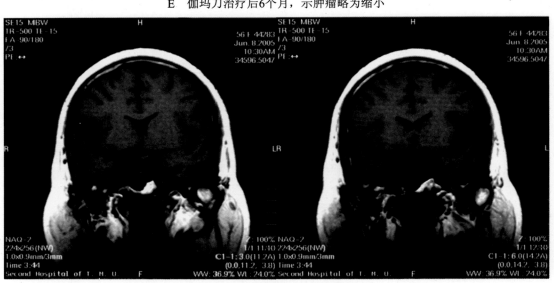

F　伽玛刀治疗后6个月，示肿瘤略为缩小

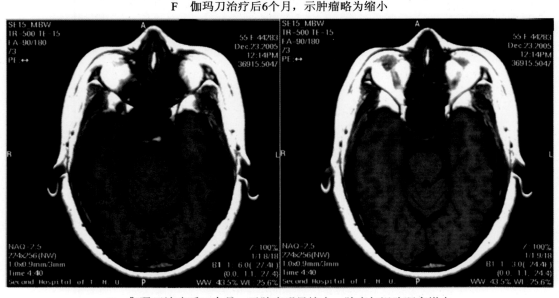

G　伽玛刀治疗后12个月，示肿瘤明显缩小，肿瘤与视路距离增大

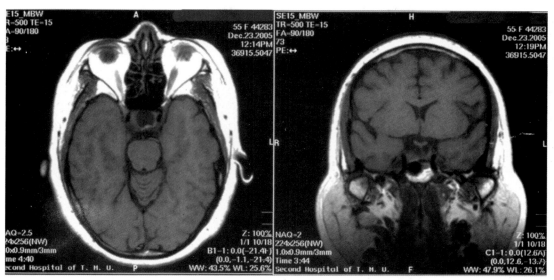

H　伽玛刀治疗后12个月，示肿瘤明显缩小，肿瘤与视路距离增大

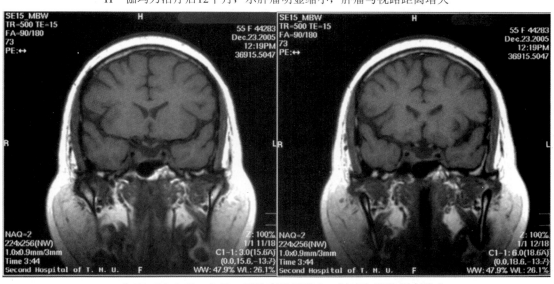

I　伽玛刀治疗后12个月，示肿瘤明显缩小，肿瘤与视路距离增大

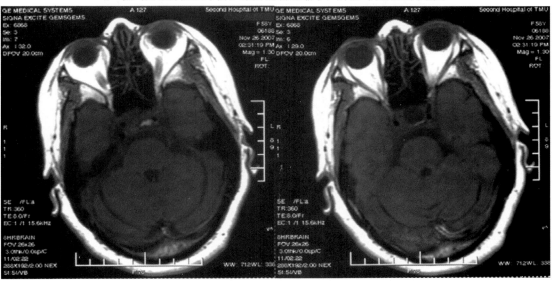

J　伽玛刀治疗后36个月，示肿瘤较治疗前明显缩小，仅少量残留

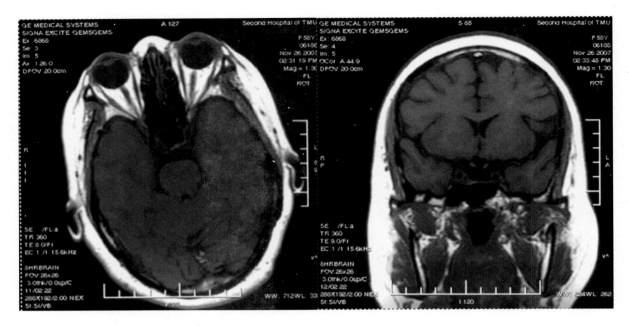

K 伽玛刀治疗后36个月，示肿瘤较治疗前明显缩小，仅少量残留

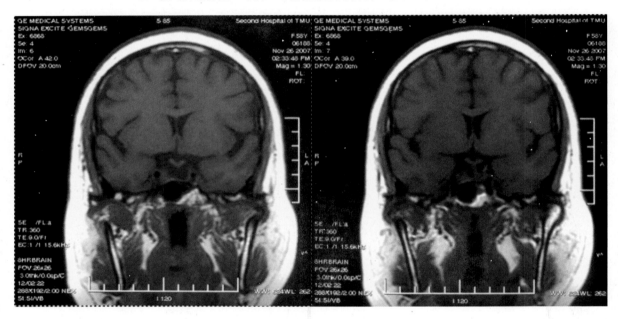

L 伽玛刀治疗后36个月，示肿瘤较治疗前明显缩小，仅少量残留

图2-2-15 术后残留的FSH腺瘤伽玛刀治疗

病例 10 患者，男，31岁，主因垂体腺瘤术后3个月，术后病理为泌乳素腺瘤，术后复查MRI示肿瘤残留，行伽玛刀治疗。治疗参数边缘剂量16Gy，中心剂量32Gy，等剂量线为50%。术后12个月复查MRI示肿瘤略为缩小，术后18个月复查MRI示肿瘤明显缩小，术后31个月复查MRI示肿瘤基本消失（图2-2-16）。

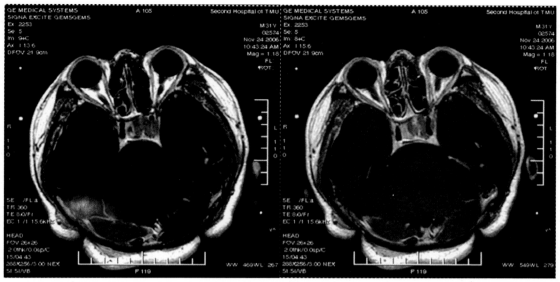

A　伽玛刀治疗定位轴位强化MRI

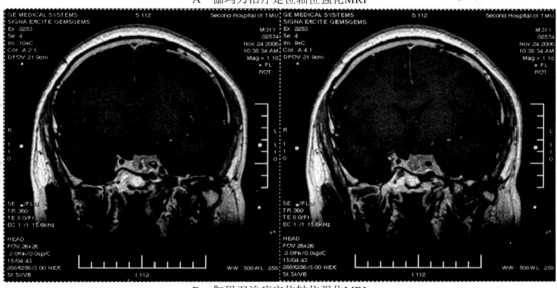

B　伽玛刀治疗定位轴位强化MRI

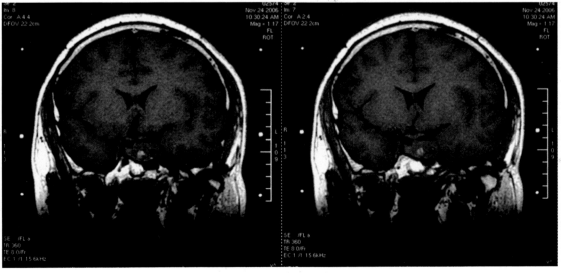

C　伽玛刀治疗定位轴位平扫MRI

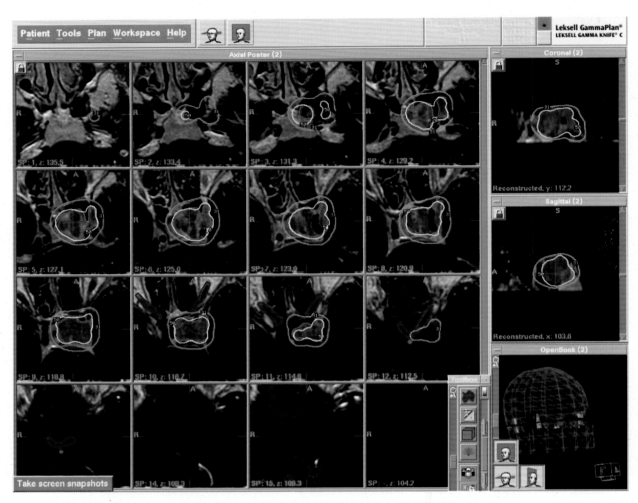

D　伽玛刀治疗计划，给予边缘剂量为16Gy，等剂量线为50%

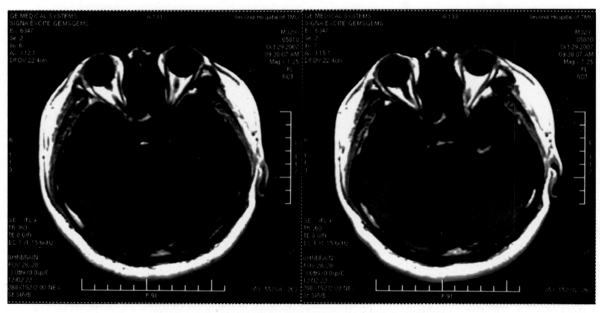

E　伽玛刀治疗后12个月复查轴位MRI，示肿瘤略为缩小

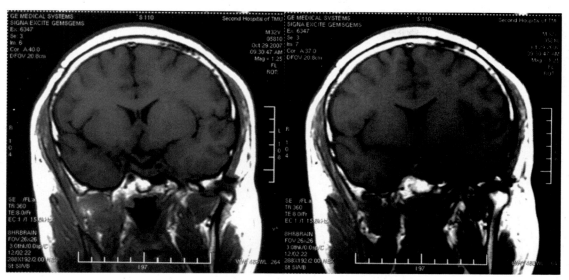

F 伽玛刀治疗后12个月复查冠位MRI，示肿瘤略为缩小

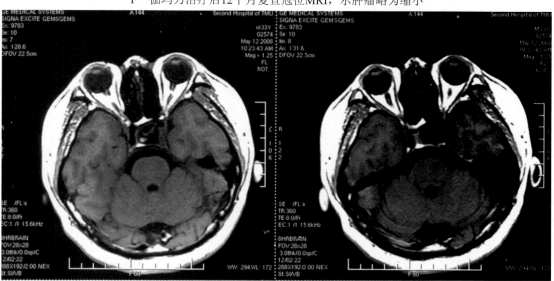

G 伽玛刀治疗后18个月复查轴位MRI，示肿瘤明显缩小

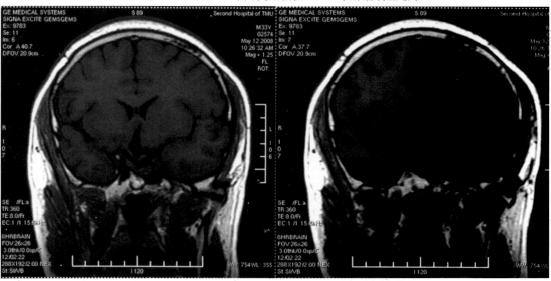

H 伽玛刀治疗后18个月复查冠位MRI，示肿瘤明显缩小

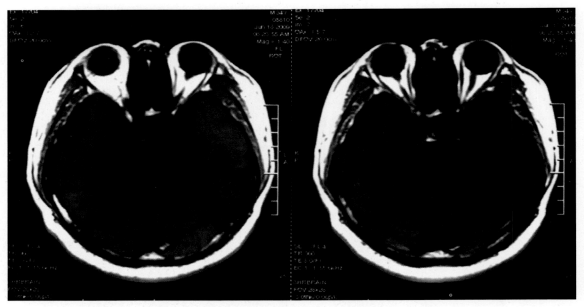

I　伽玛刀治疗后31个月复查轴位MRI，示肿瘤基本消失

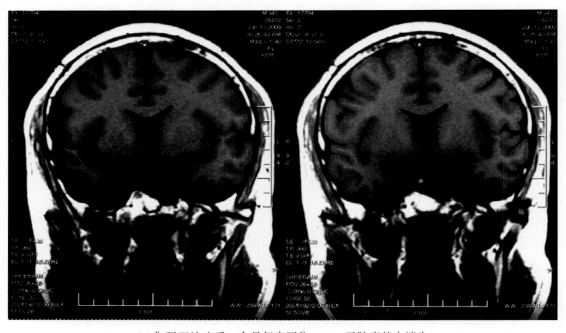

J　伽玛刀治疗后31个月复查冠位MRI，示肿瘤基本消失

图2-2-16　术后残留的垂体泌乳素细胞腺瘤伽玛刀治疗

五、并发症

伽玛刀治疗垂体腺瘤近期并发症主要指治疗后数小时即出现的反应，主要有头痛、头晕、恶心及呕吐等症状，一般不需要特殊处理，在24小时后自然缓解，不遗留任何功能障碍。伽玛刀治疗垂体瘤的远期并发症包括视神经功能损害、垂体功能低下等。

1.视神经功能损害　由于垂体肿瘤毗邻视神经

及视交叉，所以伽玛刀治疗后患者视力变化及视神经耐受的剂量一直是大家关注的问题。Sheehan等总结了1 621例伽玛刀治疗垂体腺瘤的患者，只有16例出现了视路放射损伤的症状，而视神经接受的剂量为0.7~12Gy不等。现在对视路耐受的剂量还存在争议。Tisher等利用放射外科治疗62例海绵窦附近的病灶，中位随访时间19个月，其中17例患者视路接受的剂量超过8Gy，而4例（24%）出现损伤症状，而低于 8Gy 没有一例出现症状，因此，他认为视神经和视交叉接受的剂量应小于 8Gy；Leber 等对 50 例伽玛刀治疗的患者进行回顾分析后发现：视路受照剂量小于 10Gy、10~15Gy、大于 15Gy，视路损伤的概率分别为 0、26.7% 和 77.8%，所以他们认为视路受照剂量小于 10Gy 是非常安全的。Morita 等分析了伽玛刀治疗 88 例颅底脑膜瘤的患者，视路接受的中位剂量为 10Gy（1~16Gy），经过中位时间 19 个月的随访，未发现一例出现视力下降的患者，因此他们考虑视路接受的剂量可以大于 10Gy；Standford 等发现 215 例鞍区和鞍旁良性肿瘤放射外科治疗后经过长期随访：受照剂量低于 8Gy 时，视路损伤的概率为 1.7%，而 8~10Gy 和大于 12Gy 损伤概率分别为 1.7% 和 6.9%，并且指出 Tisher 研究中的问题：Tishler 报道的病人是在 1993 年之前治疗的，其绝大多数病人的剂量计划是依靠 CT 作出的，在辨认颅内尤其是靠近颅底的结构具有局限性；其次，视路接受的最大剂量是通过等剂量曲线覆盖于实际影像上使最大剂量为 40Gy 的 20% 等剂量线接触视神经(视路的剂量 8Gy) 得出的，并没有计算视路所接受的剂量—容积直方图，然而在放射外科中由于放射剂量陡降，非常容易受到计算误差的影响，这样得出的剂量阈值并不精确。天津医科大学第二医院伽玛刀中心在随访的 312 例患者中，视神经及视交叉接受的剂量范围为 1.6~10Gy（中位剂量为 7.0Gy），5 例患者分别于治疗后 4，7，11，15，26 个月出现视力下降，但未完全丧失视力，这 5 例患者均在伽玛刀治疗前经过放疗治疗。笔者认为：10Gy 的受照剂量，视神经和视交叉是可以耐受的，但在治疗时应综合考虑患者既往治疗的过程，尤其对既往曾行放疗的患者，制订计划时应适当调整视路接受的剂量；单纯以某点接受的最大剂量来衡量视路的耐受剂量是不充分的，应综合考虑视神经及视交叉接受的剂量和容积。

2.垂体功能低下　由于长期以来大家对放射外科治疗后垂体功能低下评价标准不一，所以各文献报道的发生率千差万别。部分文献报道放射外科治疗后出现垂体功能障碍的概率较低（0~36%），但 Hoybye 等经过对放射外科治疗的垂体腺瘤患者的长期随访发现，72% 的患者治疗后出现垂体功能低下的表现。天津医科大学第二医院伽玛刀中心对随访患者于清晨取空腹血做内分泌激素检验，检测激素水平与相应激素的正常范围比较并结合临床表现来评价垂体功能，其中出现垂体功能低下的为 8 例。一般认为治疗后出现垂体功能障碍可能的因素为：①治疗剂量：Backlund 发现正常垂体组织能够耐受高达 185Gy 的照射剂量，然而患有肿瘤的垂体能够耐受多大的剂量，至今尚未见文献报道。从理论上，治疗剂量越高，出现垂体功能低下的概率越大；②受照部位：Vladyka 等研究表明下丘脑，正常垂体组织及垂体柄如果接受的剂量较高是治疗后出现垂体功能低下的主要原因；③年龄及既往治疗过程：患者年龄较大，其垂体调节及应激能力较差，对放射线的抵抗就越弱，出现损伤的机会就越大；尤其既往曾行手术或放疗的患者，出现垂体功能低下的概率较高。与上述文献相比，天津医科大学第二医院治疗患者出现垂体功能低下的比例较低，笔者的经验为：①定位时应尽量显示肿瘤与正常垂体的边界，必要时行强化 MRI，制订计划时可融合平扫及强化影像，尽量使正常垂体接受的剂量最小；②综合考虑患者既往治疗过程，尤其是手术后或放疗后的患者适当调整治疗剂量，对于非 ACTH 腺瘤视情况给予激素减少放射的应激反应。当然不可否认一点，笔者对患者随访的时间还相对比较短，这也是出现垂体功能低下比例较低的原因之一。

　　　　　　　　　　　　　　　　（徐德生　贾强）

参 考 文 献

1. Kondziolka D，Nathoo N，Flickinger JC，et al. Long-term results after radiosurgery for benign intracranial tumors. Neurosurgery，2003，53(4): 815-821.

2. Sheehan JP，Niranjan A，Sheehan JM，et al. Stereotactic radiosurgery for pituitary adenomas: an intermediate review of its safety，efficacy，and role in the neurosurgical treatment armamentarium. J Neurosurg，2005，102(4): 678-691.

3. Mokry M，Ramschak-Schwarzer S，Simbrunner J，et al. A six year experience with the postoperative radiosurgical management of pituitary adenomas. Stereotact Funct Neurosurg，1999，1:88

-100.

4. Pollock BE， Carpenter PC. Stereotactic radio-surgery as an alternative to fractionated radiotherapy for patients with recurrent or residual nonfunctioning pituitary adenomas. Neurosurgery，2003，53(5):1086-1091.

5. Sheehan JP，Kondziolka D，Flickinger J，et al. Radiosurgery for residual or recurrent nonfunctioning pituitary adenoma. J Neurosurg，2002，97(5 Suppl):408-414.

6. Shin M，Kurita H，Sasaki T，et al. Stereotactic radiosurgery for pituitary adenoma invading the cavernous sinus. J Neurosurg，2000，93 Suppl 3: 2-5.

7. Iwai Y，Yamanaka K，Yoshioka K，et al. Radiosurgery for nonfunctioning pituitary adenomas. Neurosurgery，2005，56(4):699-705.

8. Camphausen K，Moses MA，Menard C，et al. Radiation abscopal antitumor effect is mediated through p53. Cancer Res，2003，63(8):1990-1993.

9. 潘力,张南. 垂体腺瘤的立体定向放射外科治疗. 中国微侵袭神经外科杂志，2001，6(2):82-85.

10. Landolt AM，Haller D，Lomax N，et al. Octreotide may act as a radioprotective agent in acromegaly. J Clin Endocrinol Metab，2000，85(3):1287-1289

11. Landolt AM，Lomax N. Gamma knife radiosurgery for prolactinomas. J Neurosurg，2000，93 Suppl 3:14-18.

12. Pollock BE，Nippoldt TB，Stafford SL，et al. Results of stereotactic radiosurgery in patients with hormone-producing pituitary adenomas: factors associated with endocrine normalization. J Neurosurg，2002，97(3):525-530.

13. McCord MW，Buatti JM，Fennell EM，et al. Radiotherapy for pituitary adenoma: long-term outcome and sequelae. Int J Radiat Oncol Biol Phys，1997，39(2):437-444.

14. Backlund EO，Ganz Jc.Pituitary adenoma: Gamma knife, Alexander III E, Loeffler JS, Lunsford LD-(eds): Stereotactic radiosurgery. McGraw-Hill，Inc，1993:167-173.

15. Vladyka V， Liscak R， Novotny J Jr， et al. Radiation tolerance of functioning pituitary tissue in gamma knife surgery for pituitary adenomas. Neurosurgery. 2003，52(2):309-316

16. Tinnel BA， Henderson MA， Witt TC et al. Endocrine response after gamma knife-based stereotactic radiosurgery for secretory pituitary adenoma. Stereotact Funct Neurosurg. 2008;86(5): 292-6.

17. Kobayashi T. Long-term results of stereotactic gamma knife radiosurgery for pituitary adenomas. Specific strategies for different types of adenoma. Prog Neurol Surg. 2009;22:77-95.

18. Castinetti F， Nagai M， Morange I et al. Long-term results of stereotactic radiosurgery in secretory pituitary adenomas. J Clin Endocrinol Metab. 2009 Jun 9

19. Jagannathan J， Yen CP， Pouratian N et al. Stereotactic radiosurgery for pituitary adenomas: a comprehensive review of indications， techniques and long-term results using the Gamma Knife. J Neurooncol. 2009 May;92(3):345-56.

20. Hoybye C， Rähn T. Adjuvant Gamma Knife radiosurgery in non-functioning pituitary adenomas; low risk of long-term complications in selected patients. Pituitary. 2009;12(3):211-6

21. Mathioudakis N， Salvatori R. Pituitary tumors. Curr Treat Options Neurol. 2009 Jul;11(4):287-96.

22. Ronchi CL， Attanasio R， Verrua E et al. Efficacy and tolerability of gamma knife radiosurgery in acromegaly: a 10-year follow-up study. Clin Endocrinol (Oxf). 2009 Mar 28

23. Pollock BE. Stereotactic radiosurgery of benign intracranial tumors. J Neurooncol. 2009 May;92(3):337-43.

24. Pollock BE， Brown PD， Nippoldt TB et al. Pituitary tumor type affects the chance of biochemical remission after radiosurgery of hormone-secreting pituitary adenomas. Neurosurgery. 2008 Jun;62(6):1271-6

25. Kondziolka D， Lunsford LD， Flickinger JC. The

application of stereotactic radiosurgery to disorders of the brain. Neurosurgery. 2008 Feb;62 Suppl 2:707-19

26. Losa M，Gioia L，Picozzi P et al. The role of stereotactic radiotherapy in patients with growth hormone-secreting pituitary adenoma. J Clin Endocrinol Metab. 2008 Jul;93(7):2546-52

27. 徐德生，林益光. 垂体腺瘤的 γ-刀治疗. 中国现代神经疾病杂志，2006，6(4):283-7.

28. 贾强，徐德生，林益光，等. 侵袭海绵窦垂体腺瘤的伽玛刀治疗. 立体定向和功能性神经外科杂志，2009，22（2）：90-93.

第三节　听神经鞘瘤

听神经瘤占原发性脑肿瘤的 10%，处理方法主要包括显微手术和放射外科治疗。近年来神经影像、显微外科及神经功能监测技术的发展，要求医生不仅做到听神经瘤全切，而且需在保留听力和颅神经功能方面进一步提高。伽玛刀治疗恰恰能满足这种要求。截至 2008 年底，全球 210 台 Leksell 伽玛刀共治疗听神经瘤 46 835 例，占伽玛刀治疗的良性脑肿瘤的 27.0%，居伽玛刀治疗的良性脑肿瘤的第二位。由此可见，伽玛刀治疗在听神经瘤的治疗中具有相当重要的地位。

1969 年 Leksell 首先将伽玛刀技术用于听神经瘤的治疗，此后病例逐年增多。近十余年来伽玛刀技术有了稳步提高，主要体现在 Leksell C 型伽玛刀的临床应用、剂量计划软件的进步、磁共振定位技术以及近年来剂量选择的优化等方面。这一系列进步使得伽玛刀治疗听神经瘤的效果产生了飞跃，随着 10 年以上长期随访结果及大宗病例报告的陆续出现，伽玛刀确切的长期肿瘤控制率使其逐步演变为可替代显微手术的微创疗法，尤其是对中小型听神经瘤可作为首选的治疗方法。目前，伽玛刀放射外科治疗听神经瘤的目的已不仅仅局限于控制肿瘤的生长，对于听力的保留以及面神经、三叉神经等功能的保留或改善日益成为伽玛刀治疗所要追求的目标。

一、伽玛刀治疗前评价

听神经瘤患者在伽玛刀治疗前需要接受高清晰度磁共振和听力学检查（包括纯音测听和语音分辨率检测），CT 检查仅用于无法进行 MRI 检查的患者，听力分级选用 Gardner-Robertson 分级标准，面神经功能则选用 House-Brackmann 评分进行评价。Gardner-Robertson 分级 1~2 级属于有用听力范围，即纯音测听（PTA）或听觉阈值<50dB，语音分辨率（SDS）>50%。

二、伽玛刀治疗剂量计划

剂量计划是伽玛刀治疗的关键环节，利用 Leksell Gamma Plan 计划系统准确勾画肿瘤轮廓，通过选用多个等中心、调整权重、堵塞射线通道等方法制定出适形满意的剂量计划。剂量计划的成功与否主要取决于对肿瘤边界的适形程度高低。需要重点指出的是由于面听神经复合体通常位于肿瘤前缘的前下方，此部分对计划适形性要求更高。在计划过程中要注重对于听神经、面神经、三叉神经功能的保留，对中等大小以上的听神经瘤还要注意对脑干的保护。肿瘤容积决定了其周边正常组织（如面神经）接受高剂量照射的容积，因此听神经瘤的计划多选用小准直器（4、8mm），仅对少数大肿瘤才选用 14mm 准直器。对于内听道部分肿瘤的适形可以用 4mm 准直器多等中心照射来实现锥形的剂量分布，这对提高听力的保留率同样是有意义的。有研究表明：对于内听道部分肿瘤选用 8mm 以上准直器会增加听力损伤的风险。放射外科治疗成功与否在很大意义上取决于剂量计划适形性。

三、伽玛刀治疗剂量选择

伽玛刀放射外科剂量是影响其疗效的诸多因素中最重要的一个。在过去 20 年里听神经瘤伽玛刀治疗的剂量发生了很大的变化。在早期报告中多选用较高剂量（平均 16Gy）。近年来治疗肿瘤的边缘剂量趋向于低剂量的原则，大多数学者推荐 12~13Gy 的边缘剂量，认为既可以达到控制肿瘤之目的，又可有效地降低颅神经损伤的风险，研究还证实 12~13Gy 剂量组出现颅神经损伤的时间比高剂量组推迟了 2~3 年。有学者选用 10~12Gy 边缘剂量治疗一些对听力保存有特殊要求的患者，如双侧听神经瘤（NF2）患者或是对侧听力已经丧失的患者，取得一定效果。但也有学者不支持过分降低边缘剂量（低于 12Gy），尤其是对于全切后复发的肿瘤，这些肿瘤往往具有一定侵袭性，且患侧听力多已丧失。放射外科剂量能否再进一步降低，能降低到多少而不至于影响肿瘤的控制率还缺乏长期疗效的支持。

四、肿瘤控制

伽玛刀治疗听神经瘤的目的是控制肿瘤生长和保留现有功能，所谓肿瘤控制包括了肿瘤的缩小与停止生长。Linskey 等认为听神经瘤有丝分裂频率很低，电离辐射主要作用于血管，造成肿瘤内部血管损伤和栓塞，这也可解释肿瘤于伽玛刀治疗后出现的中心失增强效应。近来，关于听神经鞘瘤伽玛刀治疗后长期随访结果的报道逐渐增多，其肿瘤控制率多在 93%~100%。Lunsford 等报告 829 例听神经瘤伽玛刀治疗后 6 年肿瘤控制率为 98.6%±1.1%，其中随访期 10~15 年的 157 名患者中 73%肿瘤缩小，25.5%肿瘤停止生长。Kondziolka 等（1998 年）报道 162 例患者 5~10 年随访肿瘤控制率 98%，其中62%肿瘤缩小，33%肿瘤无变化。 Chopra 等（2007年）报告 216 例患者长期随访（最长 12 年）结果，10 年实际肿瘤控制率为 98.3%，仅 3 例患者又接受了手术治疗，该组治疗边缘剂量 12~13Gy。Norén，报道其治疗听神经瘤 28 年长期经验，长期控制率95%。刘东报道 74 例平均 68.3 个月随访肿瘤实际控制率 97.3%。Wowra 等报告在伽玛刀治疗后 3~9个月内肿瘤多出现一过性增大，最甚者可增至原容积的 180%。Kondziolka 等报告 9 例患者伽玛刀后肿瘤轻度增大，多发生在伽玛刀治疗后 6~12 个月，其增长幅度多在 1~2mm，往往与肿瘤中心强化减低相伴发生，仅 2%患者需进一步手术治疗。对于治疗后肿瘤容积增大者，在其后的随访多可见退缩，则可以推断与血管损伤和栓塞所致的肿瘤组织淤血、肿胀有关，故不应过早认为是治疗失败而进行开颅手术。对于囊性听神经瘤可在伽玛刀治疗前进行瘤囊穿刺抽液，这样可明显降低肿瘤的容积效应，减少放射外科并发症的出现。肿瘤继续生长多发生在伽玛刀治疗后前 3 年内，此后该风险明显降低。

五、听力的保存

对于内听道内部分的听神经瘤而言，当肿瘤生长到一定阶段后会因为耳蜗神经供养血管受压、牵拉导致耳蜗神经传导阻滞而产生听力丧失。如伽玛刀治疗剂量足够小（12~13Gy），不会造成耳蜗神经的进一步损伤，但可以控制肿瘤的生长并使其缩小，从而恢复耳蜗神经的血供、减少对神经的牵拉，患者的听力就有可能保存或恢复。

早期的研究认为听力保存与肿瘤的大小成正相关，但这一时期伽玛刀治疗多采用 CT 定位，且肿瘤边缘剂量较高。近年来 MRI 已广泛用于定位、自动定位系统（APS）的应用以及计划软件系统的不断更新，使得剂量计划设计更加精确，这对于听力保存是极为有益的。60%~70%患者的听力在放射外科治疗后可得到保留。匹兹堡大学的研究者进行的长期随访显示 51%患者听力未发生变化。内听道部分肿瘤在接受低于 14Gy 放射外科治疗后有效听力全部得到保留。Van Eck 等报告 83.4%的患者听力在伽玛刀治疗后得到保存。Lunsford 等还指出管内型听神经瘤患者接受 4mm 准直器精确照射治疗后其听力保留率要高于显微手术所达到的听力保留率。Flickinger 等报道一组边缘剂量 12~13Gy，伽玛刀治疗后 6 年有效听力保留率 78.6%±5.1%。

还有学者认为神经损伤的发生是剂量相关的，当提高剂量分布的均匀性时可以避免靶区内高剂量的集中，从而降低了靶区内神经组织损伤的风险；同时也减少了靶区内的累积能量，降低了治疗后瘤体肿胀的风险。由于 C 型伽玛刀中 APS 的应用，使我们可以通过选用 4mm 准直器来使剂量梯度更加陡峭，并且增加小准直器的等中心数量来达到目的。此外，听力保存还与患者治疗前听力水平以及耳蜗神经受照射长度有关，应予以注意。

六、面神经、三叉神经功能损伤

近年来由于 MRI 定位技术的引进及边缘剂量的降低，面神经和三叉神经功能保留率有了大幅度提高。Lunsford 等研究表明由于面神经多位于听神经瘤的前缘，该区域在制定剂量计划时应更加强调适形的精确性。另外，GammaPlan 软件还可计算出剂量分布空间内每一点的绝对剂量值，在进行剂量计划时可将高剂量分布的"热点"设置在远离面神经处。Flickinger 等报道 13Gy 的边缘剂量造成新的面部感觉减退和面部麻痹的风险分别为 0 和3.1%，高于 14Gy 的边缘剂量造成面部感觉减退和面部麻痹的风险分别为 2.5%和 3.9%，他们认为三叉神经功能损伤与肿瘤容积及边缘剂量大小成正相关。延迟性面神经功能障碍的发生机制不清，可能与照射后脱髓鞘改变有关。

七、脑积水及瘤周水肿的发生

Kondziolka 等报告听神经瘤放射外科治疗后脑积水的发病率达 3%。主要机制是血脑屏障受到放射损伤，血管通透性增高，血浆外渗致瘤周水肿及脑脊液中蛋白质浓度升高，致脑脊液吸收障碍形成脑积水。脑干的水肿在文献报告中都未提到。

八、听神经瘤治疗指南

见图 2-2-17 中示意。

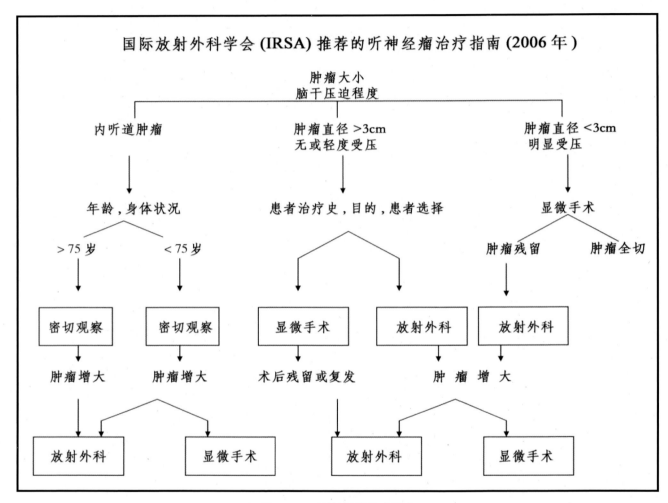

图 2-2-17　听神经瘤治疗指南

病例 1　男性，48 岁，主因走路不稳一年，右耳听力下降伴右面部麻木 1 个月，于 2001 年 12 月 13 日行伽玛刀治疗。查体：一般情况良好，神清语畅，心肺腹未见异常；神经系统检查：右耳听力减退，Weber·试验偏左，共济失调。MRI 显示右侧桥脑小脑角区占位，部分呈囊性改变，强化不均匀。

伽玛刀治疗参数：等中心数 8 个，用 50% 等剂量曲线包绕病灶，边缘剂量 13Gy，中心剂量 26 Gy，治疗后 6、12、24、60、90 个月进行增强 MRI 复查，显示肿瘤逐渐缩小，肿瘤出现中心强化消失，患者临床症状于治疗后 24 个月时基本消失，右侧听力较治疗前恢复（图 2-2-18）。

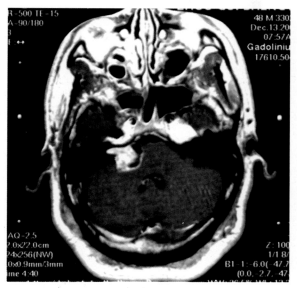

A　定位片　轴位增强

B　定位片　冠位增强

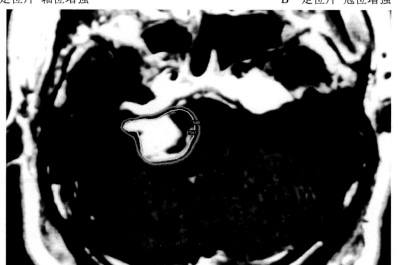

C　伽玛刀剂量计划图（黄色曲线为50%等剂量线）

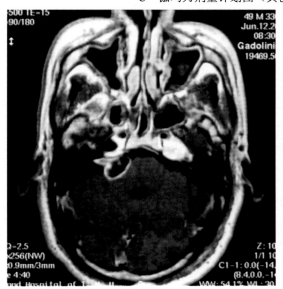

D　治疗后6个月

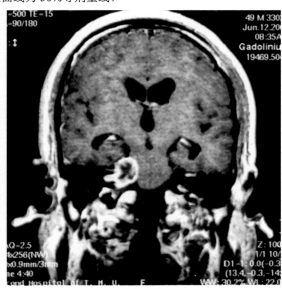

E　治疗后6个月

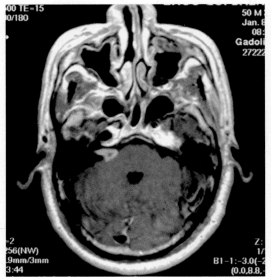

F 治疗后 12 个月

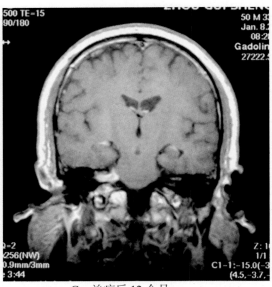

G 治疗后 12 个月

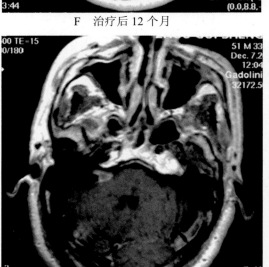

H 治疗后 24 个月

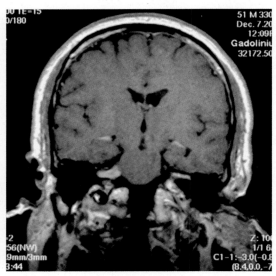

I 治疗后 24 个月

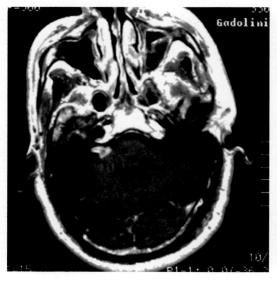

J 治疗后 60 个月

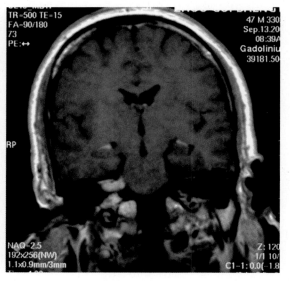

K 治疗后 60 个月

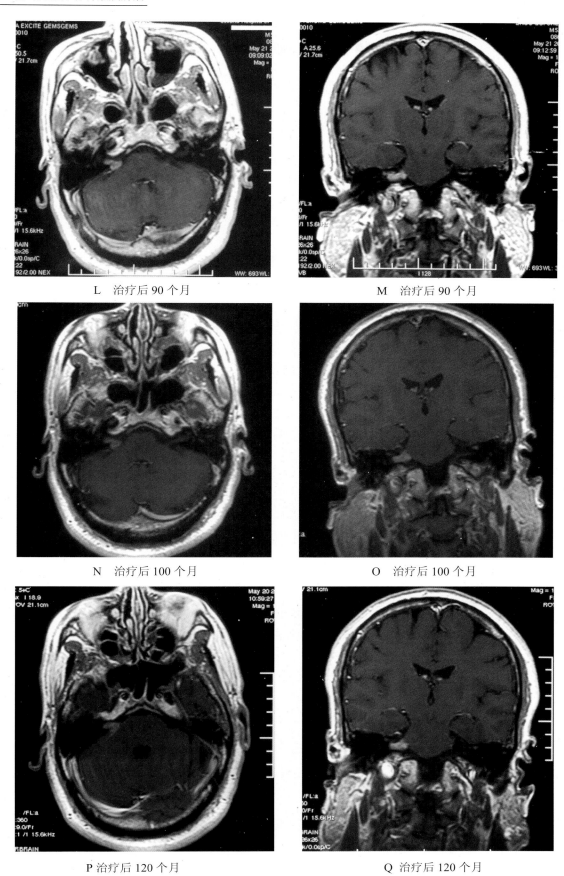

L 治疗后 90 个月

M 治疗后 90 个月

N 治疗后 100 个月

O 治疗后 100 个月

P 治疗后 120 个月

Q 治疗后 120 个月

图 2-2-18 右侧听神经瘤伽玛刀治疗

A-B 定位片；C.剂量计划图；D-E 治疗后 6 个月，出现明显中心强化减低；F-G 治疗后 12 个月，肿瘤体积显著缩小；H-I 治疗后 24 个月，肿瘤继续缩小；J-K 治疗后 60 个月，肿瘤控制良好；L-M 治疗后 90 个月，较前缩小；N-O 治疗后 100 个月，较前缩小；P-Q 治疗后 120 个月，较前缩小。

病例 2 48 岁，主因左耳听力减退 1 年，伴走路偏斜，于 1999 年 11 月 30 日行伽玛刀治疗。查体：一般情况良好，神清语畅，心肺腹未见异常；神经系统检查：左耳听力减退，Weber 试验偏右，共济失调。MRI 显示左侧桥脑小脑角区占位，强化均匀。

伽玛刀治疗参数：等中心数 8 个，用 50%等剂量曲线包绕病灶，边缘剂量 13Gy，中心剂量 26 Gy。患者于治疗后 6 个月时出现头晕，左面部麻木症状，经对症治疗 2 周后缓解，24 个月时，临床症状基本消（图 2-2-19）。

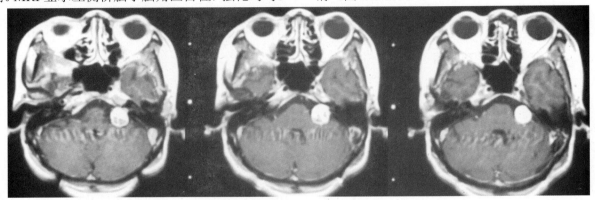

A 伽玛刀治疗定位 MRI 增强

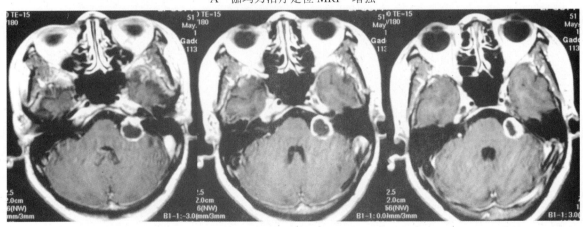

B 伽玛刀治疗后 6 个月 MRI 增强

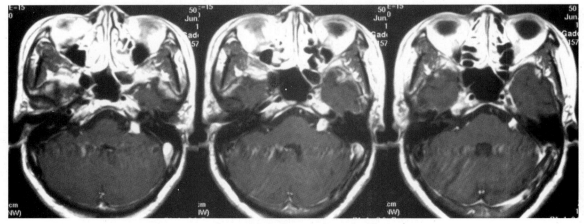

C 伽玛刀治疗后 24 个月 MRI 增强

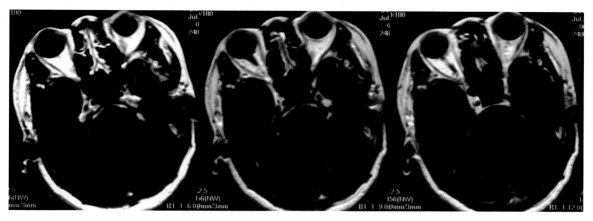

D　伽玛刀治疗后 48 个月 MRI　增强

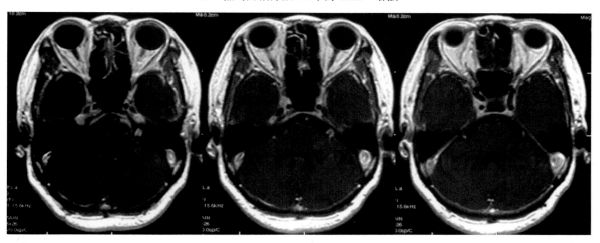

E　伽玛刀治疗后 108 个月 MRI　增强

图 2-2-19　左侧听神经瘤伽玛刀治疗

A.定位片；B. 治疗后 6 个月时肿瘤出现中心强化消失，体积增大；C. 治疗后 24 个月时肿瘤明显缩小，中心出现复强化；D. 治疗后 48 个月时肿瘤缩至极小；E. 治疗后 108 个月时肿瘤控制良好。

病例 3　患者女性，40 岁，主因间断性头痛，左耳听力下降、耳鸣 3 年，查 MRI 示左 CPA 占位，部分囊变，于 1998 年 10 月 14 日行伽玛刀治疗。查体：神清语畅，左侧听力丧失，左面部浅感觉减退，左侧角膜反射迟钝，左肢共济失调。

伽玛刀治疗参数：等中心数 10 个，边缘剂量 10.5Gy，中心剂量 26.25Gy，40%等剂量线包绕病

灶，病灶容积 10.0ml，伽玛刀治疗前经立体定向穿刺手术抽出囊液 3.6ml。

患者于治疗后 8 个月时头痛等症状逐渐消失，复查平扫 MRI 示肿瘤缩小，于治疗后 64 个月时复查 MRI 显示肿瘤囊行部分扩大，再次行立体定向穿刺手术抽出囊液 3.5ml，并置入 Ommaya 囊，此后经复查肿瘤逐渐缩小，囊液基本吸收（图 2-2-20）。

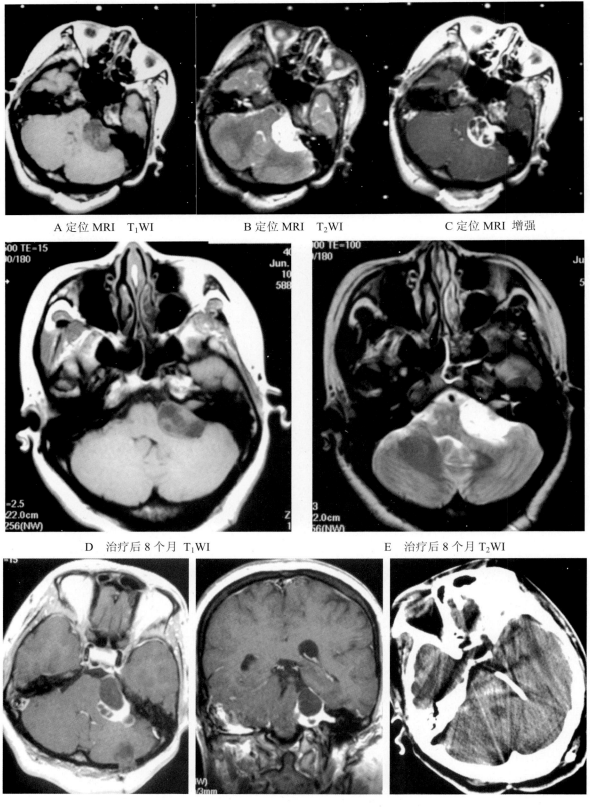

A 定位 MRI T$_1$WI   B 定位 MRI T$_2$WI   C 定位 MRI 增强

D 治疗后 8 个月 T$_1$WI   E 治疗后 8 个月 T$_2$WI

F 治疗后 64 个月   G 治疗后 64 个月   H 穿刺术后 2 小时 CT

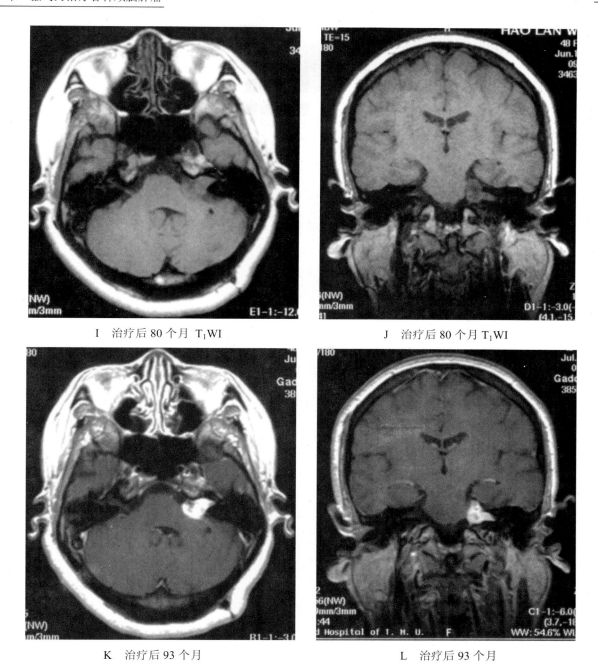

I　治疗后 80 个月 T₁WI　　　　　　　　J　治疗后 80 个月 T₁WI

K　治疗后 93 个月　　　　　　　　　　L　治疗后 93 个月

图 2-2-20　左侧听神经瘤伽玛刀治疗

　　A-C.定位 MRI；D, E.治疗后 8 个月，复查平扫 MRI 显示肿瘤轻度增大，小脑半球局部轻度水肿信号；F, G. 治疗后 64 个月，瘤囊明显增大，压迫周围结构，拟行立体定向穿刺手术抽出囊液，并置入 Ommaya 囊；H.穿刺手术后 2 小时复查 CT，显示瘤囊消失，Ommaya 囊位置正确；I, J. 治疗后 80 个月肿瘤缩小，瘤囊消失；K, L.治疗后 93 个月，肿瘤萎缩明显，中心复强化。

　　病例 4　患者女性，53 岁，主因右耳听力下降、耳鸣 3 年，走路不稳 2 年，右面麻木 6 个月，查 MRI 示右 CPA 占位，于 1999 年 5 月 11 日行伽玛刀治疗，后于 2005 年 2 月 25 日因肿瘤复发行在此伽玛刀治疗。查体：右侧听力丧失，右面部浅感觉减退，右肢共济失调。

　　伽玛刀治疗参数：1999-5-11，等中心数 12 个，边缘剂量 10Gy，中心剂量 25Gy，40%等剂量线包绕病灶，病灶容积 10.8ml；2005-2-25，等中心数 10 个，边缘剂量 13Gy，中心剂量 26Gy，50%等剂量线包绕病灶，病灶容积 5.3ml（图 2-2-21）。

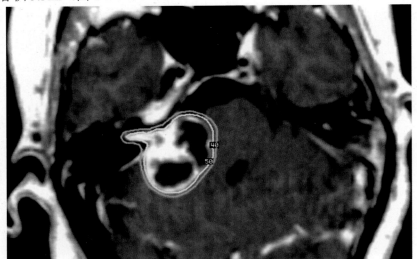

A 剂量计划

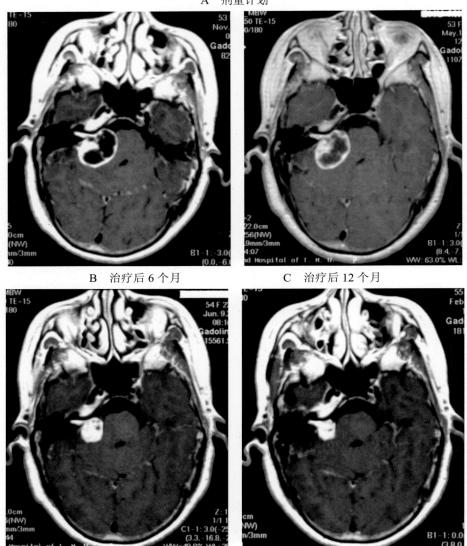

B 治疗后 6 个月   C 治疗后 12 个月

D 治疗后 25 个月   E 治疗后 33 个月

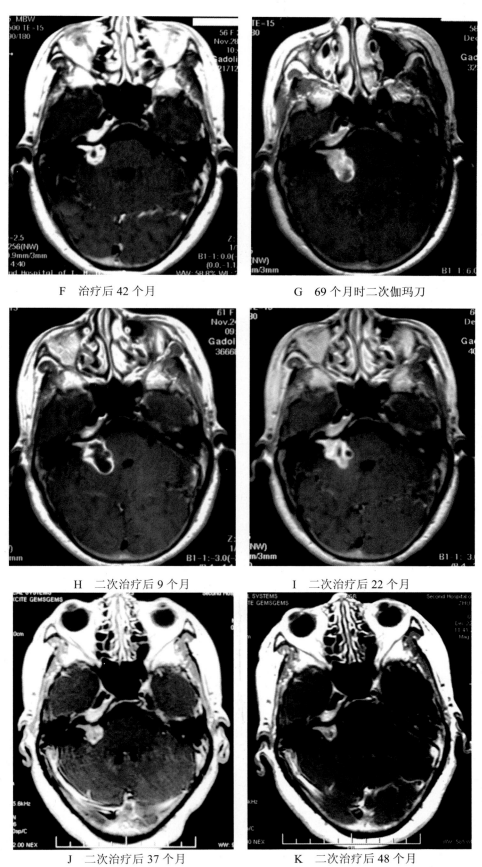

F　治疗后 42 个月　　　　　　　G　69 个月时二次伽玛刀

H　二次治疗后 9 个月　　　　　　I　二次治疗后 22 个月

J　二次治疗后 37 个月　　　　　　K　二次治疗后 48 个月

图 2-2-21　右侧听神经瘤伽玛刀治疗后复发行二次伽玛刀治疗

A.剂量计划；B,C.治疗后 6、12 个月，无明显变化；D, E, F. 治疗后 25、33、42 个月，肿瘤明显逐渐缩小，中心出现复强化；G. 治疗后 69 个月，肿瘤后部明显增大，考虑肿瘤复发，进行再次伽玛刀治疗；H. 二次治疗后 9 个月，出现肿瘤中心失增强效应；I. 二次治疗后 22 个月，肿瘤缩小；J. 二次治疗后 37 个月，肿瘤缩小；K. 二次伽玛刀治疗后 48 个月，肿瘤进一步缩小。

病例 5　患者女性，48 岁，主因左耳听力下降、耳鸣 2 年，左侧听神经瘤术后 6 个月，复查 MRI 示肿瘤残留，于 1999 年 5 月 11 日行伽玛刀治疗。查体：左侧听力丧失，右侧面瘫，左肢共济失调。

伽玛刀治疗参数：1999-5-11，等中心数 12 个，边缘剂量 10.50Gy，中心剂量 23.33Gy，45%等剂量线包绕病灶，病灶容积 3.2ml（图 2-2-22）。

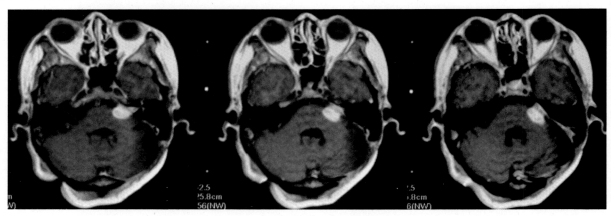

A　伽玛刀定位 MRI 增强

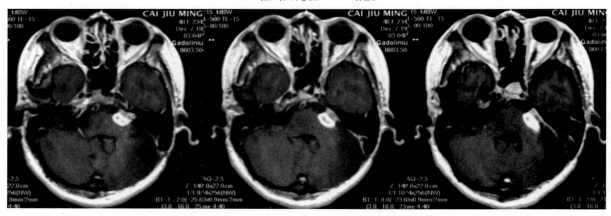

B　伽玛刀治疗后 6 个月 MRI 增强

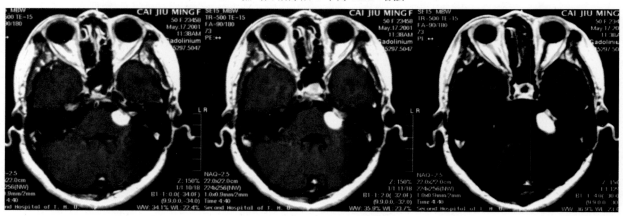

C　伽玛刀治疗后 24 个月 MRI 增强

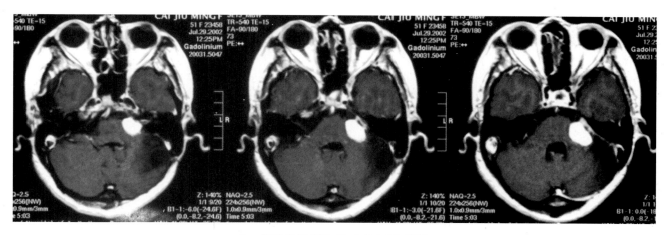

D　伽玛刀治疗后 38 个月 MRI 增强

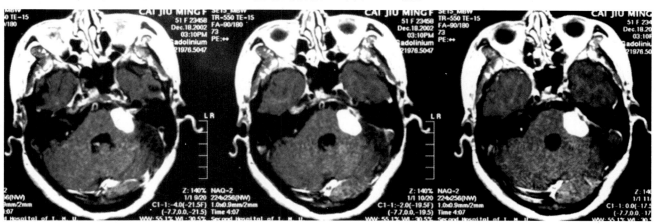

E　伽玛刀治疗后 42 个月 MRI 增强

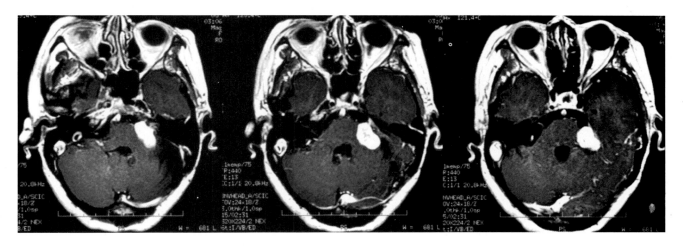

F　伽玛刀治疗后 54 个月 MRI 增强

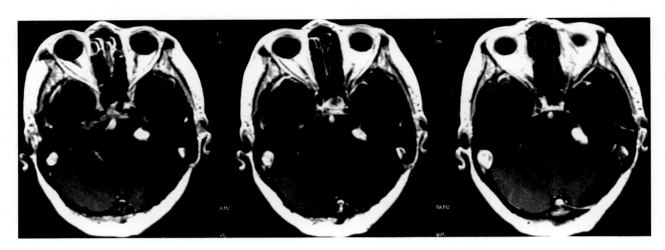

G　伽玛刀治疗后 122 个月 MRI 增强

图 2-2-22　左侧听神经瘤术后残留行伽玛刀治疗

　　A.定位 MRI；B.治疗后 6 个月，中心强化减低；C. 治疗后 24 个月，肿瘤中心复强化，体积较前略增大；D. 治疗后 38 个月，肿瘤未继续增大；E. 治疗后 42 个月，肿瘤未继续增大；F.治疗后 54 个月，肿瘤较前略缩小；G.治疗后 122 个月，肿瘤萎缩明显。

（刘东）

参 考 文 献

1. Liu D, Xu D, Zhang Z, et al. Long-term outcomes after Gamma Knife surgery for vestibular schwannomas: a 10-year experience. J Neurosurg, 2006, 105 Suppl:149-153.

2. 刘东，徐德生，张志远，等. 伽玛刀治疗听神经瘤中、长期疗效分析. 立体定向和功能性神经外科杂志，2005，18(4)：225-229.

3. Regis J, Pellet W, Delsanti C, et al. Functional outcome after gamma knife surgery or microsurgery for vestibular schwannomas [J]. J Neurosurg, 2002, 97(5):1091-1100.

4. Kondziolka D, Lunsford LD, Flickinger JC. Acoustic tumors: operation versus radiation—making sense of opposing viewpoints[J]. Clin Neurosurg, 2003,50: 313-328.

5. Kondziolka D, Lunsford LD, Flickinger JC. Comparison of management options for patients with acoustic neuromas. Neurosurg Focus, 2003, 14(5):E1.

6. Wowra B, Muacevic A, Jess-Hempen A, et al. Outpatient gamma knife surgery for vestibular schwannoma : definition of the therapeutic profile based on a 10-year experience[J]. J Neurosurg, 2005 ,102 (Suppl 5):114-118.

7. 徐德生，郑立高，康春生，等. 伽玛刀联合立体定向手术治疗颅内囊性肿瘤.中国微侵袭神经外科杂志, 2000, 5(1):78-81.

8. Flickinger JC, Kondziolka D, Niranjan A, et al.Acoustic neuroma radiosurgery with marginal tumor doses of 12 to 13 Gy [J].Int J Radiat Oncol Biol Phys, 2004,60 (1): 225–230.

9. Van Eck AT, Horstmann GA. Increased preservation of functional hearing after gamma knife surgery for vestibular schwannoma[J].J Neurosurg, 2005, 102(Suppl 5):204-206.

10. Niranjan A, Lunsford LD, Flickinger JC, et al.Dose reduction improves hearing preservation rates after intracanalicular acoustic tumor radiosurgery[J]. Neurosurgery , 1999 , 45(3):753-765.

11. Timmer FC, Hanssens PE, van Haren AE, et al.Gamma knife radiosurgery for vestibular schwannomas: results of hearing preservation in

relation to the cochlear radiation dose. Laryngoscope, 2009,119(6):1076-1081.

12. Liscak R, Vladyka V, Urgosik D, et al.Repeated treatment of vestibular schwannomas after gamma knife radiosurgery. Acta Neurochir (Wien), 2009 , 151(4):317-324.

13. Myrseth E, Møller P, Pedersen PH, et al. Vestibular schwannoma: surgery or gamma knife radiosurgery? A prospective, nonrandomized study. Neurosurgery, 2009,64(4):654-663.

14. Dewan S, Norén G. Retreatment of vestibular schwannomas with Gamma Knife surgery. J Neurosurg, 2008,109 Suppl:144-148.

15. Niranjan A, Mathieu D, Flickinger JC, et al. Hearing preservation after intracanalicular vestibular schwannoma radiosurgery. Neurosurgery, 2008, 63(6): 1054-1063.

16. Yomo S, Arkha Y, Delsanti C, et al. Repeat gamma knife surgery for regrowth of vestibular schwannomas. Neurosurgery, 2009 ,64(1):48-55.

17. Lunsford LD. Foreword. Acoustic neuroma. Prog Neurol Surg. 2008;21: XI-XV.

18. Akamatsu Y, Sugawara T, Mikawa S, et al. Ruptured pseudoaneurysm following Gamma Knife surgery for a vestibular schwannoma. J Neurosurg, 2009 ,110(3): 543-546.

19. Coelho DH, Roland JT Jr, Rush SA, et al. Small vestibular schwannomas with no hearing: comparison of functional outcomes in stereotactic radiosurgery and microsurgery. Laryngoscope, 2008,118(11):1909-1916.

20. Kondziolka D, Lunsford LD. Future perspectives in acoustic neuroma management. Prog Neurol Surg , 2008,21:247-254.

21. Roche PH, Khalil M, Soumare O, et al. Hydrocephalus and vestibular schwannomas: considerations about the impact of gamma knife radiosurgery. Prog Neurol Surg, 2008,21:200-206.

22. Niranjan A, Mathieu D, Kondziolka D, et al. Radiosurgery for intracanalicular vestibular schwannomas. Prog Neurol Surg, 2008,21: 192-199.

23. Pollock BE, Link MJ. Vestibular schwannoma radiosurgery after previous surgical resection or stereotactic radiosurgery.Prog Neurol Surg, 2008,21: 163-168.

24. Régis J, Tamura M, Delsanti C, et al. Hearing preservation in patients with unilateral vestibular schwannoma after gamma knife surgery. Prog Neurol Surg, 2008,21:142-151.

25. Régis J, Roche PH, Delsanti C, et al. Modern management of vestibular schwannomas.Prog Neurol Surg, 2007,20:129-141.

26. Weil RS, Cohen JM, Portarena I, et al.Optimal dose of stereotactic radiosurgery for acoustic neuromas: A systematic review. Br J Neurosurg, 2006 ,20(4): 195-202.

27. Myrseth E, Møller P, Pedersen PH, et al. Vestibular schwannomas: clinical results and quality of life after microsurgery or gamma knife radiosurgery. Neurosurgery, 2005 ,56(5):927-93

第四节　颅咽管瘤

颅咽管瘤是从胚胎期外胚层的颅咽管残留组织发生而来。占颅内肿瘤的5%左右，大多数发生于15岁以下，是儿童最常见的颅内肿瘤之一，成年人较少见。

一、病理特点

颅咽管瘤好发于鞍上部，也可位于鞍内或第三脑室。常见的组织学特征是钙化和囊性变，90%左右呈囊性或囊实混合性，而实性者仅约占10%。肿瘤按组织学可分为釉质细胞型和鳞状上皮型。釉质细胞型几乎都发生于儿童。鳞状上皮型多见于成人，多为实质性肿瘤。近年来有人分出颅咽管瘤第三型：梭形细胞型，此型肿瘤属恶性。

二、临床表现

颅咽管瘤生长缓慢，但可因突发囊性变或囊肿增大导致症状急剧加重。

临床表现主要因年龄、部位及大小有关。常见的临床表现包括：颅内压增高、视力视野障碍、内分泌功能障碍等。

1.颅内压增高　当肿瘤向上生长影响到第三脑室、室间孔、或向后生长压迫中脑导水管时可引起脑积水，表现头痛、恶心、呕吐、视乳头水肿等颅内压增高症状，严重者出现意识障碍。由于肿瘤增大亦可引起颅内压增高，但多为慢性过程。

2.视力视野障碍　由于肿瘤直接压迫视路或位于视交叉下的营养动脉受压发生供血障碍所致。由于肿瘤对视觉通路压迫部位的不同，临床上表现为不同的视野缺损，包括：双颞侧偏盲、双眼视野向心性缩小、颞上象限的偏盲、甚至出现同向性偏盲等。晚期颅内压增高可引起继发性视神经萎缩、失明。

3.内分泌功能障碍　由肿瘤压迫垂体、垂体柄或下丘脑引起，成人多表现为性功能低下，小儿则为第二性征发育延缓，也有表现为肾上腺皮质功能低下或甲状腺激素异常。垂体后叶功能障碍表现为尿崩或水电解质紊乱。肿瘤压迫、破坏下丘脑，可引起体温调节功能低下、尿崩、肥胖生殖性无能综合征，部分病人出现高泌乳素血症，偶可见青春期早发症及间脑综合征。

4.意识变化　部分病人出现意识障碍，表现为淡漠或嗜睡，少数可出现昏迷。这可能是由于丘脑下部受损及由于脑疝的发生致使中脑受压所造成。

三、辅助检查

1.内分泌检查　垂体及甲状腺功能可有不同程度的低下，部分病人泌乳素可升高。

2.X线平片　颅骨X线平片可发现鞍区钙化，可呈点片状、团块状；向鞍内生长者，亦可表现蝶鞍扩大。

3.CT扫描　CT显示可为实性、囊性、囊实性病变，实体部分强化明显，并可见点、片状或蛋壳样钙化影。囊性部分多为低密度影像，部分呈等密度或高密度。囊肿、钙化以及实体部分明显强化是颅咽管瘤典型的CT表现。

4.MRI扫描　MRI可清晰显示肿瘤位置及其与垂体、视路、颈内动脉、大脑前动脉等结构的关系。肿瘤实质在T_1WI多为略低或等信号，注射Gd-DTPA后明显增强。囊内容物在T_1WI多为低或等信号，T_2WI呈高信号。MRI无法显示钙化及蝶鞍扩大、鞍背破坏。

四、治疗

治疗包括：手术治疗、放射外科治疗、囊内化疗。由于肿瘤周围重要结构较多，一种治疗方法很难达到理想的疗效，目前仍是采用以手术为主的综合治疗。

（一）手术治疗

手术治疗仍然是主要治疗方法，适用于各种类型的颅咽管瘤。由于肿瘤多侵袭下丘脑结构，手术切除肿瘤困难。目前采用的手术入路包括：经蝶入路、额下入路、纵裂入路、翼点入路、胼胝体入路、皮层侧脑室入路、联合入路等。选择手术入路最基本的原则是充分暴露肿瘤以尽可能全切并减小对周围重要结构的损伤。

（二）放射外科治疗

放射治疗包括普通放疗、放射外科治疗、囊内放疗等。普通放疗在过去很长时期内曾作为手术后的常规辅助治疗，但由于常造成周围视路、下丘脑、垂体功能的损伤，目前已较少采用。伽玛刀放射外科治疗采用立体定向高精度聚焦照射，明显提高了治疗疗效，避免了上述并发症的出现。

伽玛刀适应证：实体性肿瘤肿瘤，直径一般不超过3cm；手术后残留或复发的肿瘤；囊性或囊实性肿瘤（肿瘤直径可超过3cm）可联合立体定向瘤囊抽液术有效缩小肿瘤容积后行伽玛刀治疗；患者有手术禁忌证。

1.处方剂量　边缘剂量10~15Gy，45%~55%边缘等剂量线。对于肿瘤临近视路、下丘脑，可适当

降低伽玛刀治疗的剂量，一般视路剂量不超过10Gy，下丘脑区控制在7Gy以下。

2.联合治疗　囊性或囊实性肿瘤可采用定向手术抽除囊液后行伽玛刀治疗，可以避免重要结构和放射敏感结构的损伤，减少并发症的发生概率，同时可以有效缓解肿瘤对周围结构的压迫。

3.疗效　肿瘤控制率在75%~90%，其中实体性控制率较高，混合性或囊性肿瘤抽液术联合伽玛刀治疗后复发的瘤囊部分，可结合囊内放、化疗进行治疗。

（三）囊内化疗

囊性颅咽管瘤，采用立体定向瘤囊穿刺抽液并置入Ommaya储液囊，行囊内化疗，常用药物为博莱霉素。对于囊性部分较小的肿瘤及实体性肿瘤，不适宜采用此种方法。化疗时要保证引流管颅内端完全置入瘤囊，防止药物渗漏入蛛网膜下腔。

五、典型病例

病例1　患儿男性，11岁，入院诊断：颅咽管瘤，梗阻性脑积水。行立体定向瘤囊穿刺Ommaya囊置管引流术+立体定向伽玛刀治疗。伽玛刀治疗

剂量：边缘15Gy，50%等剂量线。术后随访2年7个月，肿瘤明显缩小，控制良好（图2-2-23）。

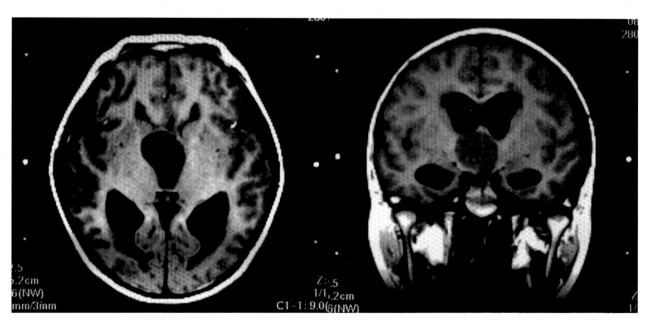

A　立体定向穿刺手术前定位MRI T₁WI 显示肿瘤呈囊性

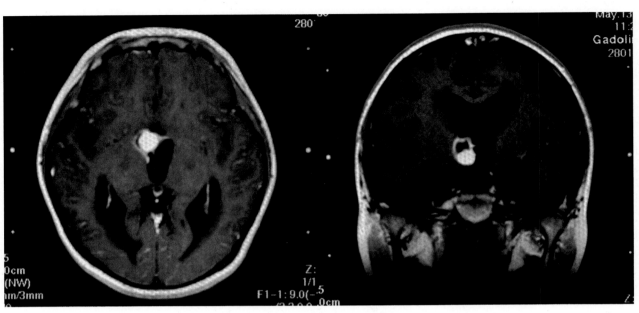

B　立体定向穿刺术置管术后立即行伽玛刀定位 MRI 增强，瘤囊基本消失

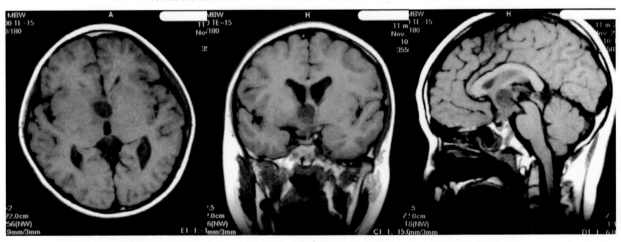

C　伽玛刀治疗后半年复查 MRI，肿瘤缩小，脑积水消失，继续观察变化。

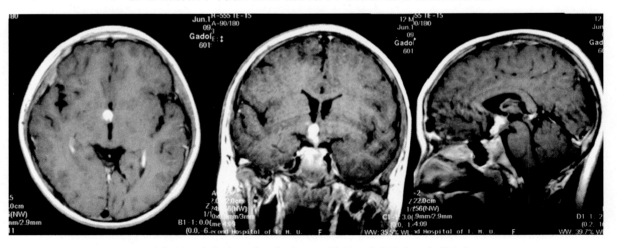

D　伽玛刀治疗后 13 个月复查 MRI 增强，肿瘤缩小，瘤囊消失

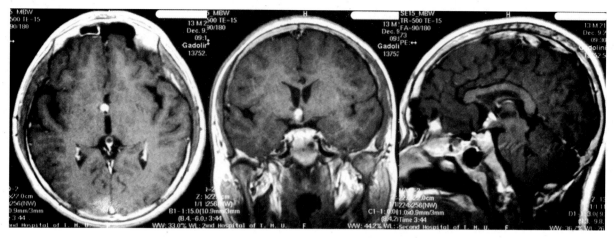

E 伽玛刀治疗后 31 个月后复查 MRI，肿瘤明显缩小，瘤囊消失

图 2-2-23 囊性颅咽管瘤伴梗阻性脑积水患者行立体定向穿刺置管引流术+伽玛刀治疗

病例 2 患者女性，64 岁，入院诊断：颅咽管瘤，脑室腹腔分流术后。伽玛刀分割治疗：边缘 8Gy/7Gy，50%等剂量线。随访 9 个月，肿瘤明显缩小（图 2-2-24）。

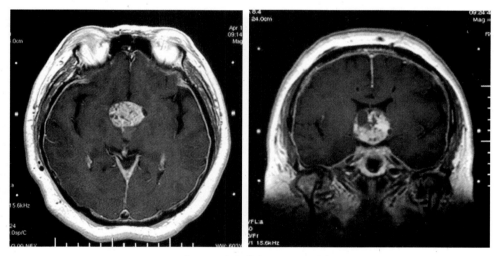

A 伽玛刀治疗前定位 MRI 增强

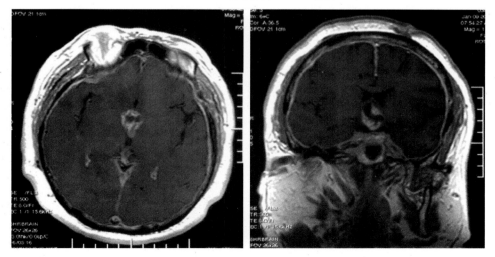

B 伽玛刀治疗后 9 个月 MRI 增强，肿瘤明显缩小

图 2-2-24 颅咽管瘤伽玛刀治疗随访

病例 3 患者男性，47 岁，入院诊断：颅咽管瘤。行立体定向瘤囊穿刺 Ommaya 囊置管引流术+立体定向伽玛刀治疗。伽玛刀治疗剂量：边缘 14Gy，50%等剂量线。术后随访 2 年 9 个月，肿瘤控制良好（图 2-2-25）。

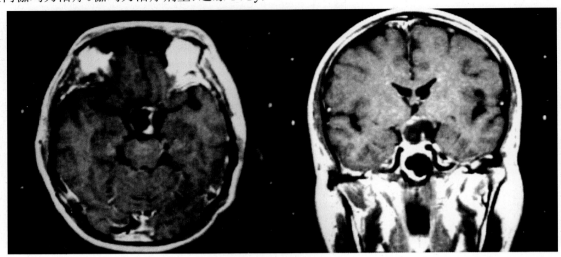

A   立体定向穿刺置管手术前定位 MRI   增强

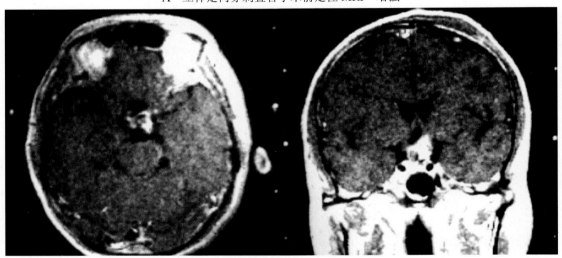

B   伽玛刀治疗定位 MRI

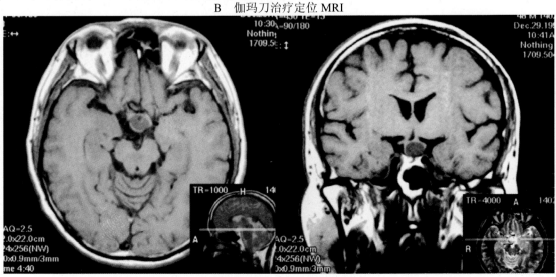

C   伽玛刀治疗后 1 年 9 个月

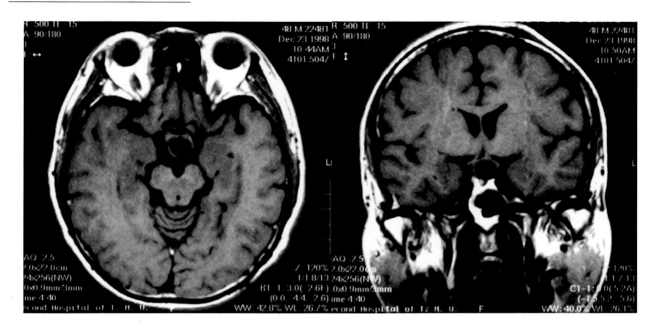

D 伽玛刀治疗后 2 年 9 个月

图 2-2-25 颅咽管瘤立体定向穿刺置管引流术+伽玛刀治疗

病例 4 患者女性，5 岁，入院诊断：颅咽管瘤术后复发。行立体定向穿刺 Ommaya 囊置入手术+伽玛刀治疗，边缘剂量 13Gy，50%等剂量线。随访 18 个月，瘤囊缩小后再次增大。多次经 Ommaya 囊抽出瘤囊液（图 2-2-26）。

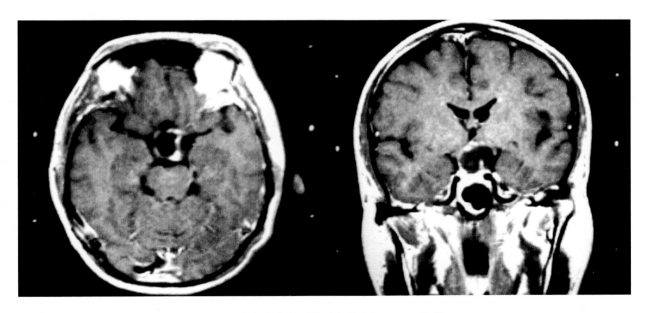

A 立体定向穿刺置管手术前定位 MRI 增强

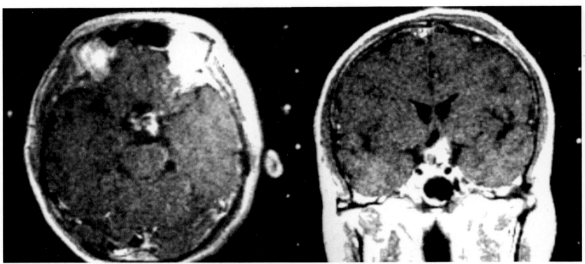

B　立体定向穿刺术置管术后立即行伽玛刀定位 MRI 增强，瘤囊基本消失

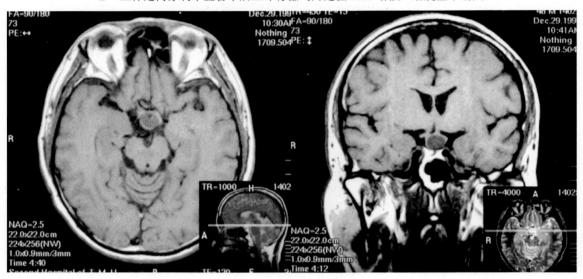

C　伽玛刀治疗后 1 年 9 个月

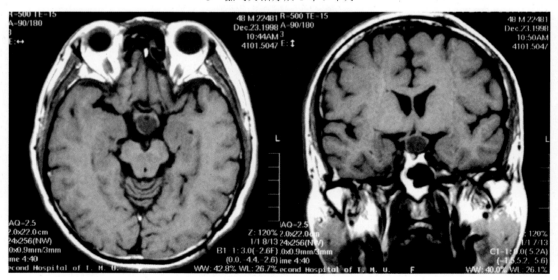

D　伽玛刀治疗后 2 年 9 个月

图 2-2-26　颅咽管瘤立体定向穿刺置管引流术+伽玛刀治疗

病例 5 患者男性，2 岁，入院诊断：颅咽管瘤。行立体定向瘤囊穿刺 Ommaya 囊置管引流术+立体定向伽玛刀治疗。伽玛刀治疗剂量：边缘 14Gy，50%等剂量线。术后随访 19 个月，肿瘤明显缩小，基本消失（图 2-2-27）。

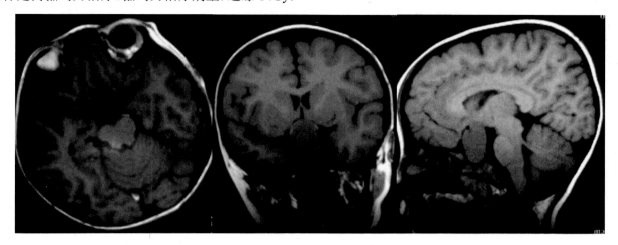

A 立体定向穿刺手术前 MRI T₁WI

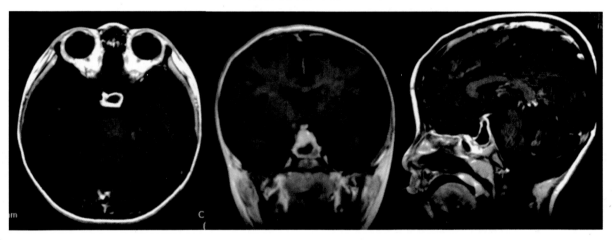

B 伽玛刀治疗前定位 MRI

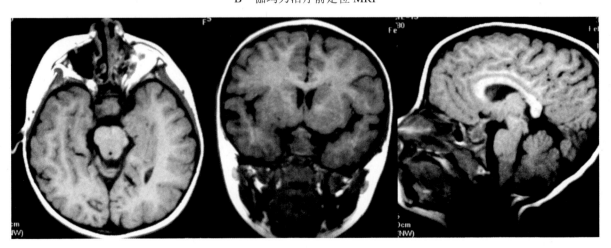

C 伽玛刀治疗后 7 个月，肿瘤变化不明显

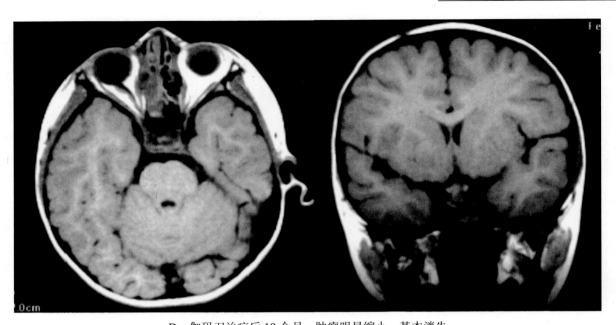

D 伽玛刀治疗后 19 个月，肿瘤明显缩小，基本消失

图 2-2-27 颅咽管瘤立体定向穿刺置管引流术+伽玛刀治疗

（李彦和）

参 考 文 献

1. Bunin GR, Surawicz TS, Witman PA, et al. The descriptive epidemiology of craniopharyngioma. J Neurosurg, 1998,89(4):547–551

2. Minniti G, Esposito V, Amichetti M, et al .The role of fractionated radiotherapy and radiosurgery in the management of patients with craniopharyngioma. Neurosurg Rev, 2009,32(2):125- 132.

3. Kobayashi T. Long-term results of gamma knife radiosurgery for 100 consecutive cases of craniopharyngioma and a treatment strategy. Prog Neurol Surg, 2009,22:63-76.

4. Gopalan R, Dassoulas K, Rainey J, et al .Evaluation of the role of Gamma Knife surgery in the treatment of craniopharyngiomas. Neurosurg Focus, 2008,24(5):E5.

5. Lunsford LD, Niranjan A, Martin JJ, et al. Radiosurgery for miscellaneous skull base tumors. Prog Neurol Surg, 2007,20:192-205.

6. Kobayashi T. Treatment strategy and pathological background of radiosurgery for craniopharyngiomas. Prog Neurol Surg, 2007,20:180- 191.

7. Suh JH, Gupta N. Role of radiation therapy and radiosurgery in the management of craniopharyngiomas. Neurosurg Clin N Am, 2006, 17(2): 143-148

8. Karavitaki N, Cudlip S, Adams CB, et al. Craniopharyngiomas. Endocr Rev, 2006,27(4): 371-397.

9. Kobayashi T, Kida Y, Mori Y, et al .Long-term results of gamma knife surgery for the treatment of craniopharyngioma in 98 consecutive cases. J Neurosurg, 2005,103(6 Suppl):482-488.

10. Kobayashi T, Kida Y, Hasegawa T. Long-term results of gamma knife surgery for craniopharyngioma. Neurosurg Focus, 2003,15;14(5): e13.

11. Jackson AS, St George EJ, Hayward RJ, et al. Stereotactic radiosurgery. XVII: Recurrent intrasellar craniopharyngioma. Br J Neurosurg, 2003 ,17 (2):138-143.

12. Pollock BE, Natt N, Schomberg PJ. Stereotactic management of craniopharyngiomas. Stereotact Funct Neurosurg, 2002,79(1):25-32.

13. Ulfarsson E, Lindquist C, Roberts M, et al.

Gamma knife radiosurgery for craniopharyngiomas: long-term results in the first Swedish patients. J Neurosurg. 2002 Dec;97(5 Suppl): 613-622.

14. Chiou SM, Lunsford LD, Niranjan A, et al. Stereotactic radiosurgery of residual or recurrent craniopharyngioma, after surgery, with or without radiation therapy. Neuro Oncol, 2001, 3(3): 159-166.

15. Mokry M. Craniopharyngiomas: A six year experience with Gamma Knife radiosurgery. Stereotact Funct Neurosurg, 1999,72 Suppl 1: 140-149.

16. Prasad D, Steiner M, Steiner L. Gamma knife surgery for craniopharyngioma. Acta Neurochir (Wien), 1995,134(3-4):167-176.

17. Lunsford LD, Pollock BE, Kondziolka DS, et al. Stereotactic options in the management of craniopharyngioma. Pediatr Neurosurg, 1994,21 Suppl 1:90-97.

18. Kobayashi T, Tanaka T, Kida Y. Stereotactic gamma radiosurgery of craniopharyngiomas. Pediatr Neurosurg, 1994,21 Suppl 1:69-74.

第五节　脑转移瘤

　　脑转移瘤（Brain metastasis）系继发于癌症的颅内最常见的肿瘤。Amold 等（2001 年）报告脑转移瘤是颅内原发肿瘤发病率的 10 倍，是癌症病人的主要死亡原因。然而，脑转移瘤大多为实质性，患者多非癌症晚期，早期诊断和适当地治疗可取得满意的改善症状、延长生存时间和提高生存期生活质量，值得神经外科重视。

一、发病率

　　目前国内外尚无脑转移瘤的准确发病率，可信赖的资料来源于癌症尸检和临床研究。Pickren(1982 年)报告死于癌症的尸检资料 50% 有脑转移。死前有症状的仅占 30%。Posner 等（1995 年）报告 20%~40% 的癌症患者发生脑转移瘤。Johnson（1996 年）报告美国每年新诊断的脑转移瘤病人超过 20 万例，估算发生率每年 11 例/10 万人，2001 年度统计达 25 万例，呈逐年上升趋势。Klos 等认为脑转移瘤临床发生率增加的主要原因为肺癌、乳腺癌发病率增加；神经影像诊断技术提高；原发癌成功控制率增加和新化疗药物的使用延长了存活期间的病人伴随着脑转移。

二、病理生理

　　脑转移瘤通常经血液循环播散，肿瘤最常见部位位于脑灰质白质交界处，80% 位于大脑半球，15% 位于小脑，5% 位于脑干；其次为邻近颅底部癌瘤直接转移及靠近腹后壁肿瘤经静脉丛转移至后颅窝。

　　从原发癌到脑转移瘤形成经过一个复杂的生物学过程。近代研究发现有黏附分子、肿瘤细胞载体、组织因子、生长因子、胞质分裂、酶和细胞表面受体参与的侵入血管、运送、附着、血管生成和增殖过程。Puduvalli 等还发现某些肿瘤偏向特定器官转移形成转移瘤，如肺癌、黑色素瘤最易发生脑转移。他进一步解释这种偏向特定器官转移形成转移瘤可能与个体的遗传易感性有关。

　　脑转移瘤多数为实体性肿瘤，囊性少见。单发灶占 30%~50%。多数先发现原发癌后发现脑转移瘤，有大约 15% 病人则以脑转移为首发，后经检查发现原发癌，5%~15% 患者找不到原发癌。

三、临床表现

　　约 1/3 脑转移瘤病人无症状，由 CT 或 MRI 发现，由此强调成人定期体检的重要性。有症状者的表现取决于肿瘤的大小和部位，其中头痛占 50%，精神状态改变占 30%，轻瘫（力弱）占 27%，癫痫占 20%，还有感觉障碍、语言障碍和梗阻性脑积水。

四、诊断

　　凡癌症患者有神经系统症状体征者应疑诊做进一步检查。MRI，尤以经静脉注射增强剂扫描的MRI 能明确显示转移瘤部位、大小（最小可发现 1mm 肿瘤）、病灶数及并发的脑水肿、脑积水等颅内病变。CT 能快速诊断，但对于后颅窝和小病灶不易发现，但近年来 64 排螺旋 CT 的应用从一定程度上弥补了这一缺陷。利用 MR 波谱分析、PET、SPECT 检查有利于提高诊断准确率。单发转移瘤未发现原发癌的病例需与颅内原发肿瘤、脑梗塞、脑脓肿、脑内血肿及脱髓鞘疾病相鉴别。脑组织活检标本作病理组织学检查是鉴别诊断的重要手段。对不明原发癌的病例首先要检查肺部，研究证明 60% 的肺癌可由胸部 X 线片确诊。如胸片阴性，则使用 CT 或 MRI 作胸、腹、盆腔检查。骨扫描仅作为对癌症转移广度的评价手段。

五、脑转移瘤的治疗

　　脑转移瘤不治疗平均生存期 4 周，为癌症病人死亡的主要原因。其治疗目的在于改善症状、延长患者生存时间和提高生存质量。早年的标准治疗有激素和分次放射治疗；近三十年来，手术切除肿瘤加术后放射治疗成为标准治疗方法之一；二十世纪九十年代以来放射外科（Radiosurgery）广泛应用于脑转移瘤的治疗，成为现代标准治疗脑转移瘤新兴手段。脑转移瘤患者的病情是多样的，多种因素影响病人的预后。

（一）脑转移瘤预后因素评估

脑转移瘤病人治疗前评估预后因素对治疗方法、治疗方案制订和治疗后效果评价具有标准的指导意义。Gaspar 等（2000 年）发表脑转移瘤放射治疗病人预后因素回归分析（RPA）将脑转移瘤病人按照远期生活质量评估（KPS）、原发癌控制情况、年龄和有无颅外转移分成三级：Ⅰ级为 KPS≥70 分，年龄<65 岁，原发癌消退控制，颅外无转移；Ⅱ级为 KPS≥70 分，Ⅲ级为 KPS<70 分，其他 3 项中有 1~3 项不符合Ⅰ级者。脑转移瘤手术切除和放射外科治疗预后因素须增加原发癌的病理类型、颅内肿瘤状况（病灶数目、大小、部位及并发脑水肿、脑积水等）。

（二）治疗方法的选择

1.全脑放射治疗（WBRT）　WBRT 治疗脑转移瘤的历史悠久。大量研究结论认为：①WBRT 可使 50%病人改善症状，治疗后存活 1~6 个月时间，平均存活 3 个月；②放射治疗的毒副作用有脱发、疲乏、厌食、恶心、呕吐、闭经、发热、听力丧失、急性放射性脑病、亚急性脱髓鞘综合征、放射性脑坏死、视神经萎缩和继发性脑卒中，长期副作用包括进行性痴呆、步态失调和大小便失禁等；③WBRT 疗程长，延误原发癌治疗；④根据 Murray 等 9104 例 RTOG 研究结论：WBRT 标准治疗方案总剂量为 3 000cGy，分 10 次照射，两周完成，增加总剂量和分次照射剂量并不提高疗效，相反增加副作用；⑤WBRT 治疗范围包括：颅内弥漫型转移瘤和不具备手术及放射外科治疗的转移瘤病例。关于手术切除后和放射外科后附加 WBRT 存在不同主张。近代研究表明手术结合 WBRT 可减少手术切除肿瘤原位复发，对远隔病灶复发和生存期延长无意义。对无法单独应用放射外科治疗的多发转移瘤 WBRT 可作为辅助治疗。

2.手术切除肿瘤　手术切除适用于位置表浅、平均直径大于 3.5cm 的单发转移瘤，原发癌已稳定控制，无手术禁忌证，年龄小于 65 岁，KPS>80 分的患者。据 Buckner 等（1992 年）综合多家研究

结果报告脑转移瘤中单发灶占 30%~50%，其中 1/2 有条件选择进行手术切除。手术切除肿瘤可改善症状和延长存活期。Arbit 等（1996 年）报告 583 例手术切除脑转移瘤后病人平均存活期 9.4 个月，手术死亡率 5.3%。手术切除后是否附加 WBRT 曾有不同主张。较早期的主张手术后附加 WBRT 成为标准治疗。以 Patchell 等（1998 年）为代表的近代随机对比研究单纯手术切除与术后附加 WBRT 两组比较存活期和生存质量无意义差别，主张手术后无需附加 WBRT。同时值得关注的 WBRT 的副作用妨碍术后复发病人的再治疗。

原发癌为非小细胞肺癌的单发脑转移瘤适于手术切除，Read 等报道非小细胞肺癌与脑转移瘤双切除一年存活率 50%，Pieper 等 1996 年报道乳癌脑转移瘤手术切除平均生存期 16 个月，5 年存活率 17%，与放射外科治疗效果类似；但源于黑色素瘤的脑转移瘤大多是多发，不适合手术切除；源于小细胞肺癌、肾癌和肠癌的脑转移瘤手术切除复发率高，存活时间短，不及放射外科治疗效果。

3.放射外科治疗　放射外科治疗适用于脑的任何部位的单发和多发肿瘤，肿瘤平均直径<3.5cm，有手术切除禁忌证不能手术切除的病人也可治疗，治疗后肿瘤复发的病人可再治疗。具有微创、治疗时间短、并发症少、无直接治疗死亡风险。原发癌未治疗或未控制的病人放射外科治疗不影响对原发癌进行治疗。二十世纪九十年代以来放射外科广泛应用于脑转移瘤的治疗，放射外科治疗肿瘤局部控制率取决于 KPS 评分、肿瘤大小、边缘剂量大小、原发癌控制情况等预后相关因素。Boyd 和 Mehta 等（1997 年）报告用伽玛刀治疗脑转移瘤 1700 例，治疗控制率 83%~100%，平均生存期 9.6 个月。Hasgawa 等（2003 年）报告伽玛刀治疗 172 例脑转移瘤，平均生存期 8 个月。年龄<60 岁，KPS≥90，原发癌控制的病人平均生存期 28 个月，有生存期达 96 个月的长期存活病例；Sheehan 等（2003 年）报道 69 例肾细胞癌脑转移瘤控制率 96%，平均存活期 15 个月（1~69 个月）。O'neill 等（2003 年）回顾分析发现 97 例单发转移灶、病情相似患者分别用手术切除或放射外科方法治疗后平均随访 20 个月，两者存活期无显著差别，一年存活率和局部复发率手术组分别为 56%和 58%，放射外科组分别为 62%

和 0%。存活病人的生存质量后者优于前者。

伽玛刀脑转移瘤的并发症少见，文献资料普遍报告并发症多为一过性灶周脑水肿，可逆性神经症状及肿瘤内出血，发生率＜5%，未见有治疗死亡率的报告。其并发症根据出现时间的不同分为急性、亚急性和慢性。急性并发症包括：头痛、恶心、呕吐、癫痫发作等，常发生在治疗后数小时至数天，经对症治疗后症状很快消失；亚急性并发症主要为放射性水肿、神经症状的恶化以及癫痫发作，发生在治疗后 6 个月内；晚期并发症为放射性脑坏死，大容积肿瘤及辅助全脑放疗的病人发生概率高。但脑转移瘤患者已经处于癌症晚期，长期生存患者少见，因此临床上发生放射性脑坏死的病例少见。

六、放射外科治疗脑转移瘤值得深入讨论的几个问题

（一）关于放射外科治疗脑转移瘤的边缘剂量

1995 年之前的文献使用的边缘剂量较高，常用 25~35Gy，并发症发生率较高，此后逐渐降低边缘剂量，也取得了高剂量同样的控制率，且降低了并发症率。当今常用边缘剂量为 16~20Gy。深入研究显示原发癌的病例性质与肿瘤的边缘剂量存在差别，如源于肾癌、乳腺癌和黑色素瘤的转移瘤边缘剂量要高于肺癌脑转移。Goodman 等（2001 年）研究 682 个脑转移瘤在强化 MRI 的显示分为均匀强化占 59%，非平均强化 32% 和环形强化 8% 三型。后两种类型含耐放射的乏氧肿瘤细胞，所用剂量应大于均匀型。

（二）关于放射外科治疗后要不要附加 WBRT？

近几年研究结果一致表明放射外科治疗后附加 WBRT 对患者生存期、生存质量和肿瘤的复发无任何有意义的改善，而且增加副作用和妨碍肿瘤复发病人的再治疗。因此不主张放射外科治疗后附加 WBRT。

（三）关于放射外科治疗脑多发转移瘤的标准

放射外科治疗多发转移瘤的病灶数目限定在 3 个、5 个、10 个以内、或多于 10 个各家均有不同报道，目前尚无统一标准。从治疗技术角度看，Leksell 伽玛刀可同时设计多个矩阵，距离靠近的肿瘤可设在同一矩阵内，一次可治疗 5 个甚至 10 个以上病灶。根据近年研究成果认为放射外科治疗脑转移瘤为取

得良好效果应遵循以下原则：

1. 脑转移瘤病人治疗前应常规进行严格的 RPA 评级 依据病人 RPA 制订治疗方案。

2. 多发肿瘤由总容积大小决定是否选入治疗 Chang 等研究表明脑转移瘤容积大小与肿瘤的控制率呈反向相关。根据多数文献肿瘤容积大于 35cm^3 时，放射外科肿瘤控制率低，易发生并发症；

3. 多发灶多靶点治疗安全累积剂量 允许范围为 2.16~8.51Gy。Nakaya 等（2002 年）报道 105 例患者转移灶均超过 10 个，一次治疗累积剂量 4.83Gy，少于分次放疗每次 2.0Gy 的累积剂量 8.25Gy，随访未发现严重并发症，故认为超过 10 个病灶的患者可采用放射外科治疗。

（四）辅助治疗

激素和高渗脱水剂主要用于脑水肿、颅内压增高的病人；化疗和放疗联合用于多发的小细胞肺癌、黑色素瘤脑转移瘤有辅助治疗效果。合并癫痫的病人治疗前后用抗癫痫药物治疗。

七、结论

脑转移瘤是癌症病人死亡的主要原因。早期诊断和治疗可以有效缓解症状、延长生存期和提高患者生活质量，最后大部分脑转移瘤病人死于原发癌。现代治疗的方法包括 WBRT、手术切除和放射外科。其中以放射外科最为实用、安全、有效、简便，为越来越多的患者所接受。依据病人个体风险和预后因素准确评估，结合原发癌病理类型、转移灶部位、大小、病灶数和症状选择治疗方法和方案可获取满意疗效。放射外科治疗脑转移瘤适应证和技术参数尚需进一步规范。

八、伽玛刀治疗脑转移瘤的适应证

（1）适用于脑任何部位的单发和多发肿瘤。
（2）肿瘤平均直径＜ 3.5 cm。
（3）有手术切除禁忌证的患者。
（4）治疗后复发的肿瘤。
（5）患者及家属要求进行伽玛刀治疗。
（6）无伽玛刀治疗的禁忌证。

病例 1 患者女性，56 岁，小细胞肺癌术后 6 个月。入院诊断：脑多发转移瘤。立体定向瘤囊抽液术+伽玛刀治疗（20Gy/50%）（图 2-2-28）。

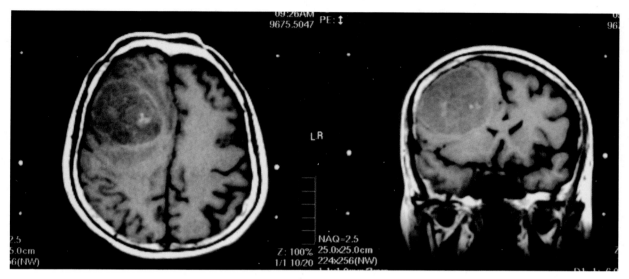

A 立体定向抽液术前定位 MRI

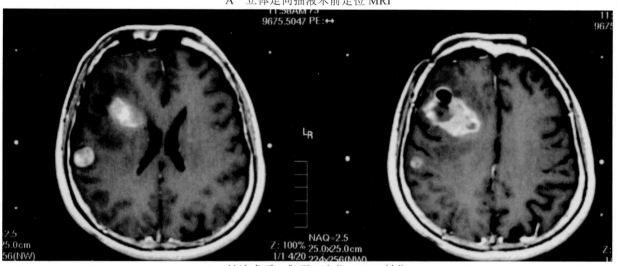

B 抽液术后，伽玛刀定位 MRI 轴位

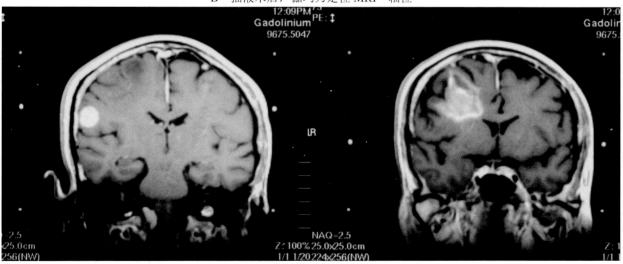

C 抽液术后，伽玛刀定位 MRI 冠状位

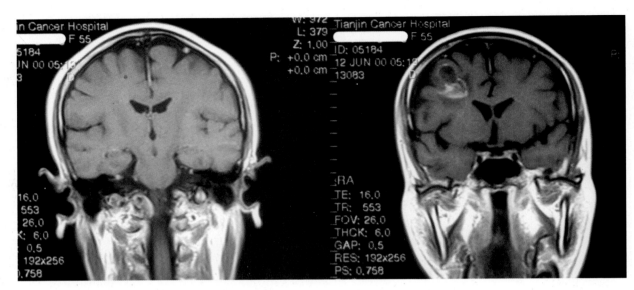

D　伽玛刀治疗后 3 个半月，复查 MRI　冠状位

图 2-2-28　脑多发转移瘤立体定向瘤囊抽液术+伽玛刀治疗

　　病例 2　患者女性，70 岁。直肠癌术后 3 年，
胃癌术后 2 年。入院诊断：脑多发转移瘤。伽玛刀
治疗剂量 20 Gy /50%（图 2-2-29）。

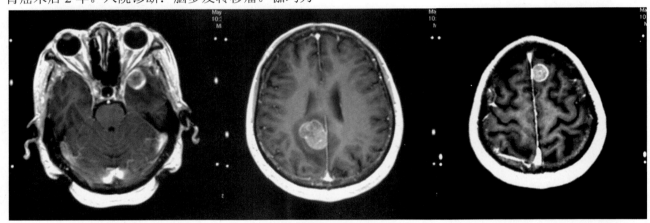

A　伽玛刀定位 MRI

B　伽玛刀治疗后 3 个月，肿瘤缩小，瘤周水肿加重

图 2-2-29　脑多发转移瘤伽玛刀治疗

病例 3　患者男，60 岁。伽玛刀治疗剂量 23Gy/45%（图 2-2-30）。

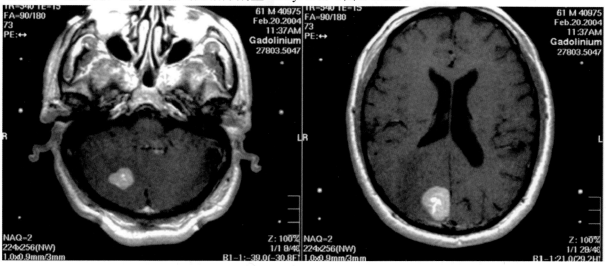

A　伽玛刀治疗定位 MRI

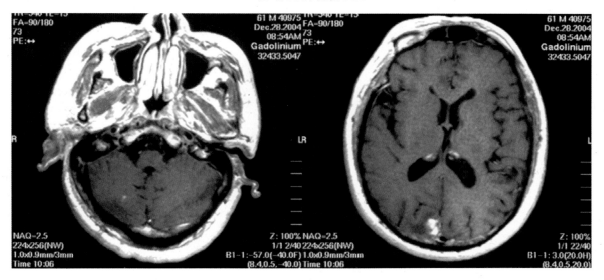

B　伽玛刀治疗后 10 个月，复查 MRI

图 2-2-30　脑多发转移瘤伽玛刀治疗

病例 4 患者男性，51 岁。肺癌脑多发转移。 （图 2-2-31）。

伽玛刀治疗（1.左颞 18Gy/45%、左顶 20 Gy /50%）

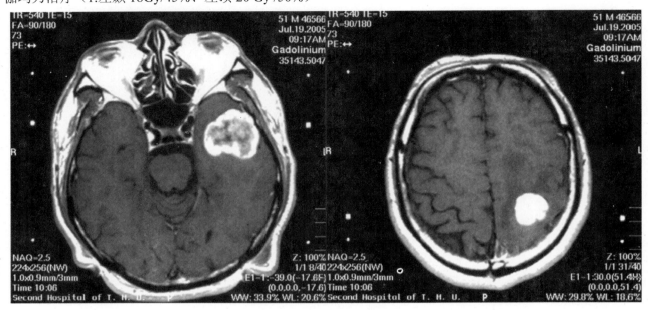

A 第一次伽玛刀定位 MRI

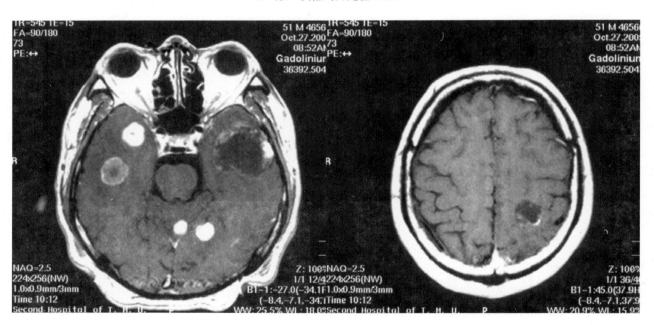

B 伽玛刀治疗后 3 个月，复查 MRI，已治疗病灶不强化且缩小，出现新转移瘤

图 2-2-31 脑多发转移瘤伽玛刀治疗

　　病例 5　患者女性，70 岁。直肠癌术后 4 年。　　　　22Gy/50%（图 2-2-32）。
诊断脑转移瘤。共 4 次伽玛刀治疗。治疗剂量均为

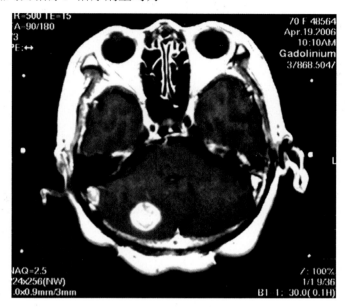

A　第一次伽玛刀治疗定位 MRI

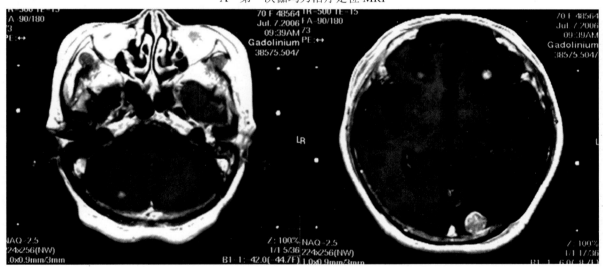

B　第一次治疗后 3 个月，已治疗病灶缩小，出现新转移瘤，行第二次治疗定位 MRI

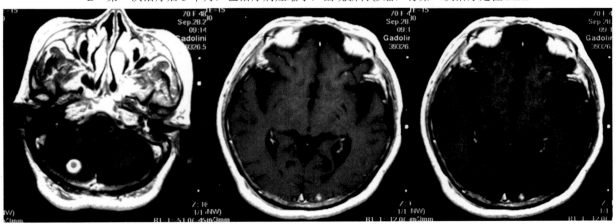

C　第二次治疗后 2 个半月，已治疗病灶缩小，出现新转移瘤，行第三次治疗定位 MRI

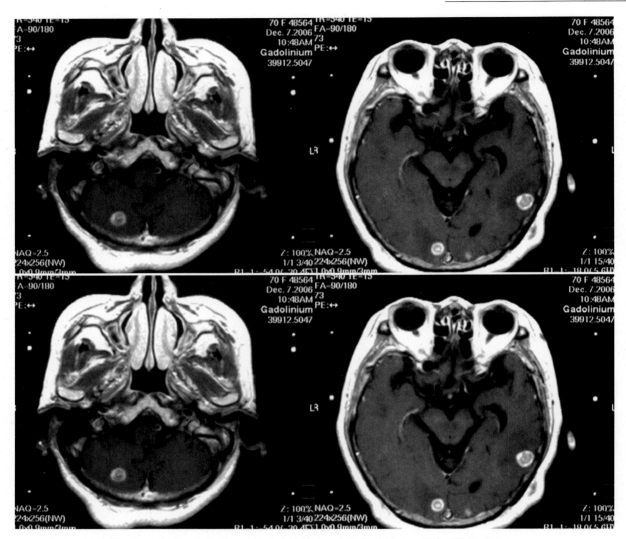

D 第三次治疗后 2 个半月，已治疗病灶缩小，出现新转移瘤，行第四次治疗定位 MRI

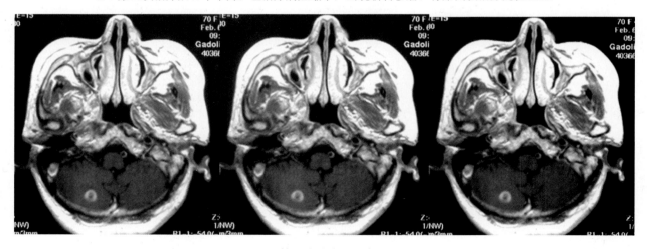

E 第四次治疗后 2 个月

图 2-2-32 脑多发转移瘤先后行四次伽玛刀治疗

病例 6　患者男性，71 岁。单发脑转移。伽玛刀治疗剂量（20Gy/45%）（图 2-2-33）。

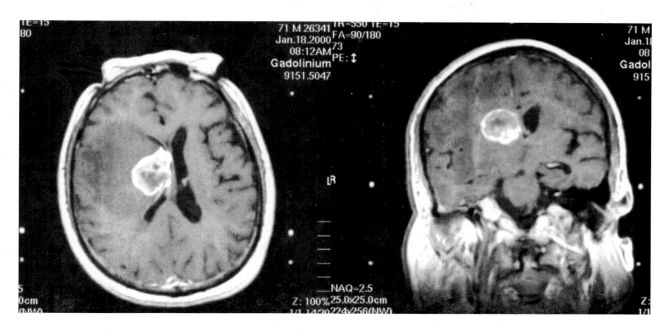

A　伽玛刀治疗定位 MRI

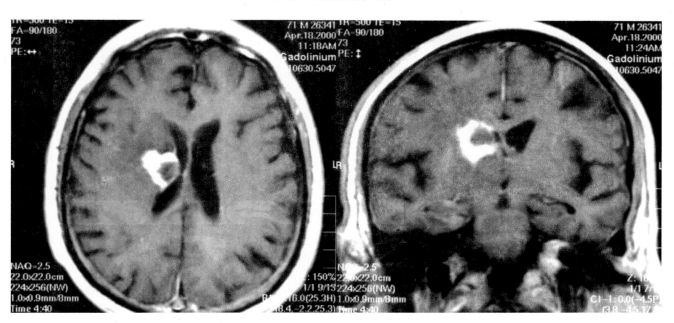

B　伽玛刀治疗后 3 个月，复查 MRI

图 2-2-33　单发脑转移瘤伽玛刀治疗

病例 7　患者女性，65 岁。肺癌脑多发转移瘤。伽玛刀治疗 2 次（23Gy/45%，25Gy/45%）（图 2-2-34）。

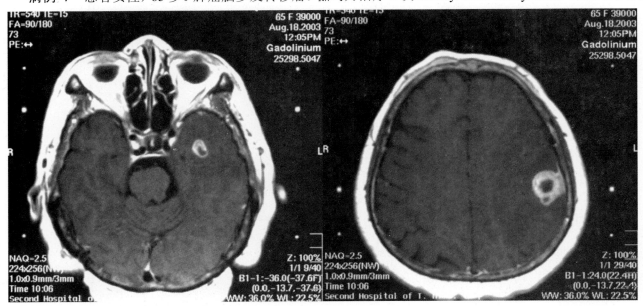

A　伽玛刀定位 MRI

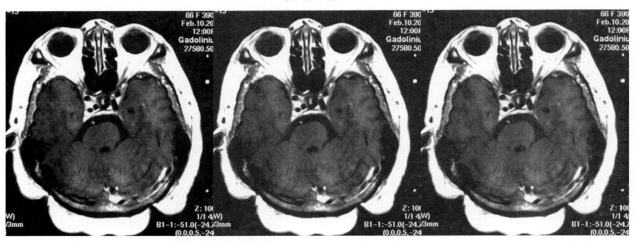

B　伽玛刀治疗后半年，第二次伽玛刀定位 MRI

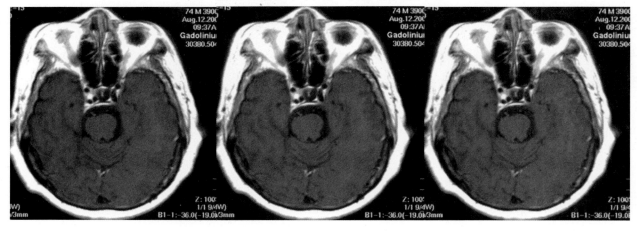

C　伽玛刀治疗后 1 年

图 2-2-34　脑多发转移瘤先后行两次伽玛刀治疗

病例 8　患者男性，58 岁。肾癌脑转移。伽玛刀治疗剂量（22Gy/50%）（图 2-2-35）。

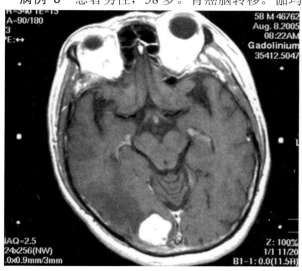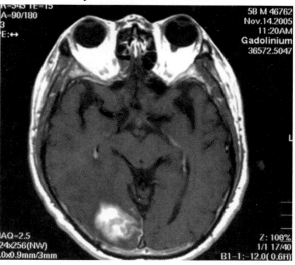

　　A　伽玛刀定位 MRI　　　　　　　　　　　　　　　B　伽玛刀治疗后 3 个月

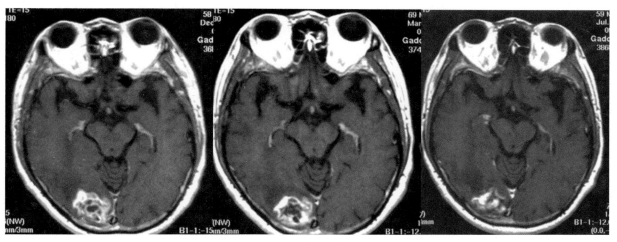

　C　伽玛刀治疗后 7 个月　　　　　D　伽玛刀治疗后 4 个月　　　　　E　伽玛刀治疗后 11 个月

图 2-2-35　肾癌脑转移行伽玛刀治疗

病例 9　患者女性，67 岁。肺癌脑多发转移。伽玛刀治疗剂量（22Gy/45%）（图 2-2-36）。

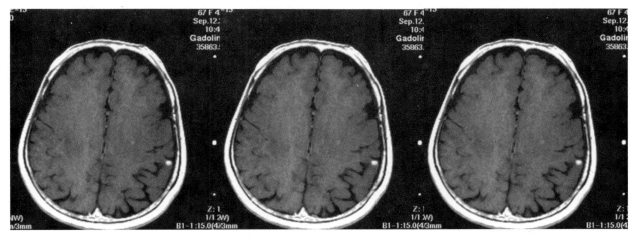

A　伽玛刀治疗定位 MRI

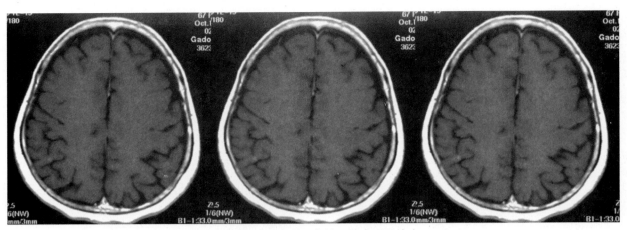

B 伽玛刀治疗后 1 个月，肿瘤明显缩小

图 2-2-36 脑多发转移行伽玛刀治疗

病例 10 患者男性，65 岁。肺癌脑转移。伽玛刀治疗剂量（22Gy/45%）（图 2-2-37）。

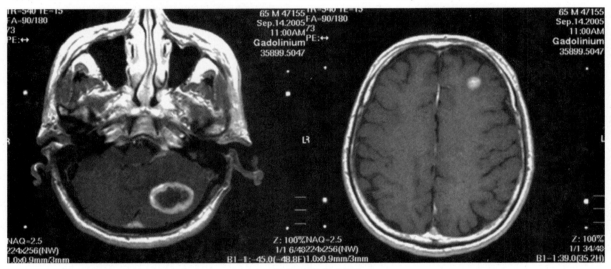

A 伽玛刀定位 MRI

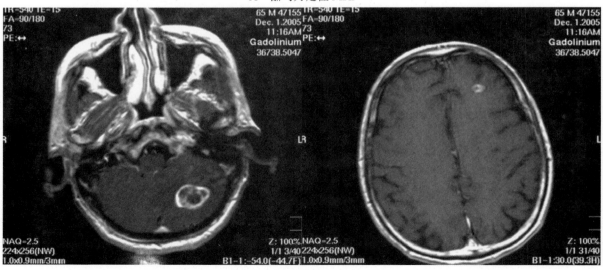

B 伽玛刀治疗后 2 个半月

图 2-2-37 脑多发转移行伽玛刀治疗

病例 11　患者男性，67 岁。肺癌脑转移。伽玛刀治疗剂量（22Gy/45%）（图 2-2-38）。

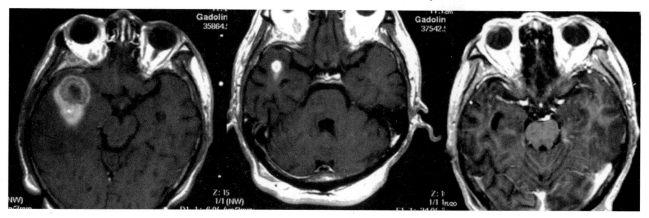

A　伽玛刀治疗定位　　　　　　B　伽玛刀治疗后 6 个月　　　　　　C　伽玛刀治疗后 1 年

图 2-2-38　脑多发转移行伽玛刀治疗

病例 12　患者女性，52 岁，左肾癌术后 1.5 年，右颞转移瘤术后半年，发现新生病灶。伽玛刀治疗剂量（23Gy/55%）（图 2-2-39）。

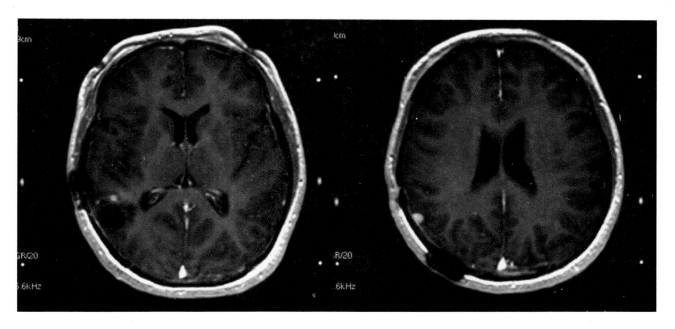

A　左肾癌术后 1.5 年，右颞转移瘤术后半年，发现新转移瘤

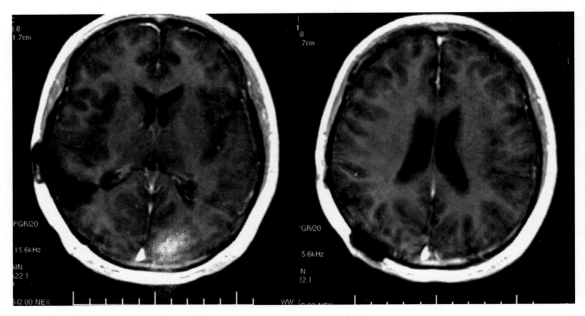

B 伽玛刀治疗后肿瘤消失

图 2-2-39 脑多发转移术后复发行伽玛刀治疗

（李彦和）

参 考 文 献

1. Amold SM, Patchell RA. Diagnosis and management of brain metastases. Hematol oncol Clin North Am [J]. 2001,15:(6):1085-107, vii. Review.

2. Pickren JW, Lopez G, Tzudaka Y. An autopsy study. Cancer Treat Symp. 1982,2:295-313

3. Posner JB. Brain metastases. J Neuro-oncol [J]. 1996,27:287-293

4. Johnson JD, Younge B. Demographics of brain metastases. Neurosurg Clin North Am[J], 1996, 7:337-344

5. Klos KJ, O'neill BP. Brain metastases. Neurologist [J]. 2004,10(1):31-46

6. Puduvalli VK. Brain metastases: biology and the role of the brain microenvironment. Curr Oncol Report [J]. 2001,3:467-475

7. Gaspar LE, Scott C, Murray K, et al. Validation of the RTOG Recursive Partitioning Analysis(RPA) classification for the brain metastases. Int J Radiat Oncol Biol Phys [J]. 2000,47:1001-1006

8. Murray KJ, Scott C, Greenberg H, et al. A randomized Phase III study of accelerated hyperfractionated versus standard radiation in patients with unresected brain metastases: a report of the radiation therapy oncology Group (RTOG) 9104, Int J Radiat Oncol Biol Phys [J] . 1997,39:571-574

9. Kondziolka D, Patil A, Lunsford LD, et al. Stereotactic radiosurgery plus whole brain radiotherapy versus radiotherapy alone for patients with multiple brain metastases. Int J Radiat Oncol Biol Phys. 1999,45:427-434

10. Buckner J, Radiation therapy and chemotherapy for metastases tumors to the brain. Curr Opin Oncol [J]. 1992,4:518-524

11. Arbit E, Wronski M. Clinical decision making in brain metastases. Neurosurg Clin N Am [J]. 1996,7:447-457

12. Patchell RA, Tibbs PA, Regine WF, et al. Postoperative radiotherapy in the treatment of single metastases to the brain: a randomized trial. JAMA. 1998,280:1485-1489

13. Read R, Boop WC, Yoder G, et al. Management of nonsmall cell lung carcinoma with solitary brain metastases. J Thorac Cardiovase Surg. 1989,53:210

14. Pieper D, Hess KR, Sawaya RA. The role of surgery in the treatment of brain metastases in breast cancer patients [abstract], society of surgical oncology fourth annual cancer symposium. 1996:31

15. Boyd TS, Mehta MP. Stereotactic radiosurgery for brain metastases. (Review) Oncology[J]. 1999,13: 1397-1409

16. Hasegawa T, Kondziolka D, Flickinger JC, et al. Brain metastases treated with radiosurgery alone: An alternative to whole brain radiotherapy? Neurosurgery[J]. 2003,52:1318-1326

17. Sheehan JP, Sun MH, Kandziolka D, et al. Radiosurgery in patients with renal cell carcinoma metastasis to the brain: long-term outcomes and prognostic factors influencing survival and local tumor control. J Neurosurg, 2003, 98:342-349

18. O'neill BP, Iturria NJ, Link MJ, et al. A comparison of surgical resection and stereotactic radiosurgery in the treatment of solitary brain metastases. Int J Radiation Oncol Biol Phys. 2003,55:1169-1176

19. Goodman KA, Sneed PK, Mcdermott MW, et al. Relationship between pattern of enhancement and local control of brain metastases after radiosurgery. Int J Radiation Oncol Biol Phys. 2001,50:139-146

20. Chang EL, Hassenbusch III SJ, Shiu As, et al. The role of tumor size in the radiosurgical management of patients with ambigous brain metastases. Neurosurgery [J]. 2003,53:272-281

21. Nakaya K, Hori L, Izawa M, et al. Gamma knife radiosurgery for 10 or more brain metastases: analysis of whole brain irradiation doses. Tokyo Joshi Ikadaugaku Zasshi [J]. 2002,72:18-28

附国际放射外科学会（IRSA）脑转移瘤治疗指南（2008 年）

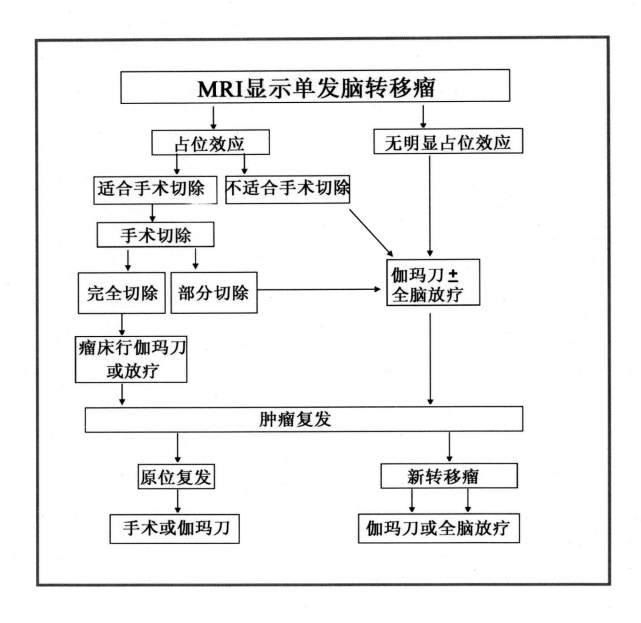

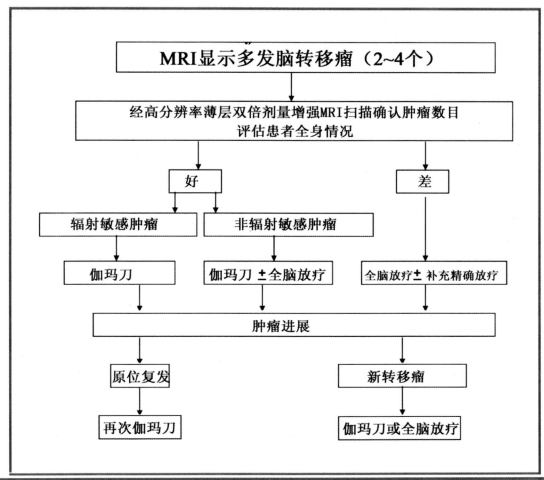

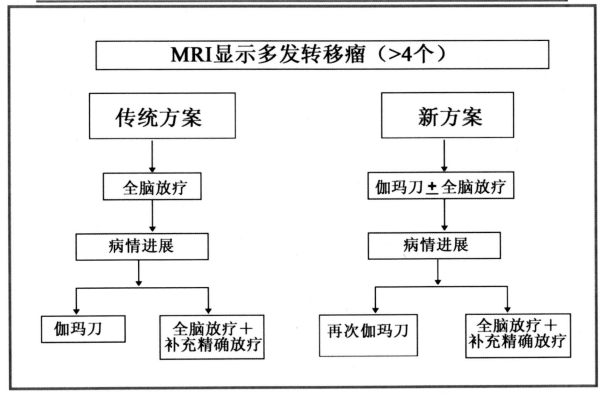

第六节　神经上皮性肿瘤

一、概述

神经上皮肿瘤是最常见的神经系统原发肿瘤，占40%左右，发病年龄多在30~40岁，其次在10~20岁尚有另一发病高峰。幕上发生的胶质瘤占全部胶质瘤一半以上，以额叶最多见。大脑半球的胶质瘤主要发生在白质内，部分侵及灰质，很少累及脑膜。脑室系统也是胶质瘤常见的发病部位，主要为室管膜瘤、髓母细胞瘤、脉络丛乳头状瘤、星形细胞瘤、中枢神经细胞瘤等。小脑胶质瘤以星形细胞瘤多见。此外，在视神经、丘脑、脑干等亦可发生。

二、临床表现

1.颅内压增高　约在90%的病人中出现，症状发展呈渐进性加重，可有中间缓解期。当肿瘤囊变或出血时，症状可表现为急性颅内压增高。晚期可出现脑疝。

2.神经系统定位症状　肿瘤致周围脑组织受压或破坏造成，包括精神症状、癫痫发作、椎体束征、失语、感觉障碍、视力下降、小脑症状及脑干症状等。

凡是病人出现进行性颅内压增高伴有局灶性神经系统症状、体征者，应首先考虑颅内肿瘤，特别是颅内胶质瘤。而对于成人的癫痫发作也应除外颅内肿瘤的可能性。

三、治疗

胶质瘤仍然是神经系统最难治疗的肿瘤，目前主要采用手术、放射外科、分次放疗和化疗相结合的综合治疗手段。

1.降低颅内压药物治疗　临床常用药物包括高渗性脱水药物（甘露醇、甘油果糖）、利尿药、激素类药物等。

2.手术治疗　手术治疗仍然是胶质瘤的首选治疗手段，手术方式包括：肿瘤切除术、内减压术、外减压术、脑脊液引流术、捷径手术等。

3.放射治疗　包括内照射、普通分次放射治疗、立体定向放射外科治疗（伽玛刀，X刀）、立体定向放射治疗等。

4.化学治疗　常用药物：BCNU、ACNU、CCNU、VM26、替莫唑胺等；常用给药途径：静脉输液、动脉内给药、鞘内给药、瘤腔内给药。

四、伽玛刀放射外科治疗胶质瘤

伽玛刀放射外科是神经外科重要的治疗手段，已经广泛应用于临床。近年来，伽玛刀越来越多的应用在胶质瘤的临床治疗中。由于侵袭性生长的特性，大多数胶质瘤的边界无法确定，因此伽玛刀治疗恶性胶质瘤的合理性存在争议。但多年的临床实践证明伽玛刀对低度恶性、体积小或位于功能区的胶质瘤的治疗效果肯定。目前较为一致的认识是以短程放疗结合放射外科治疗，用于术后残留及复发胶质瘤的治疗。

1.伽玛刀治疗胶质瘤的适应证　①瘤体直径≤3.5cm；②实体性肿瘤，边界较清，且未造成严重占位效应和中线移位；③囊性胶质瘤可结合立体定向瘤囊穿刺抽液术；④肿瘤位于脑重要功能区，手术难以切除或者易造成严重残疾；⑤患者不能耐受手术或有手术禁忌证；⑥手术、放疗后复发或残留的胶质瘤。

2.处方剂量　伽玛刀治疗胶质瘤常规剂量为12~20Gy，平均15Gy。位于重要功能区的肿瘤，伽玛刀治疗应降低处方剂量。由于胶质瘤侵袭性生长的特性，伽玛刀治疗等剂量线可适当向肿瘤外扩展1~2mm。

近年来，国内、外采用分次伽玛刀治疗胶质瘤，取得了比较好的疗效。但每次的分割剂量、分割次数、间隔时间尚无统一标准。

3.伽玛刀治疗后胶质瘤MRI影像学改变包括肿瘤体积不变、缩小、消失；低级别胶质瘤可出现强化；肿瘤囊变；肿瘤中心坏死，周边肿瘤继续生长；肿瘤周围放射性脑水肿等。

五、典型病例

病例 1 患者女性，52 岁。纤维型星形细胞瘤 II 级术后半年。分次伽玛刀治疗（治疗剂量 7 Gy/50%、8 Gy/45%）（图 2-2-40）。

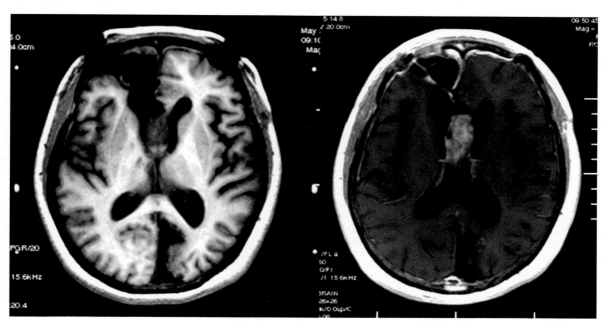

　　　A 伽玛刀治疗定位 MRI 增强 　　　　　　　　　　B 伽玛刀治疗后 3 个月 MRI 增强

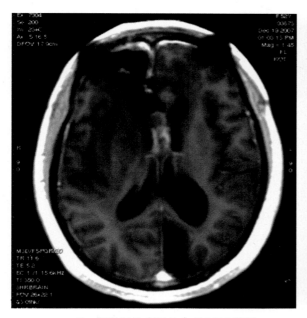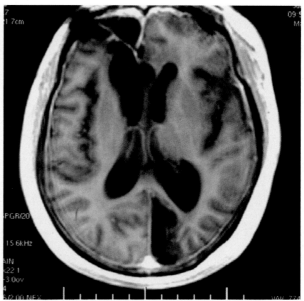

　　　C 伽玛刀治疗后 7 个月 MRI 增强 　　　　　　　　D 伽玛刀治疗后 14 个月 MRI 增强

图 2-2-40 纤维型星形细胞瘤伽玛刀治疗

B 显示肿瘤略肿胀；C 显示肿瘤明显缩小；D 显示肿瘤消失。

病例 2　患者男，53 岁。右侧颞枕胶质瘤立体定向活检+抽液+伽玛刀治疗（18 Gy/45%）（图 2-2-41）。

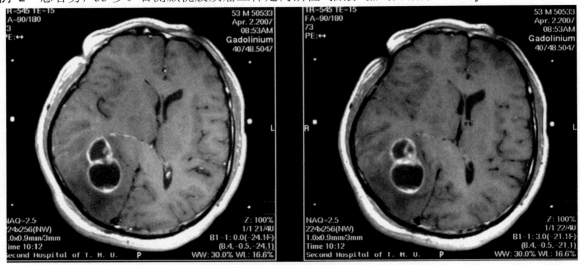

A　立体定向穿刺活检+抽液手术前定位 MRI 轴位

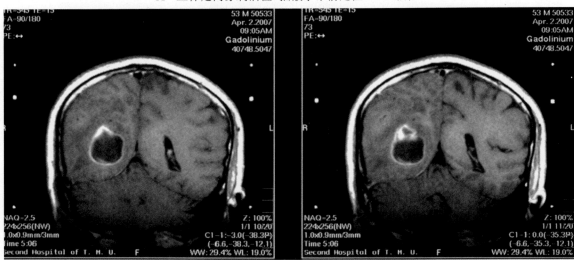

B　立体定向穿刺活检+抽液手术前定位 MRI 冠位

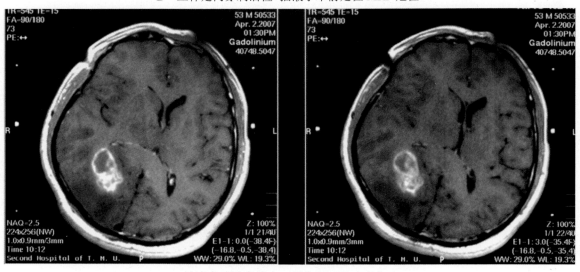

C　抽液术后肿瘤缩小，行伽玛刀治疗定位 MRI

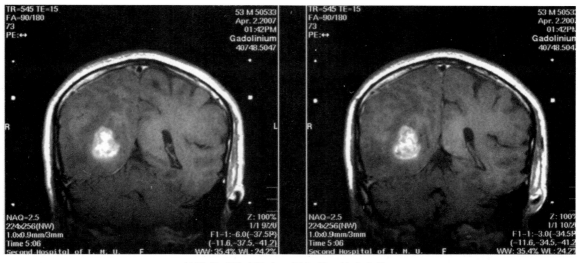

D 抽液术后肿瘤缩小，行伽玛刀治疗定位 MRI

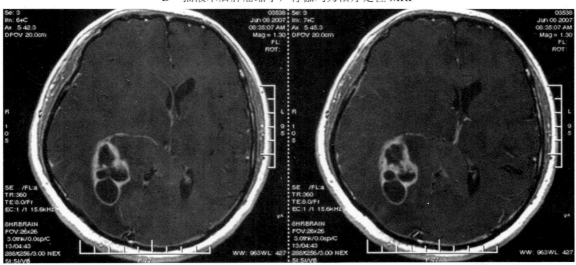

E 伽玛刀治疗后 2 个月，瘤囊复发，肿瘤继续增大

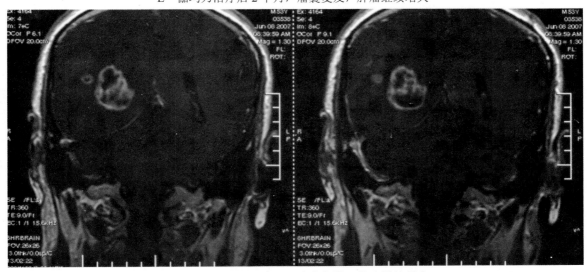

F 伽玛刀治疗后 2 个月，瘤囊复发，肿瘤继续增大

图 2-2-41 右侧颞枕胶质瘤立体定向活检+抽液+伽玛刀治疗

病例 3   患者男性，43 岁。左顶枕胶质母细胞瘤（立体定向活检），先后三次接受伽玛刀治疗（17Gy/50%、17Gy/50%、18Gy/50%）（图 2-2-42）。

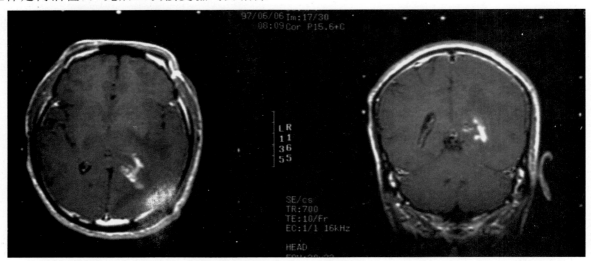

A   第一次伽玛刀治疗定位 MRI

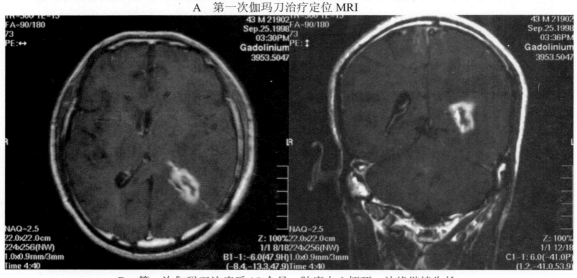

B   第一次伽玛刀治疗后 15 个月，肿瘤中心坏死，边缘继续生长

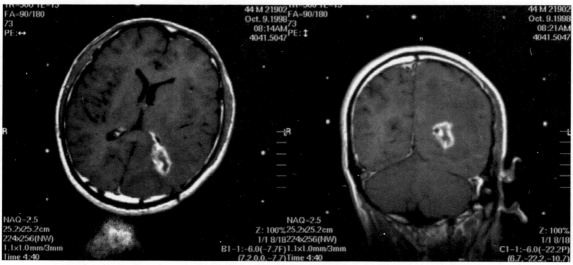

C   第二次伽玛刀治疗定位 MRI

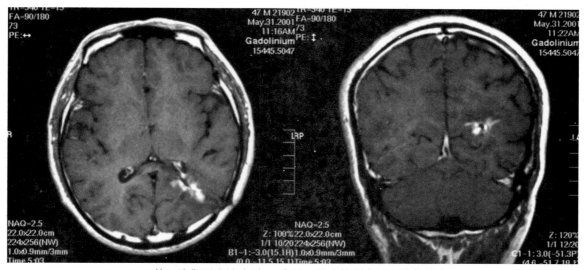

D 第二次伽玛刀治疗后 31 个月，肿瘤控制良好，较前缩小

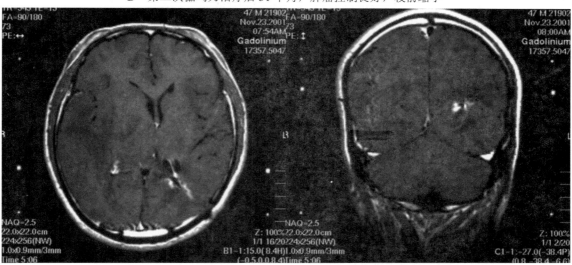

E 第二次伽玛刀治疗后 37 个月，左顶枕肿瘤控制良好，继续缩小

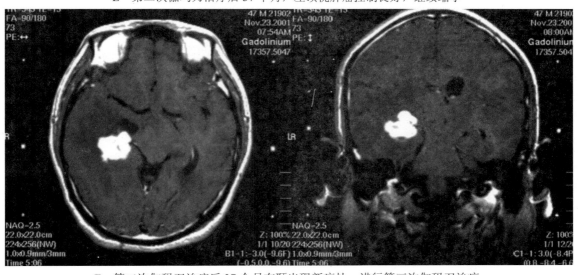

F 第二次伽玛刀治疗后 37 个月右颞出现新病灶，进行第三次伽玛刀治疗

图 2-2-42 胶质母细胞瘤伽玛刀治疗随访

病例 4　患者男性，66 岁，左颞枕胶质瘤 III
级术后 8 个月复发。伽玛刀剂量分割治疗
（8Gy/50%、10Gy/50%）（图 2-2-43）。

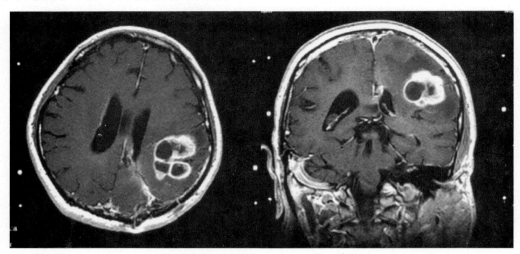

A　伽玛刀治疗定位 MRI

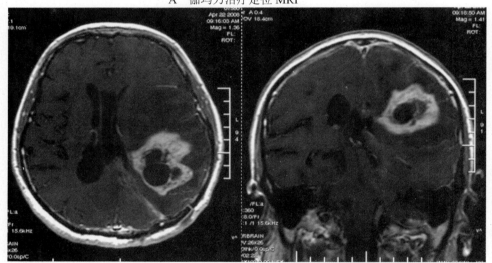

B　伽玛刀治疗后 1 月余，肿瘤增大，瘤周水肿加重

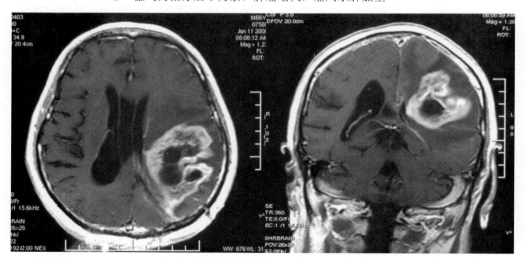

C　伽玛刀治疗后 3 个月，肿瘤继续增大

图 2-2-43　左颞枕胶质瘤 III 级术后复发行伽玛刀剂量分割治疗

病例 5　男性，13 岁。左丘脑及侧脑室胶质瘤术后残留（毛细胞型星形细胞瘤，部分区域纤维型星形细胞瘤 I-II 级）。两次伽玛刀治疗（16Gy/50%，16Gy/50%）。间断化疗（图 2-2-44）。

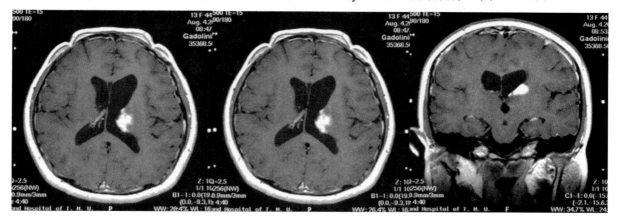

A　伽玛刀治疗定位 MRI

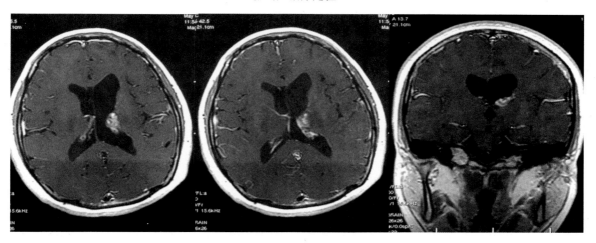

B　伽玛刀治疗后 33 个月，肿瘤控制良好，较治疗前缩小

图 2-2-44　毛细胞型星形细胞瘤伽玛刀治疗

病例 6　男性，45 岁。右颞胶质母细胞瘤术后复发（术后 5 个月），病理：胶质母细胞瘤 IV 级。伽玛刀治疗剂量（15Gy/50%、15Gy/50%）（图 2-2-45）。

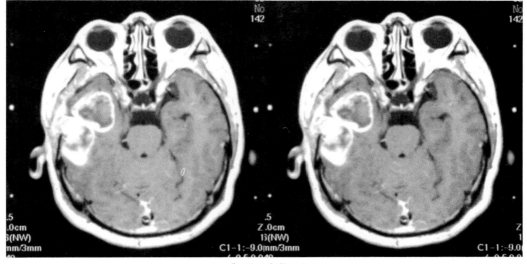

A　伽玛刀定位 MRI

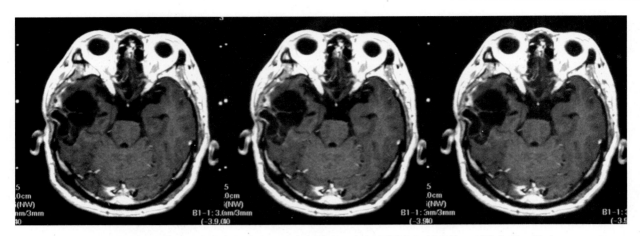

B　治疗后 10 个月，治疗病灶缩小，于右侧脑室三角区周围出现新病灶，再次伽玛刀治疗

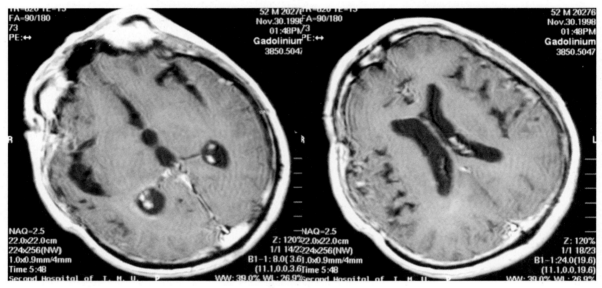

C　第二次伽玛刀治疗后 2 个月，肿瘤缩小

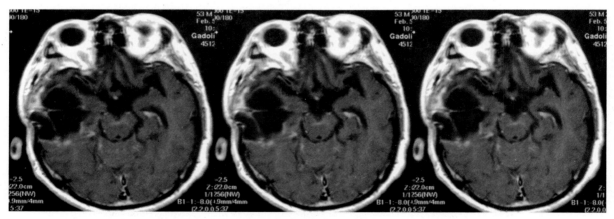

D　第二次伽玛刀治疗后 4 月余，右侧脑室周围肿瘤复发

图 2-2-45　右颞胶质母细胞瘤术后复发行伽玛刀治疗

　　病例 7　女性，56 岁。脑多发胶质瘤病。立体定向活检+伽玛刀（病理星形细胞瘤 II～III 级）。治疗后化疗（BCNU）（图 2-2-46）。

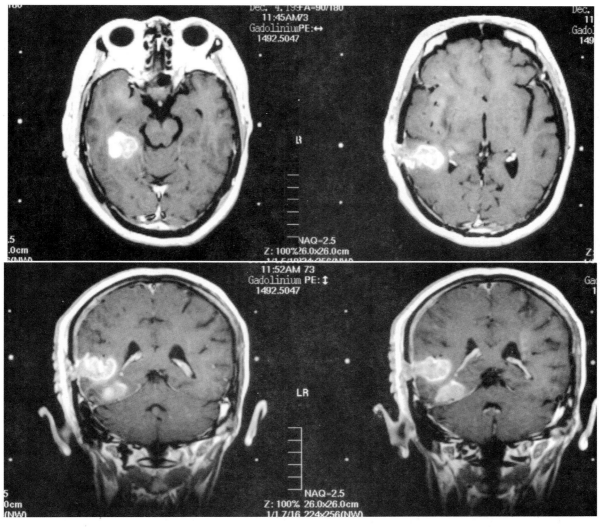

A 伽玛刀定位 MRI

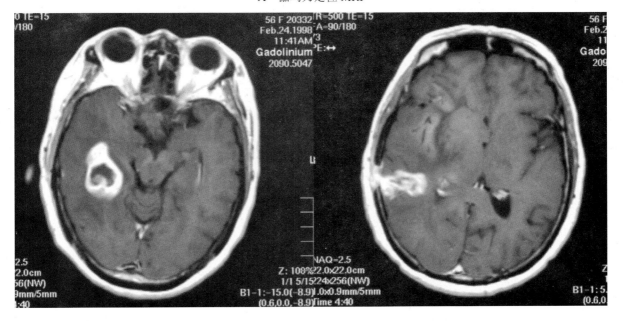

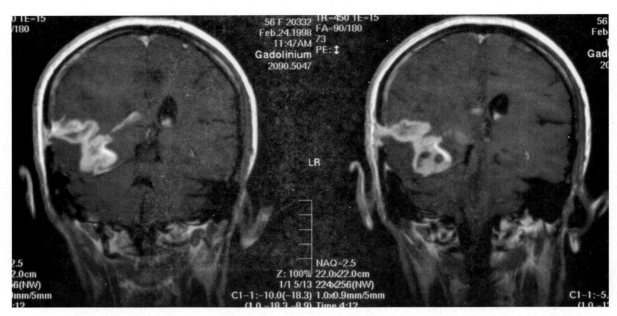

B　伽玛刀治疗后近 3 个月，右颞上部病灶缩小，下部病灶强化范围增大考虑血脑屏障破坏；瘤周水肿增大

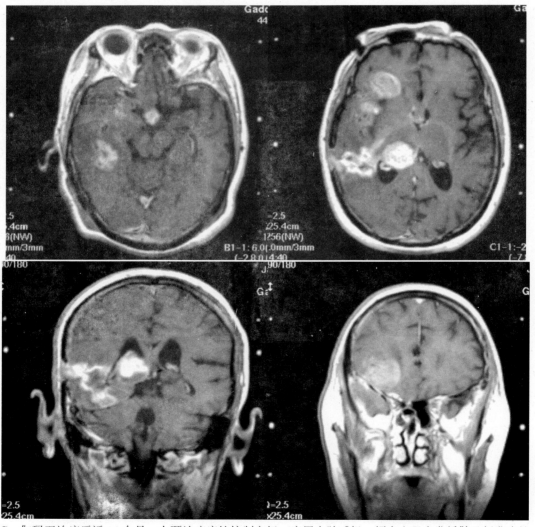

C　伽玛刀治疗后近 14 个月，右颞治疗病灶控制良好，瘤周水肿减轻；颅内出现多发播散及新发病灶

图 2-2-46　脑多发胶质瘤病立体定向活检+伽玛刀

病例 8　男性，55 岁。少枝胶质细胞瘤 III～IV 级术后复发。入院诊断：少枝胶质细胞瘤术后复发，交通性脑积水。治疗：伽玛刀治疗剂量分割（10Gy/40%，10Gy/40%），侧脑室—腹腔分流术（图 2-2-47）。

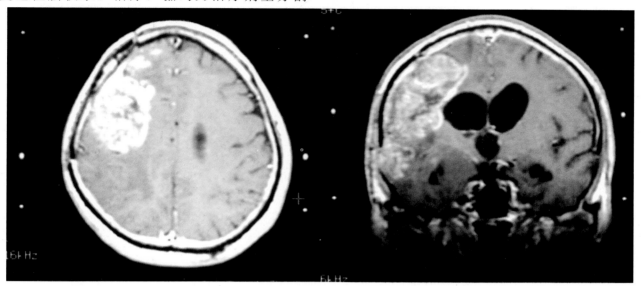

A　伽玛刀定位 MRI

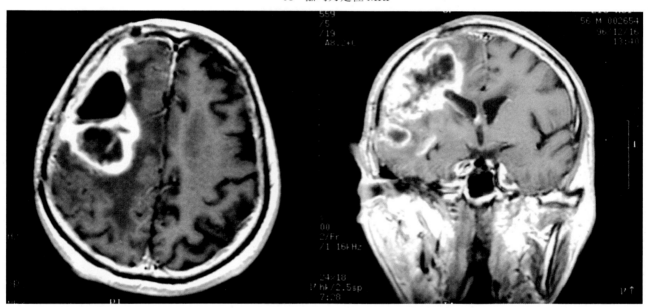

B　伽玛刀治疗后 3 个半月，肿瘤明显中心坏死

图 2-2-47　少枝胶质细胞瘤 III-IV 级术后复发行伽玛刀治疗

病例 9　患者女性，10 岁。左额顶星形细胞瘤 II～III 级术后。伽玛刀治疗剂量（16Gy/50%、18Gy/40%）（图 2-2-48）。

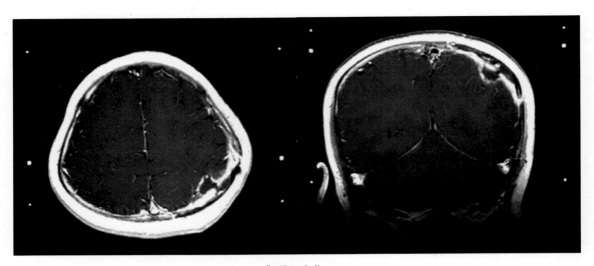

A 伽玛刀定位 MRI

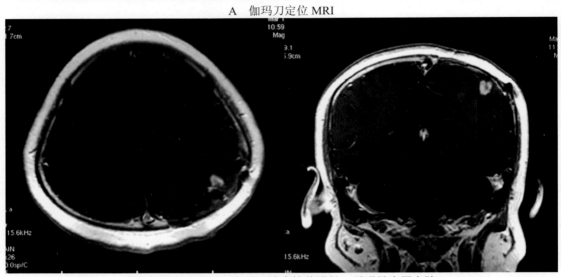

B 伽玛刀治疗后 6 个月，肿瘤较前增长，无明显瘤周水肿

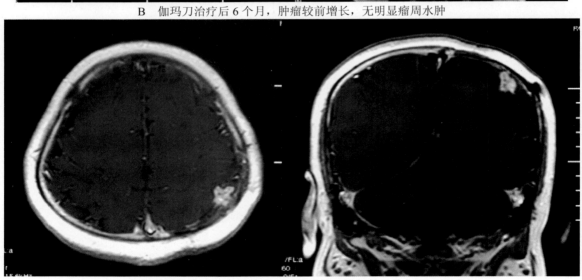

C 伽玛刀治疗后 9 个月肿瘤，缓慢增长，进行第二次伽玛刀治疗

图 2-2-48 左额顶星形细胞瘤 II-III 行伽玛刀治疗

（李彦和）

参 考 文 献

1. Biswas T, Okunieff P, Schell MC, et al. Stereotactic radiosurgery for glioblastoma: retrospective analysis. Radiat Oncol, 2009 ,4:11.

2. Kano H, Niranjan A, Kondziolka D, et al. Outcome predictors for intracranial ependymoma radiosurgery. Neurosurgery, 2009,64(2):279-288.

3. Smith KA, Ashby LS, Gonzalez F, et al. Prospective trial of gross-total resection with Gliadel wafers followed by early postoperative Gamma Knife radiosurgery and conformal fractionated radiotherapy as the initial treatment for patients with radiographically suspected, newly diagnosed glioblastoma multiforme. J Neurosurg, 2008, 109Suppl:106-117.

4. Adeleye AO, Fellig Y, Umansky F, et al. Rapid growth of primary cerebral fibrosarcoma with conversion to glioblastoma at second recurrence. J Neurooncol, 2009,92(2):233-238.

5. Patel M, Siddiqui F, Jin JY, et al. Salvage reirradiation for recurrent glioblastoma with radiosurgery: radiographic response and improved survival.J Neurooncol, 2009,92(2):185-191.

6. Schwer AL, Kavanagh BD, McCammon R, et al. Radiographic and histopathologic observations after combined EGFR inhibition and hypofractionated stereotactic radiosurgery in patients with recurrent malignant gliomas. Int J Radiat Oncol Biol Phys, 2009,73(5):1352-1357.

7. Kida Y, Yoshimoto M, Hasegawa T. Radiosurgery for intracranial gliomas. Prog Neurol Surg, 2009, 22:122-128.

8. Kanat A. Brainstem gliomas and Gamma Knife. J Neurosurg, 2007 ,107(3):708-709.

9. Szeifert GT, Prasad D, Kamyrio T, et al. The role of the Gamma Knife in the management of cerebral astrocytomas. Prog Neurol Surg, 2007,20: 150-163.

10. Szeifert GT, Kondziolka D, Atteberry DS, et al. Radiosurgical pathology of brain tumors: metastases, schwannomas, meningiomas, astrocytomas, hemangio- blastomas. Prog Neurol Surg. 2007; 20:91-105.

11. Xu D, Jia Q, Li Y, Kang C, Pu P. Effects of Gamma Knife surgery on C6 glioma in combination with adenoviral p53 in vitro and in vivo. J Neurosurg, 2006 ,105 Suppl:208-213.

12. Kong DS, Nam DH, Lee JI, et al. Preservation of quality of life by preradiotherapy stereotactic radiosurgery for unresectable glioblastoma multiforme. J Neurosurg, 2006 ,105 Suppl:139-143.

13. Wang LW, Shiau CY, Chung WY, et al. Gamma Knife surgery for low-grade astrocytomas: evaluation of long-term outcome based on a 10-year experience.J Neurosurg, 2006 ,105 Suppl:127-132.

14. Kohshi K, Yamamoto H, Nakahara A, et al. Fractionated stereotactic radiotherapy using gamma unit after hyperbaric oxygenation on recurrent high-grade gliomas.J Neurooncol, 2007,;82(3): 297-303.

15. Im YS, Nam DH, Kim JS, et al. Stereotactic device for Gamma Knife radiosurgery in experimental animals: technical note. Stereotact Funct Neurosurg, 2006,84(2-3):97-102.

16. Crowley RW, Pouratian N, Sheehan JP. Gamma knife surgery for glioblastoma multiforme. Neurosurg Focus, 2006,20(4):E17.

17. Heppner PA, Sheehan JP, Steiner LE. Gamma knife surgery for low-grade gliomas. Neurosurgery, 2005 ,57(6):1132-1139.

18. Hsieh PC, Chandler JP, Bhangoo S, et al. Adjuvant gamma knife stereotactic radiosurgery at the time of tumor progression potentially improves survival for patients with glioblastoma multiforme. Neurosurgery, 2005,57(4):684-692.

19. Combs SE, Widmer V, Thilmann C, et al. Stereotactic radiosurgery (SRS): treatment option for recurrent glioblastoma multiforme (GBM). Cancer, 2005 ,104(10):2168-2173.

20. Ulm AJ 3rd, Friedman WA, Bradshaw P, et al. Radiosurgery in the treatment of malignant gliomas: the University of Florida experience.

Neurosurgery, 2005 ,57(3): 512-517.

21. Tsao MN, Mehta MP, Whelan TJ, et al. The American Society for Therapeutic Radiology and Oncology (ASTRO) evidence-based review of the role of radiosurgery for malignant glioma. Int J Radiat Oncol Biol Phys, 2005,63(1):47-55.

22. Hadjipanayis CG, Kondziolka D, Flickinger JC, et al. The role of stereotactic radiosurgery for low-grade astrocytomas. Neurosurg Focus, 2003, 14(5):e15.

23. Simonová G, Novotny J Jr, Liscák R. Low-grade gliomas treated by fractionated gamma knife surgery. J Neurosurg, 2005,102 Suppl:19-24.

24. See SJ, Gilbert MR. Anaplastic astrocytoma: diagnosis, prognosis, and management. Semin Oncol, 2004,31(5):618-634.

25. Boëthius J, Ulfarsson E, Rähn T, et al. Gamma knife radiosurgery for pilocytic astrocytomas. J Neurosurg, 2002,97(5 Suppl):677-680.

26. Nwokedi EC, DiBiase SJ, Jabbour S, et al. Gamma knife stereotactic radiosurgery for patients with glioblastoma multiforme. Neurosurgery, 2002,50 (1):41-47.

27. Kida Y, Kobayashi T, Mori Y. Gamma knife radiosurgery for low-grade astrocytomas: results of long-term follow up. J Neurosurg, 2000,93Suppl 3:42-46.

第七节　生殖细胞瘤

一、概述

生殖细胞瘤来源于原始胚胎生殖细胞，在 15 岁以下儿童的颅内肿瘤中生殖细胞瘤占 2.9%，在亚洲国家这一比例更高，可以达到所有颅内肿瘤的 12%，颅内生殖细胞瘤好发于中线位置，如松果体区、鞍上区。发病的高峰年龄在 10~14 岁，松果体区生殖细胞瘤以男性居多，而鞍上区生殖细胞瘤则女性多见。总体性别比例男:女为 2.24:1。生殖细胞瘤属于恶性肿瘤，可以沿室管膜和脑脊液播散。

二、临床表现与诊断

主要取决于肿瘤所在部位：松果体区肿瘤可见双眼上视不能、动眼神经核麻痹、瞳孔反射异常，小脑症状如共济失调、辨距不良、肌张力减低等，嗜睡、轻偏瘫等。内分泌症状常见性早熟，其他可见颅内压增高，脑积水。位于鞍上区的肿瘤可见视交叉受压造成的视力视野改变；视神经乳头水肿及继发萎缩；嗜睡、动眼神经核麻痹等中脑受压表现；尿崩、多饮多尿等下丘脑受损表现；垂体功能障碍可见性征发育不良，男性性欲减退，女性月经紊乱或闭经。

诊断依靠典型的临床表现及 X 线片、CT、MRI 等影像学检查，其他检查手段还有脑脊液及血清肿瘤标记物监测。

三、治疗选择

1.放射治疗　生殖细胞瘤对放射线高度敏感，因此单独应用射线治疗可以获得高于 90% 的长期存活率，但是照射的适宜的剂量和范围还存在争论。常用对照射范围包括肿瘤及瘤周 2cm 组织、第三脑室底部和侧脑室角。鉴于肿瘤又要脑脊液播散的能力，有学者主张照射范围包括整个脑-脊髓轴。放疗的副作用包括智力及精神后遗症、垂体前叶及下丘脑功能障碍，尤其对于迅速生长发育的儿童影响更为明显。

2.伽玛刀放射外科治疗　伽玛刀通过选择性地确定颅内病灶靶点，单次或分次大剂量照射病灶而达到破坏病灶的目的，因其剂量梯度大，可有效保护病灶周边正常的颅内重要结构，具有创伤小、并发症少等优点。治疗颅内生殖细胞瘤有效率可达 92% 以上。生殖细胞瘤伽玛刀治疗的适应证包括：颅内单发或多发生殖细胞瘤，无梗阻性脑积水者，伴有明显梗阻性脑积水者可先行脑室-腹腔分流术后再行伽玛刀治疗，放疗、化疗后残留或复发者。

3.分流术　对于生殖细胞瘤造成梗阻性脑积水，颅内压很高的病人，宜先采取脑脊液分流术缓解症状，挽救病人生命，然后进行下一步的治疗。

4.手术切除　由于颅内生殖细胞瘤系位置深在，呈浸润性生长，邻近重要脑组织结构及深部血管，手术难以全切而且手术死亡率较高，术后常遗有严重的神经功能障碍，且手术有增加肿瘤沿脑脊液循环通路播散的危险。

四、伽玛刀治疗参数

病例 1　42 岁女性患者，松果体区占位，影像学诊断为生殖细胞瘤，病变导致幕上脑积水，接受侧脑室腹腔分流术后行伽玛刀治疗。中心剂量 28Gy，边缘剂量 14Gy，等剂量线 50%（图 2-2-49）。

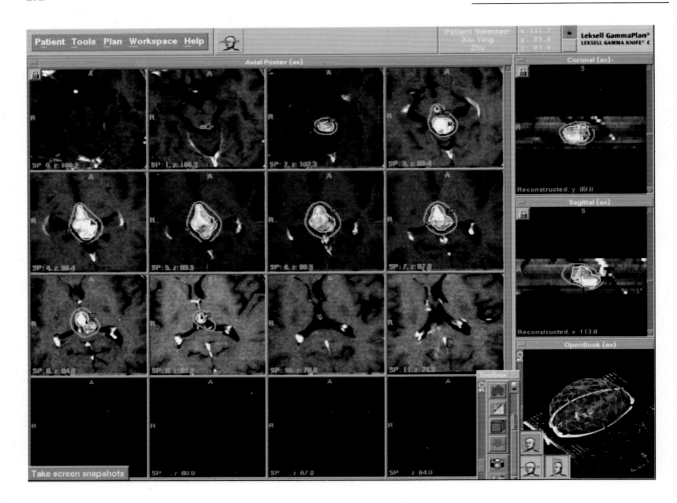

A　伽玛刀治疗计划

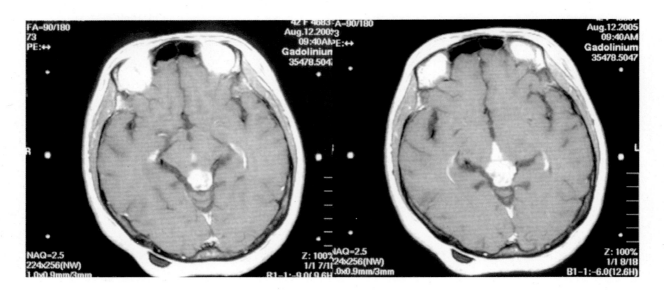

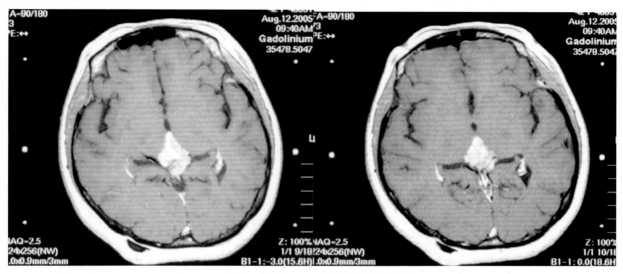

B　伽玛刀定位 MR，病变呈结节状强化

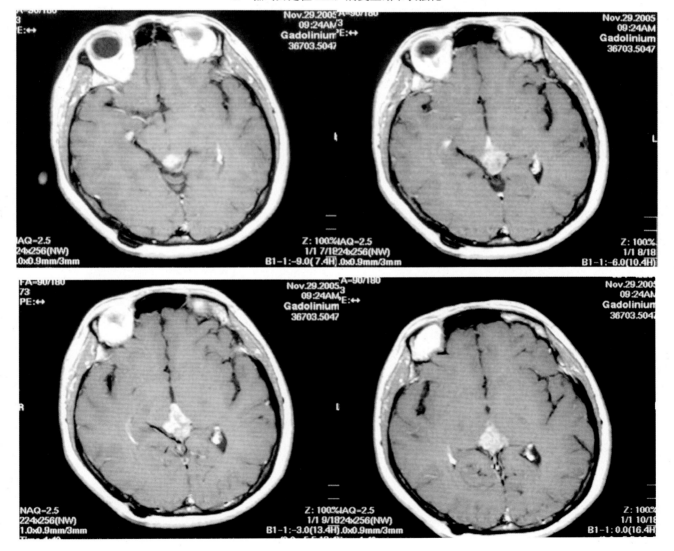

C　治疗后 3 个月，肿瘤缩小

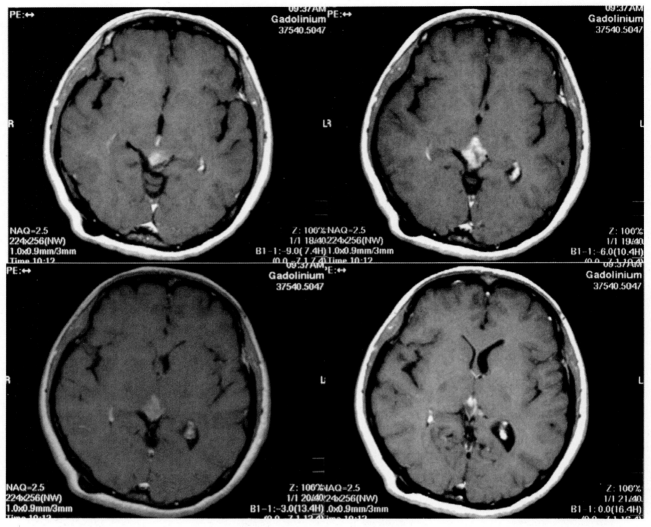

D　治疗后 7 个月，肿瘤明显缩小

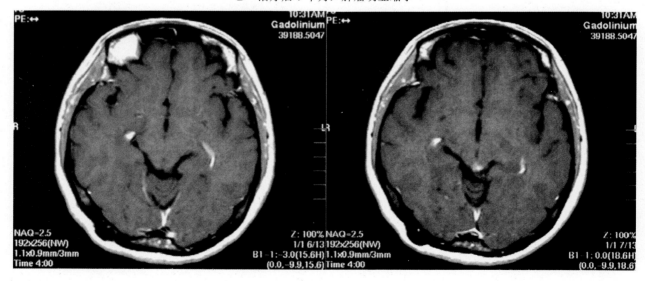

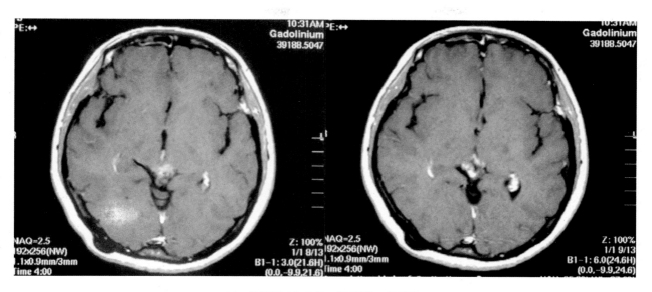

E　治疗后 13 个月，肿瘤进一步缩小

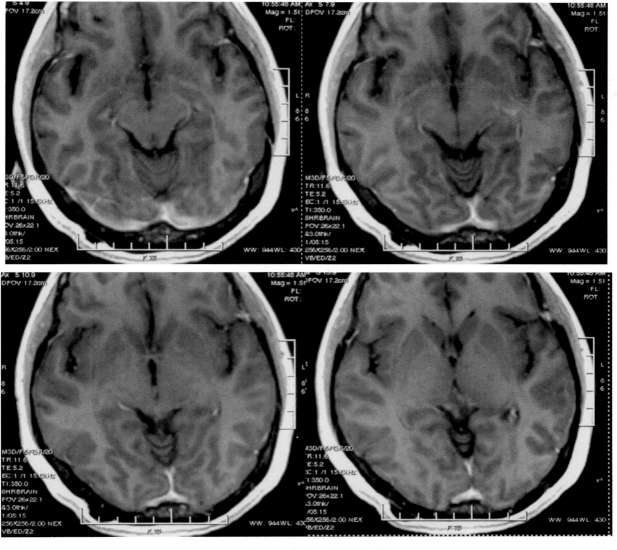

F　治疗后 20 个月，肿瘤接近消失

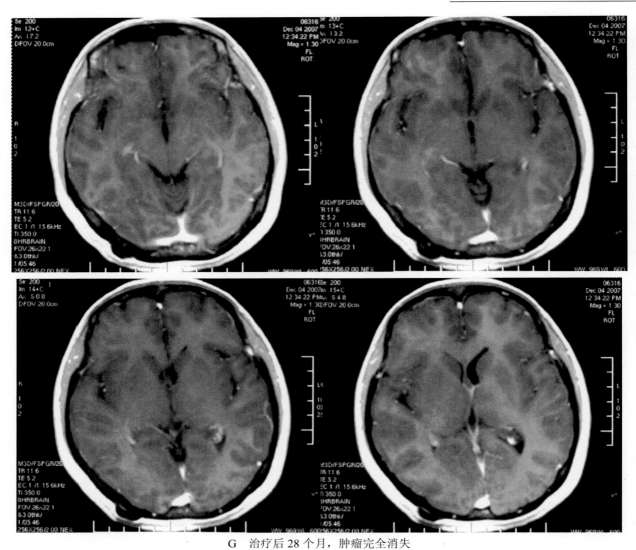

G 治疗后 28 个月，肿瘤完全消失

图 2-2-49 松果体区生殖细胞瘤行脑室腹腔分流术后行伽玛刀治疗

病例 2　12 岁女性患者，鞍区生殖细胞瘤手术后残留行伽玛刀治疗。中心剂量 12Gy，边缘剂量 6Gy，等剂量线 50%（图 2-2-50）。

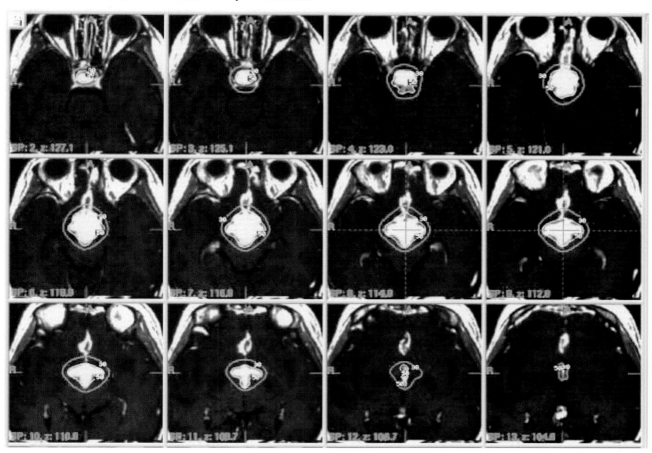

A　伽玛刀治疗计划

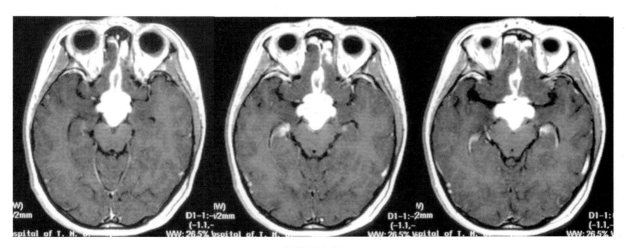

B　伽玛刀定位 MR

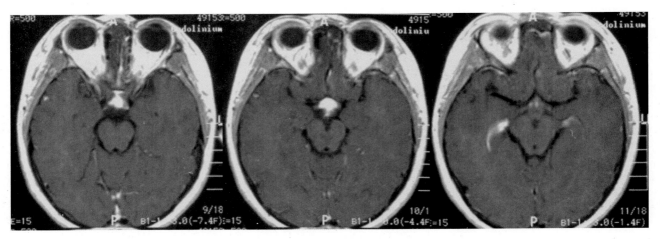

C 治疗后3个月肿瘤明显缩小

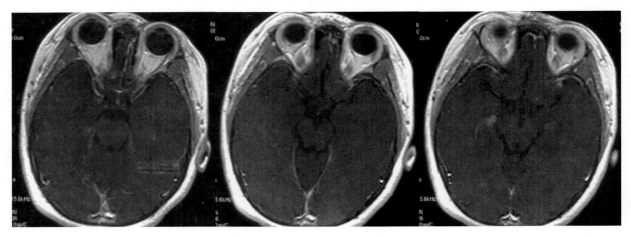

D 治疗后16个月，肿瘤消失

图 2-2-50 鞍区生殖细胞瘤手术后残留行伽玛刀治疗

病例3　18岁男性患者，松果体区及鞍区多发占位病变，诊断为生殖细胞瘤，行伽玛刀治疗。鞍区病灶中心剂量25Gy，边缘剂量10Gy，等剂量线40%，视神经接受的剂量小于10Gy；松果体区病灶中心剂量20Gy，边缘剂量10Gy，等剂量线50%（图2-2-51）。

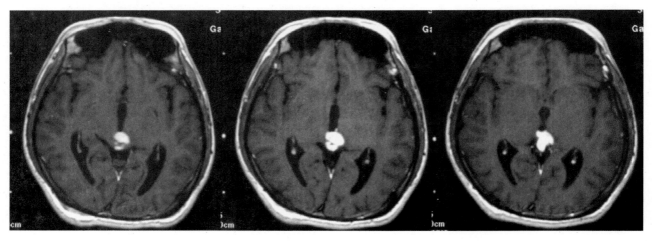

A 伽玛刀定位MR

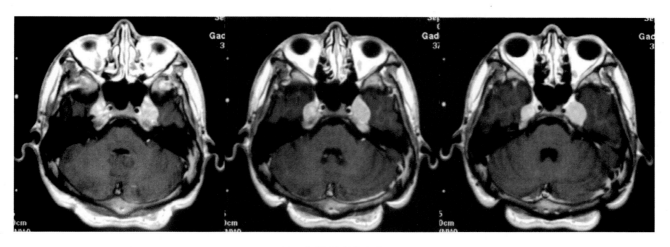

B　伽玛刀定位 MR

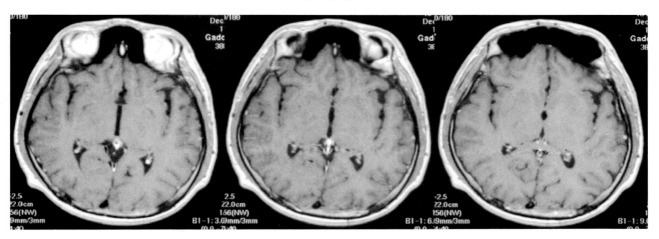

C　伽玛刀治疗后 3 个月松果体区病变基本消失

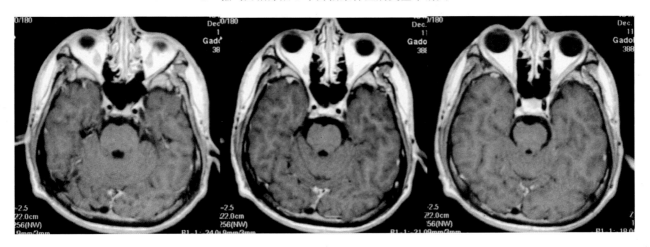

D　伽玛刀治疗后 3 个月鞍区病变基本消失

图 2-2-51　松果体区及鞍区多发生殖细胞瘤行伽玛刀治疗

（杜春发　徐德生）

参 考 文 献

1. Choi, JU, Kim, DS, Chung, SS, Kim, TS. Treatment of germ cell tumors in the pineal region. Childs Nerv Syst 1998; 14:41.

2. Hoffman, HJ, Otsubo, H, Hendrick, EB, et al. Intracranial germ-cell tumors in children. J Neurosurg 1991; 74:545.

3. Jennings, MT, Gelman, R, Hochberg, F. Intracranial germ-cell tumors: natural history and pathogenesis. J Neurosurg 1985; 63:155.

4. Edwards, MS, Hudgins, RJ, Wilson, CB, et al. Pineal region tumors in children. J Neurosurg 1988; 68:689.

5. Maity, A, Shu, HK, Janss, A, et al. Craniospinal radiation in the treatment of biopsy-proven intracranial germinomas: twenty-five years'experience in a single center. Int J Radiat Oncol Biol Phys 2004; 58:1165.

6. Nguyen, QN, Chang, EL, Allen, PK, et al. Focal and craniospinal irradiation for patients with intracranial germinoma and patterns of failure. Cancer 2006; 107:2228.

7. Endo H, Kumabe T, Jokura H, Tominaga T. Stereotactic radiosurgery followed by whole ventricular irradiation for primary intracranial germinoma of the pineal region. Minim Invasive Neurosurg, 2005 ,48(3):186-190.

8. 刘晓民，徐德生，张志远，等. 伽玛刀放射外科治疗颅内疾病：八年经验总结.中国现代神经疾病杂志，2004 年 06 期.

9. Mori Y, Kobayashi T, Hasegawa T, Yoshida K, Kida Y.Stereotactic radiosurgery for pineal and related tumors. Prog Neurol Surg, 2009,23: 106-118.

10. Yang KY, Li SH, Lin JW, Su TM, Ho JT, Chen WF.Concurrent chemoradiotherapy for primary cervical spinal cord germinoma. J Clin Neurosci, 2009,16(1):115-158.

11. Shibamoto Y.Management of central nervous system germinoma: proposal for a modern strategy. Prog Neurol Surg, 2009,23:119-129.

第八节　脊索瘤

脊索瘤（Chordoma）是一种比较少见的来源于脊索胚胎残余物的低度恶性肿瘤，好发于脊柱两端即接近颅骨的基底部和骶骨。颅底脊索瘤是指前者即发生在蝶枕交界部位的脊索瘤，常累及相邻的神经、血管等结构，因此准确显示肿瘤的大小、范围和周围结构等定位定性诊断非常重要。

一、临床特点

脊索瘤的发生率占原发骨恶性肿瘤的 3%~4%，占颅内肿瘤的 1%。脊索瘤可发生在任何年龄，50% 发病于 55~80 岁，峰值在 40~60 岁。

肿瘤形态：大小不等，可规则或呈分叶状，肿块较小者局限于斜坡内，斜坡形态可无改变；肿块较大者可在中颅凹区形成巨大软组织肿块。边界一般较清晰。

肿瘤 MRI 特点：肿瘤在 T_1WI 呈低:等信号，肿瘤较小信号较均匀，肿块较大信号不均匀，可见短 T_1 出血或更低信号。T_2WI 信号本组 7 例呈明显长 T_2 信号， 9 例呈等或稍长 T_2 信号。肿瘤内可因坏死囊变和钙化呈不均匀信号。增强扫描肿块呈明显强化。

根据肿瘤的发病部位和临床特点，脊索瘤可分为 3 种类型：①斜坡区脊索瘤：临床常有颅神经的症状和脑干受压症状。起源于斜坡的肿瘤可向邻近组织浸润生长，向前生长侵犯蝶窦、鞍区，少数累及后组筛窦；向下生长表现为鼻咽腔及周围间隙的肿块；向后生长可压迫脑干，累及颈静脉窝和枕骨大孔。②鞍内脊索瘤： 伴有视交叉移位和垂体功能低下。③鞍旁脊索瘤： 伴有动眼神经麻痹和视束受压。起源于蝶鞍内和鞍旁的脊索瘤可向侧方生长达中颅凹，向后方达岩骨尖，同时伴有骨质破坏。

二、治疗

（一）手术治疗

根据肿瘤的不同部位,可采用不同的手术入路,包括乙状窦前入路、枕下远外侧入路、颞颧入路、额下翼点入路、双额扩展入路、乙状窦后入路、扩大中颅窝底入路、口腔入路、枕下正中入路、颞下小脑幕入路、口-鼻-蝶入路、额下入路、额眶颧入路。通长采用显微神经外科技术。入后并发症有脑脊液漏、动眼神经麻痹、外展神经麻痹、偏瘫、失语。肿瘤完全切除困难。

（二）伽玛刀治疗

1.适应证　①手术后残留、复发或体积较小病灶；②肿瘤体积较大，患者不接受手术，或身体条件不允许手术可适用伽玛刀治疗。

2.疗效评价

病例 1　患者男性，21 岁，入院前两年行鞍区脊索瘤手术,术后右眼视力降至 0.1,眼球运动受限,右眼睑下垂。入院前查 MRI 示肿瘤复发，行立体定向伽玛刀治疗。伽玛刀治疗剂量：边缘 13Gy，50% 等剂量线。术后随访 2 年，肿瘤生长得到控制，未出现新发症状（图 2-2-52）。

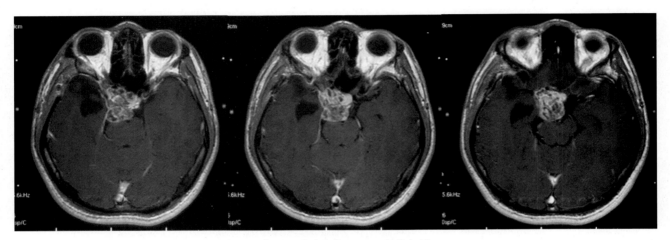

A　伽玛刀治疗定位 MRI　强化扫描

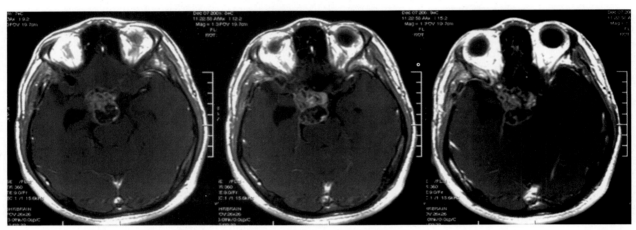

B　伽玛刀治疗后 6 个月，肿瘤内部强化效应减弱，部分呈环状强化

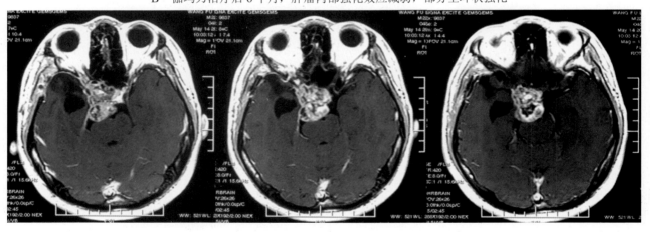

C　伽玛刀治疗后 1 年，肿瘤内部复强化，体积未见增大

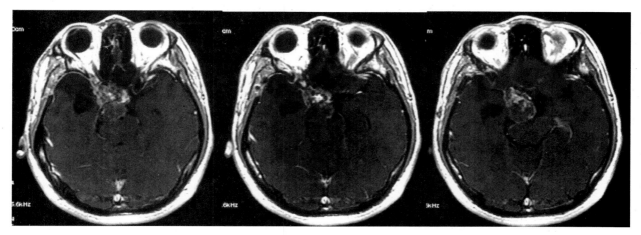

D　伽玛刀治疗后2年，肿瘤中心强化减弱，体积未见增大

图 2-2-52　鞍区脊索瘤手术后复发行伽玛刀治疗

病例 2　患者男性，57 岁，入院前两年出现视物不清、复视、眼球外展受限，入院前查 MRI 考虑右侧海绵窦及鞍区脊索瘤，行立体定向伽玛刀治疗。

伽玛刀治疗剂量：边缘 15Gy，50%等剂量线。7 个月后复查 MRI 考虑肿瘤复发，行再次伽玛刀治疗，边缘 17Gy，50%等剂量线（图 2-2-53）。

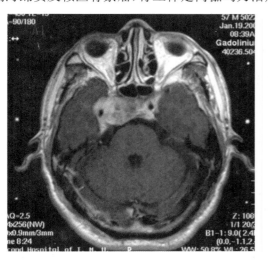

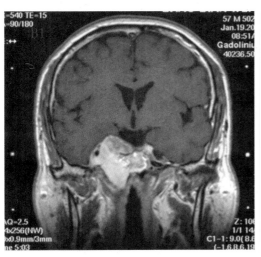

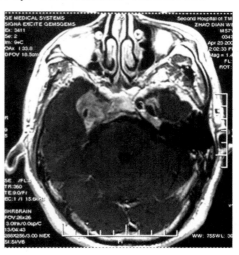

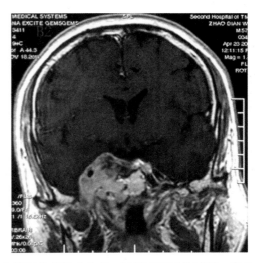

A　第一次伽玛刀定位 MRI　强化扫描　　　　　　B　伽玛刀治疗后 3 个月，肿瘤内部强化减弱，未见增大

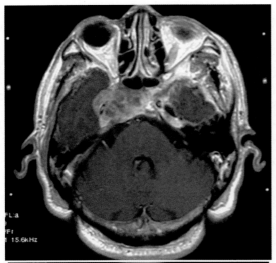

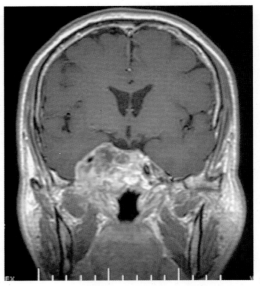

D　二次治疗后 3 个月，肿瘤略膨胀

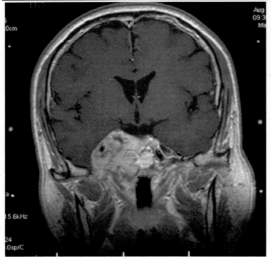

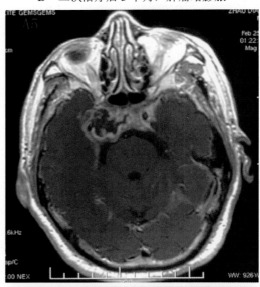

C　二次伽玛刀治疗定位 MRI　强化扫描

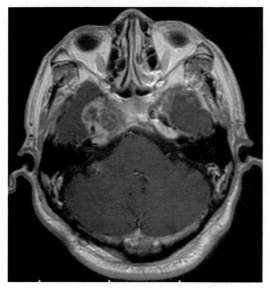

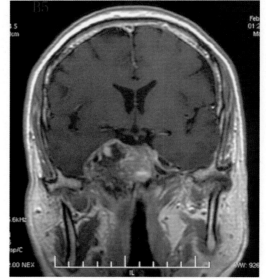

E　二次治疗后 6 个月，肿瘤中心强化减弱

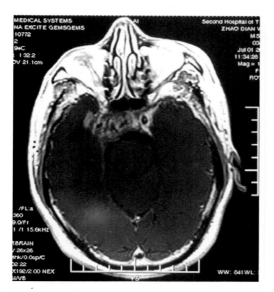

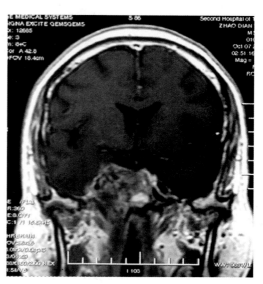

G 二次治疗后 13 个月，肿瘤控制良好

G 二次治疗后 13 个月，肿瘤控制良好

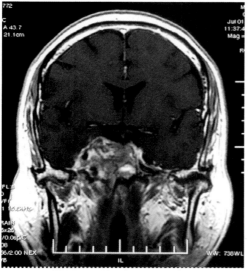

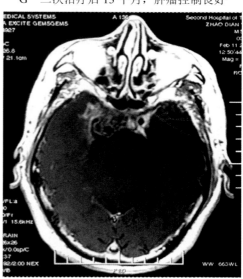

F 二次治疗后 10 个月，肿瘤缩小

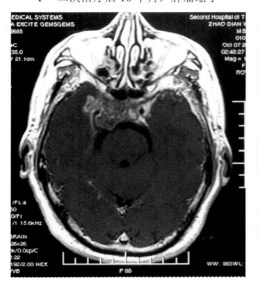

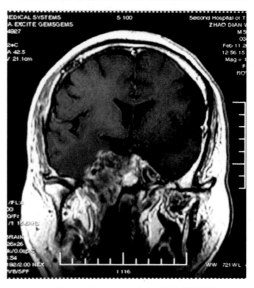

H 二次治疗后 17 个月，肿瘤控制良好

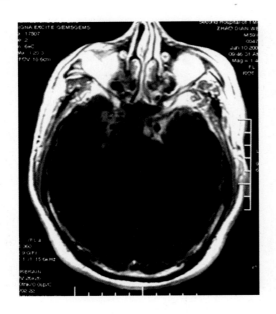

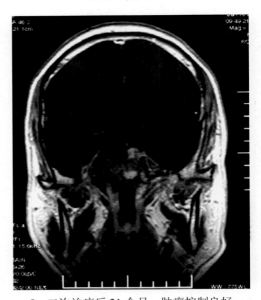

I　二次治疗后21个月，肿瘤控制良好

图 2-2-53　右侧海绵窦及鞍区脊索瘤伽玛刀治疗

（杜春发　徐德生）

参 考 文 献

1.　刘松龄，张云亭. 脊索瘤的病理和影像学表现. 国外医学临床放射学分册，2001，24(4)：224-228.

2.　Pallini R, Maira G, Pierconti F, et al. Chordoma of the skullbase: predictors of tumor recurrence. J Neurosurg, 2003, 98：812- 822.

3.　Oot RF, Melville GE, New PF, et al. The role of MR and CT in evaluating clival chordoma and chondrosarcomas. AJR, 1988,151： 567- 575.

4.　Sze G, Uichanco LS, Brant- Zawadzki MN, et al. Chordomas: MRimaging. Radiology, 1988, 166：187.

5.　Giller CA, Fiedler JA .Virtual framing: the feasibility of frameless radiosurgical planning for the Gamma Knife. J Neurosurg, 2008 ,109 Suppl:25-33.

6.　Liu AL, Wang ZC, Sun SB, et al. Gamma knife radiosurgery for residual skull base chordomas. Neurol Res, 2008 ,30(6):557-561.

7.　Yoneoka Y, Tsumanuma I, Fukuda M, et al. Cranial base chordoma—long term outcome and review of the literature.Acta Neurochir(Wien), 2008,150(8):773-778

8.　Martin JJ, Niranjan A, Kondziolka D, et al. Radiosurgery for chordomas and chondrosarcomas of the skull base. J Neurosurg, 2007 ,107(4):758-764.

9.　Hasegawa T, Ishii D, Kida Y, et al. Gamma Knife surgery for skull base chordomas and chondrosarcomas.J Neurosurg, 2007 ,107(4):752-757.

10.　Lunsford LD, Niranjan A, Martin JJ, Radiosurgery for miscellaneous skull base tumors.Prog Neurol Surg, 2007,20:192-205.

11.　Krishnan S, Foote RL, Brown PD, et al. Radiosurgery for cranial base chordomas and chondrosarcomas.Neurosurgery, 2005 ,56(4):777-784.

12.　Kondziolka D, Lunsford LD, Flickinger JC.The role of radiosurgery in the management of chordoma and chondrosarcoma of the cranial base. Neurosurgery, 1991,29(1):38-46.

第九节 松果体实质肿瘤

一、概述

起源于松果体实质细胞，松果体实质肿瘤包括松果体瘤和松果体母细胞瘤以及混合型肿瘤，占松果体区肿瘤的 14%~27%。多见于 10 岁以内的儿童中。

二、临床表现及诊断

松果体区肿瘤可见双眼上视不能、动眼神经核麻痹、瞳孔反射异常，小脑症状如共济失调、辨距不良、肌张力减低等，嗜睡、轻偏瘫等。内分泌症状常见性早熟，其他可见颅内压增高，脑积水。位于鞍上区的肿瘤可见视交叉受压造成的视力视野改变；视神经乳头水肿及继发萎缩；嗜睡、动眼神经核麻痹等中脑受压表现；尿崩、多饮多尿等下丘脑受损表现；垂体功能障碍可见性征发育不良，男性性欲减退，女性月经紊乱或闭经。

诊断依靠典型的临床表现及影像学检查：在 CT 松果体瘤位等密度，可以均匀强化，半数以上病人可见囊肿和强化，外周强化可与生殖细胞瘤鉴别。在核磁共振可见肿瘤在 T_1WI 呈低信号，T_2W1 呈高信号，边界清楚，一般小于 3cm。仅有 1/3 的病人可见脑积水。松果体母细胞瘤在 CT 呈高密度，没有钙化，一般大于 3cm，呈分叶生长，边界不清，90%以上合并脑积水。

病例 1 27 岁男性患者，松果体区占位病变行开颅手术部分切除，病理报告为松果体实质肿瘤，

三、治疗选择

脑脊液分流手术：对于松果体实质肿瘤造成梗阻性脑积水，颅内压很高的病人，宜先采取脑脊液分流术缓解症状，挽救病人生命，然后进行下一步的治疗。

开颅手术：由于肿瘤瘤位置深在，邻近重要脑组织结构及深部血管，手术难以全切而且手术死亡率较高，术后常遗有严重的神经功能障碍，而且手术切除范围与生存率并无相关性，但仍有很多学者采用开颅手术作为首选治疗方法。

放疗：可以作为手术后的辅助治疗。放疗的副作用包括智力及精神后遗症、垂体前叶及下丘脑功能障碍，尤其对于迅速生长发育的儿童影响更为明显。

伽玛刀放射外科治疗：对于松果体瘤伽玛刀放射外科治疗逐渐成为一种有益的治疗选择。它的精确定位和陡峭的剂量梯度可以减少对周围脑组织的破坏，避免了全身麻醉和开颅手术的风险。一组 30 例松果体瘤伽玛刀放射外科治疗后肿瘤长期控制率达到了 100%。

化疗：对于松果体母细胞瘤可以采取化疗作为辅助治疗手段。

四、伽玛刀治疗效果

残留部分行伽玛刀治疗（图 2-2-54）。

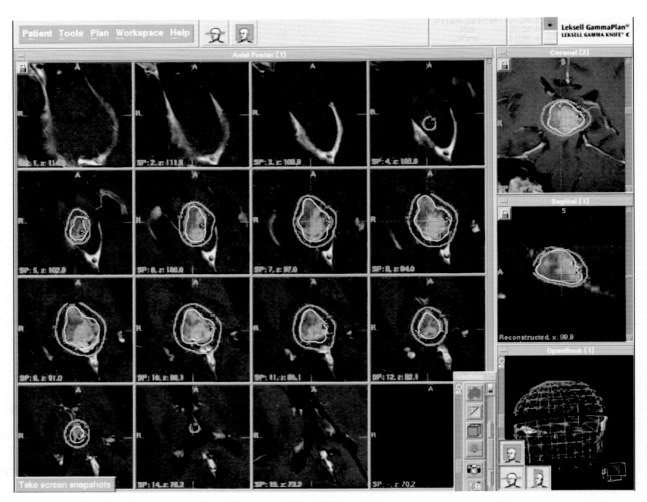

A　伽玛刀治疗计划

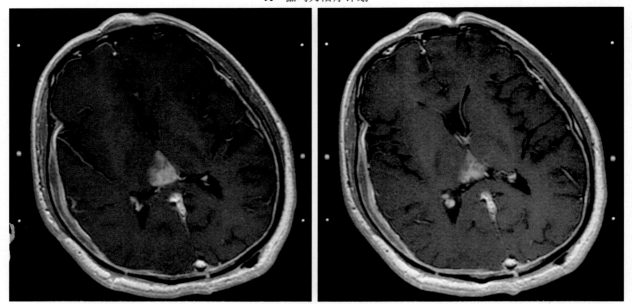

B　伽玛刀定位 MR

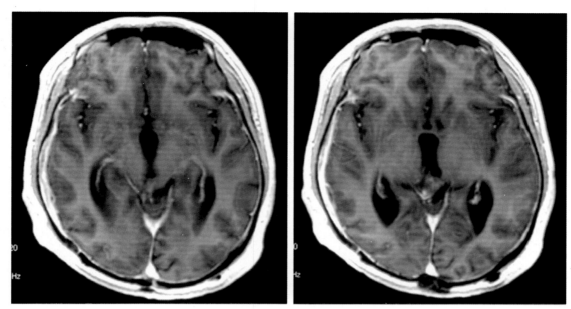

C　治疗后 3 个月，肿瘤基本消失
图 2-2-54　松果体实质肿瘤手术后残留行伽玛刀治疗

（林益光　徐德生）

参 考 文 献

1. Cho, BK, Wang, KC, Nam, DH, et al. Pineal tumors: experience with 48 cases over 10 years. Childs Nerv Syst 1998; 14:53.

2. Konovalov, AN, Pitskhelauri, DI. Principles of treatment of the pineal region tumors. Surg Neurol 2003; 59:250.

3. Packer, RJ, Sutton, LN, Rosenstock, JG, et al. Pineal region tumors of childhood. Pediatrics 1984; 74:97.

4. Chiechi, MV, Smirniotopoulos, JG, Mena, H. Pineal parenchymal tumors: CT and MR features. J Comput Assist Tomogr 1995; 19:509.

5. Vaquero, J, Ramiro, J, Martinez, R, et al. Clinicopathological experience with pineocytomas: report of five surgically treated cases. Neurosurgery 1990; 27:612.

6. Ganti, SR, Hilal, SK, Stein, BM, et al. CT of pineal region tumors. AJR Am J Roentgenol 1986; 146:451.

7. Fauchon, F, Jouvet, A, Paquis, P, et al. Parenchymal pineal tumors: a clinicopathological study of 76 cases. Int J Radiat Oncol Biol Phys 2000; 46:959.

8. Kondziolka D, Hadjipanayis CG, Flickinger JC, et al. The role of radiosurgery for the treatment of pineal parenchymal tumors. Neurosurgery, 2002, 51: 880-889.

第十节　颅内其他神经鞘瘤

神经鞘瘤一般是指起源于周围神经雪旺氏细胞的良性肿瘤，在颅神经神经鞘瘤中受累的神经绝大部分是感觉性神经或混合神经的感觉支，主要包括听神经鞘瘤和三叉神经鞘瘤，而来源于运动颅神经的神经鞘瘤多与神经纤维瘤病有关，来源于运动颅神经的单个神经鞘瘤则极为罕见，舌下神经鞘瘤是起源于运动颅神经的神经鞘瘤之一，还有神经鞘瘤来源于眼球运动神经、面神经和副神经。放射外科在治疗听神经鞘瘤上已经取得相当多的经验，但其他神经鞘瘤的放射外科报道很少，本节主要对伽玛刀治疗三叉神经鞘瘤、面神经鞘瘤和和舌下神经鞘瘤进行介绍。

一、三叉神经鞘瘤

三叉神经鞘瘤是起源于三叉神经半月节或三叉神经鞘的脑外良性肿瘤，约占颅内肿瘤的0.2％，占颅内神经鞘瘤的0.8%~8.0%。肿瘤可位于颅中窝、颅后窝或骑跨于颅中、后窝。病程多在1年以上。近年来显微外科技术的发展以及对手术入路的熟练使得三叉神经鞘瘤的手术切除率提高到了58%~94%，发症率大大降低。然而，由于肿瘤临近颅神经和重要血管，且临床较少见，因此只有少数经验丰富的医生能做到肿瘤全切并避免出现严重的并发症。

伽玛刀作为一种微创治疗的手段，在三叉神经

病例 1　女性，61 岁，主因右侧面部麻木，伴走路不稳 6 个月来诊，于 2001 年 7 月 29 日行伽玛刀治疗。查体：一般情况良好，神清语畅，心肺腹未见异常；神经系统检查：右面部感觉减退，右侧咀嚼肌力弱，走路不稳。MRI 显示右侧桥脑小脑角区占位，骑跨中后颅窝，强化不均匀。

鞘瘤的治疗中已取得了公认的良好效果。对于体积较小者，外科手术难度较大者，外科手术术后残留及复发者，以及有手术禁忌证或拒绝手术者均可作为伽玛刀治疗的适应证。

与听神经鞘瘤相类似，三叉神经鞘瘤伽玛刀治疗效果良好，肿瘤的控制率可达90%以上，肿瘤内伴有囊性变或散在低信号者，伽玛刀后肿瘤缩小明显，实质性肿瘤伽玛刀后逐渐缩小，肿瘤缩小过程有随时间延续的趋势。

关于三叉神经鞘瘤伽玛刀的治疗剂量，Pollock等选择周边剂量 12~20Gy（平均 18Gy），肿瘤控制率为 96%；Nettel 等报道用平均 15Gy(13~20Gy)剂量治疗 22 例患者，肿瘤控制率 91%，仅 1 例出现持续性神经功能损伤；王恩敏等按照肿瘤的大小选择照射剂量，肿瘤最大径≤30mm，周边剂量 14Gy，最大径 31~35mm，13Gy 左右，最大径>35mm，周边剂量≤12Gy，经中长期随访肿瘤的控制率达91%以上。本中心治疗剂量的选择也遵循了低剂量原则，根据肿瘤容积、与颅神经脑干等重要结构的毗邻关系选择治疗剂量，边缘剂量 10~15Gy，取得较好疗效。少数患者在伽玛刀治疗后因肿瘤囊变导致体积明显增大，压迫周围结构，我们采取了立体定向穿刺手术，并置入 Ommaya 储液囊抽液后症状改善。

伽玛刀治疗参数：等中心数16个，用50%等剂量曲线包绕病灶，边缘剂量12.5Gy，中心剂量25 Gy，治疗后36、60个月进行增强MRI复查，显示在36个月时肿瘤出现中心强化消失，囊性部分体积增大，行立体定向穿刺手术抽出囊液22ml，至60个月时肿瘤缩小（图2-2-55）。

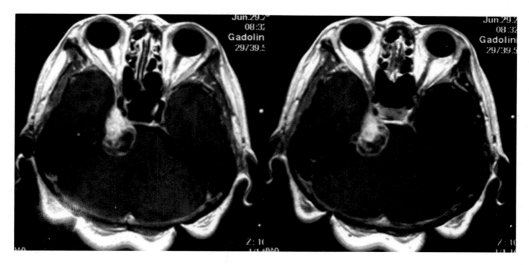

A　伽玛刀定位MRI

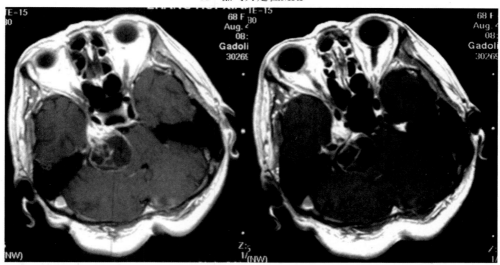

B　伽玛刀治疗后36个月

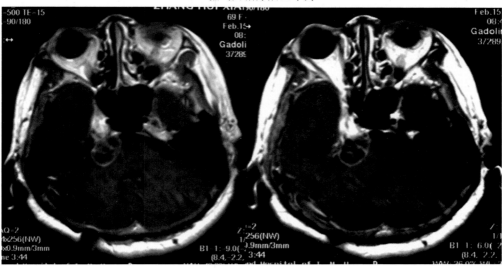

C　伽玛刀治疗后60个月

图2-2-55　三叉神经鞘瘤伽玛刀治疗

病例 2　女性，44 岁，主因左侧面部麻木 12 个月来诊，于 1998 年 6 月 9 日行伽玛刀治疗。查体：一般情况良好，神清语畅，心肺腹未见异常；神经系统检查：左面部感觉减退。MRI 显示左侧鞍旁占位，强化均匀。

伽玛刀治疗参数：等中心数 9 个，用 50%等剂量曲线包绕病灶，边缘剂量 14Gy，中心剂量 28 Gy，治疗后 18、30、42、90 个月进行增强 MRI 复查，显示肿瘤逐渐缩小（图 2-2-56）。

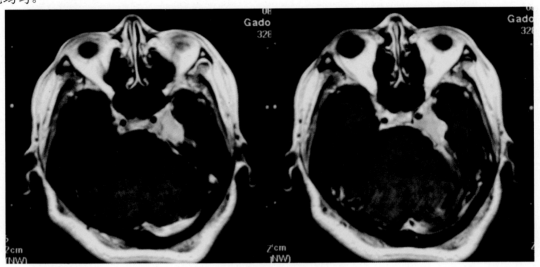

A　伽玛刀定位MRI

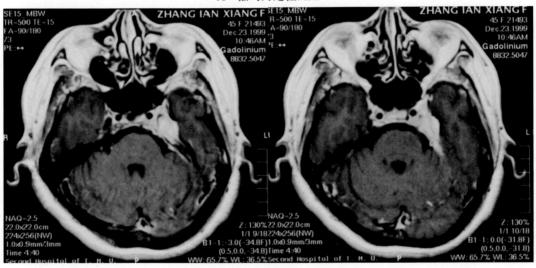

B　伽玛刀治疗后18个月，肿瘤缩小

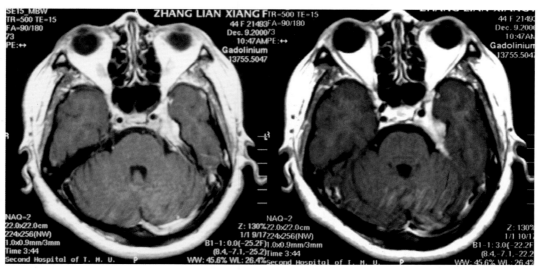

C 伽玛刀治疗后30个月，肿瘤继续缩小

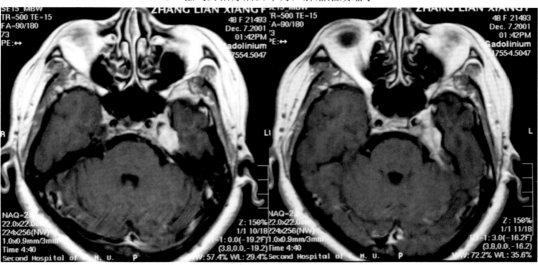

D 伽玛刀治疗后42个月，肿瘤缩小

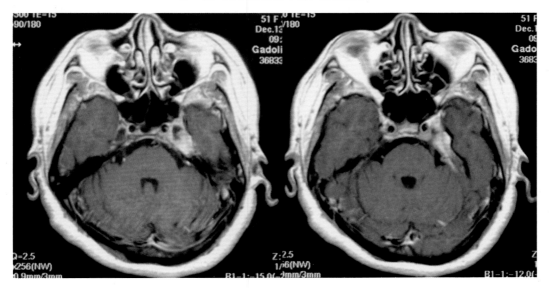

E 伽玛刀治疗后90个月，肿瘤继续缩小

图2-2-56 三叉神经鞘瘤伽玛刀治疗

病例 3　患者女性，61岁，左侧Ⅰ、Ⅱ分布区麻木、感觉减退，经查发现左三叉神经鞘瘤，行立体定向伽玛刀治疗。边缘剂量 15 Gy，50%等剂量线。伽玛刀治疗后6，14，41，86个月复查MRI显示肿瘤逐渐缩小（图2-2-57）。

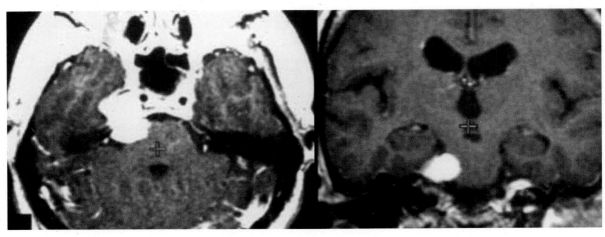

A　伽玛刀治疗前 MRI　轴冠强化扫描

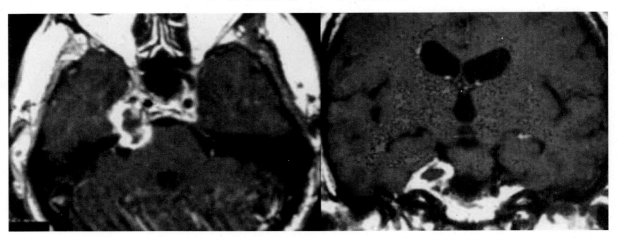

B　伽玛刀治疗后 6 个月，肿瘤中心强化缺失

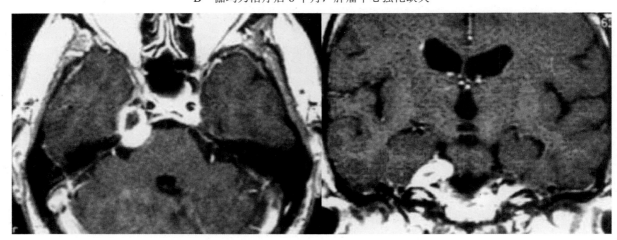

C　伽玛刀治疗后 14 个月，肿瘤缩小明显

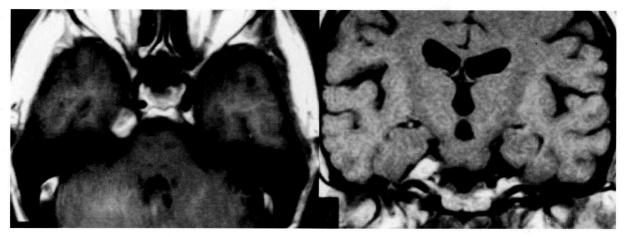

D　伽玛刀治疗后 41 个月，肿瘤缩小明显

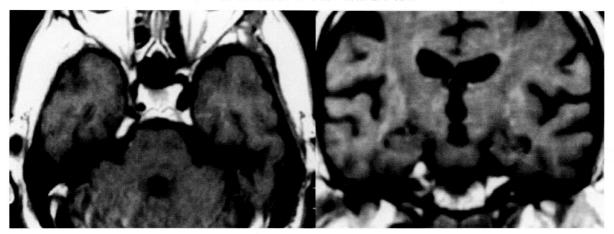

E　伽玛刀治疗后 86 个月，肿瘤缩小明显

图 2-2-57　三叉神经鞘瘤伽玛刀治疗

（刘东）

参 考 文 献

1. Nettel B, Niranjan A, Martin JJ, et al.Gamma knife radiosurgery for trigeminal schwannomas. Surg Neurol. 2004,62(5):435- 446.

2. Pan L, Wang EM, Zhang N, et al.Long-term results of Leksell gamma knife surgery for trigeminal schwannomas.J Neurosurg. 2005,102 Suppl:220-4.

3. Gwak HS, Hwang SK, Paek SH, et al. Long-term outcome of trigeminal neurinomas with modified classification focusing on petrous erosion.Surg Neurol. 2003,60(1):39-48.

4. Pollock BE, Foote RL, Stafford SL.Stereotactic radiosurgery: the preferred management for patients with nonvestibular schwannomas? Int J Radiat Oncol Biol Phys. 2002, 52(4): 1002-1007.

5. Huang CF, Kondziolka D, Flickinger JC, et al.Stereotactic radiosurgery for trigeminal schwannomas.Neurosurgery. 1999,45(1):11-16.

6. Samii M, Migliori MM, Tatagiba M, et al. Surgical treatment of trigeminal schwannomas. J Neurosurg 82:711-718.

7. Atul Goel, Dattatraya Muzumdar. Trigeminal Neurinomas. Neurosurgery Quarterly, 2003,13(3): 162-178

8. Kano H, Niranjan A, Kondziolka D, et al.Stereotactic radiosurgery for trigeminal schwannoma: tumor control and functional preservation. J Neurosurg, 2009 ,110(3):553-558.

9. MacNally SP, Rutherford SA, Ramsden RT, et al.

Trigeminal schwannomas.Br J Neurosurg, 2008 ,22(6):729-738.

10. Ramina R, Mattei TA, Sória MG, et al. Surgical management of trigeminal schwannomas. Neurosurg Focus. 2008;25(6):E6; discussion E6.

11. Nagano O, Higuchi Y, Serizawa T, et al.Transient expansion of vestibular schwannoma following stereotactic radiosurgery.J Neurosurg, 2008 ,109 (5):811-816.

12. Phi JH, Paek SH, Chung HT, et al.Gamma Knife surgery and trigeminal schwannoma: is it possible to preserve cranial nerve function?J Neurosurg, 2007,107(4):727-732.

13. Peker S, Bayrakli F, Kiliç T, et al. Gamma-knife radiosurgery in the treatment of trigeminal schwannomas.Acta Neurochir (Wien), 2007 ,149 (11):1133- 1137.

14. Sheehan J, Yen CP, Arkha Y, et al.Gamma knife surgery for trigeminal schwannoma.J Neurosurg, 2007,106(5):839-845.

15. Hasegawa T, Kida Y, Yoshimoto M,et al. Trigeminal schwannomas: results of gamma knife surgery in 37 cases.J Neurosurg, 2007,106(1):18-23.

16. Sun S, Liu A, Wang C, et al. Clinical analysis of Gamma Knife surgery for trigeminal schwannomas. J Neurosurg, 2006 ,105 Suppl:144-148.

17. Wang EM, Pan L, Zhang N,et al. Clinical experience with Leksell gamma knife in the treatment of trigeminal schwannomas. Chin Med J (Engl), 2005,118(5):436-440.

二、面神经鞘瘤

面神经鞘瘤（Facial nerve schwannomas）是一种罕见的生长缓慢的良性肿瘤，鞘瘤来源于神经外胚叶的雪旺细胞，肿瘤组织与周围边界明显，有完整包膜，面神经可被推至周边而未被破坏。本病早期唯一症状是面神经功能障碍，典型表现为缓慢渐进性面神经麻痹，反复发生的间歇性面神经麻痹和半面痉挛，故常误诊为贝尔氏面瘫，完全麻痹，历时较长，有时可达一年余甚至数十年。

影像学检查是诊断本病的重要手段：X 线乳突片、颅底片、内听道摄片都能显示骨质破坏但无法显示肿瘤本身。CT 扫描：局限于迷路段、乳突段的肿瘤平扫可见面神经管扩大，鼓室段肿瘤常见到中耳内肿块，增强扫描，肿块常可增强。MRI 在 T_1 呈略低信号或等信号，T_2 呈略高信号或等信号，较大的面神经瘤信号不均匀。增强后面神经瘤呈轻度至明显强化，增强扫描能直接、准确地显示面神经瘤累及哪段面神经，有助于面神经的定位、定量和定性诊断，因此，在诊断上 MRI 优于 CT 及 X 光片。

面神经鞘瘤以往的治疗手段是手术切除，早期彻底切除肿瘤是防止肿瘤扩展、复发和减少损伤的关键。手术径路的选择与肿瘤的部位、大小、听功能与面神经功能有关，手术原则是尽量保留或恢复面神经功能，保存听力。易出现并发症，我们认为对于瘤体较小、较早期的面神经鞘瘤可采取低剂量（边缘剂量 10~15Gy）伽玛刀治疗，可同时兼顾控制肿瘤与降低并发症率。

病例 患者女，42岁，主因右面痉挛伴右耳鸣、听力下降2年余，查CT及MRI发现右侧面神经鞘瘤，行伽玛刀治疗，边缘剂量14Gy，55%等剂量线，治疗后定期随访发现面肌痉挛消失，听力无减退，肿瘤缩小（图2-2-58）。

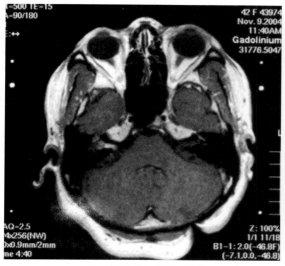

A 定位强化 MRI 轴位

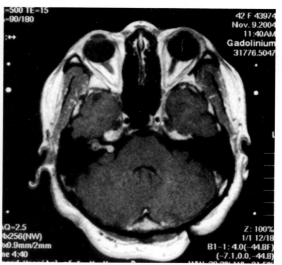

B 定位强化 MRI 轴位

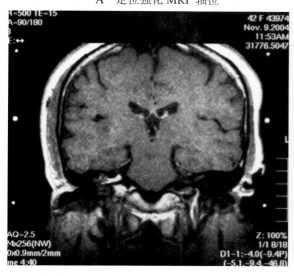

C 定位强化 MRI 冠位

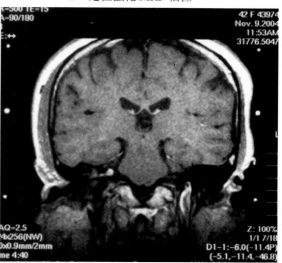

D 定位强化 MRI 冠位

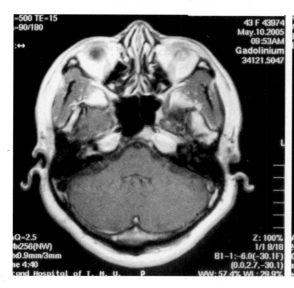

E 术后 6 个月复查强化 MRI

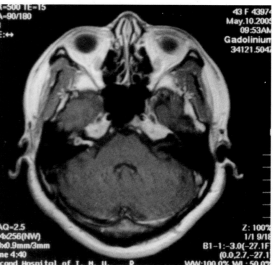

F 术后 6 个月复查强化 MRI

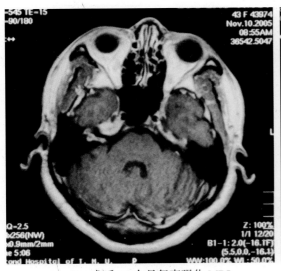

G 术后 12 个月复查强化 MRI

H 术后 12 个月复查强化 MRI

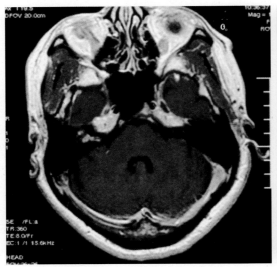

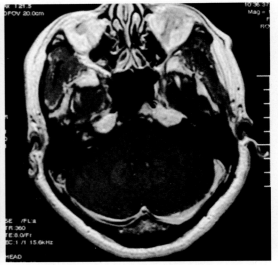

I 术后 24 个月复查强化 MRI

J 术后 24 个月复查强化 MRI

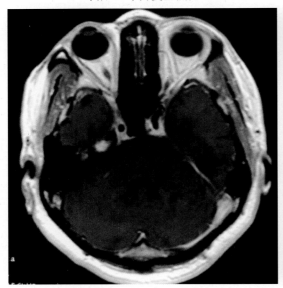

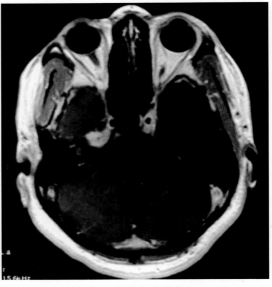

K 术后 36 个月复查强化 MRI

L 术后 36 个月复查强化 MRI

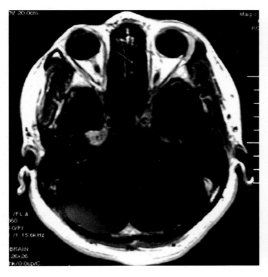
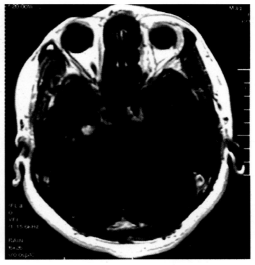

M　术后 48 个月复查强化 MRI　　　　　　　　N　术后 48 个月复查强化 MRI

图 2-2-58　面神经鞘瘤伽玛刀治疗

A-D 患者定位 MRI；E-F 术后 6 个月；G-H 术后 12 个月；I-J 术后 24 个月；K-L 术后 36 个月；M-N 术后 48 个月。经连续随访患者肿瘤缩小。

（隋秀丽）

参 考 文 献

1. Madhok R, Kondziolka D, Flickinger JC, et al.Gamma knife radiosurgery for facial schwannomas. Neurosurgery, 2009,64(6):1102-1105.

2. Litre CF, Gourg GP, Tamura M, et al. Gamma knife surgery for facial nerve schwannomas. Neurosurgery, 2007 ,60(5):853-859.

3. Pollock BE, Foote RL, Stafford SL. Stereotactic radiosurgery: the preferred management for patients with nonvestibular schwannomas? Int J Radiat Oncol Biol Phys, 2002,52(4):1002-1007.

4. Kida Y, Yoshimoto M, Hasegawa T. Radiosurgery for facial schwannoma. J Neurosurg, 2007 ,106(1):24-9.

5. Litré CF, Gourg GP, Tamura M, et al.Gamma knife surgery for facial nerve schwannomas. Prog Neurol Surg, 2008,21:131-135.

6. Perez R, Chen JM, Nedzelski JM. Intratemporal facial nerve schwannoma: a management dilemma. Otol Neurotol, 2005 , 26(1):121-126.

三、舌下神经鞘瘤

颅神经神经鞘瘤中来源于运动颅神经的单个神经鞘瘤则极为罕见，舌下神经鞘瘤是起源于运动颅神经的神经鞘瘤之一，由于舌下神经管位置深在，周围解剖结构复杂，一直以来，此区域病变的手术是极大的挑战。

舌下神经鞘瘤多见于中年女性，临床表现取决于肿瘤部位，文献报道，最常见症状是舌下神经麻痹（93.5%），其他有后组颅神经麻痹，小脑征，枕项部疼痛，长束征运动障碍，感觉障碍等。MRI

检查可多平面地显示舌下神经管内外肿瘤及其周围结构，还可发现同侧舌肌萎缩、脂肪变性征象，是舌下神经鞘瘤的最佳诊断措施，其影像学特征与其他神经鞘瘤相似。

手术切除肿瘤是目前治疗舌下神经鞘瘤的主要手段，手术的目的在于切除肿瘤或缩小肿瘤、减少压迫症状，为其他治疗提供机会。手术中应尽量做到肿瘤的全切除。如能采用神经电生理监测，实时了解神经功能，将有助于提高手术切除程度。手术并发症主要有后组颅神经受损，多数为暂时性，经护理和康复治疗多能恢复。面神经损伤也常见。术后脑脊液漏和皮下积液发生率较其他手术高。如出现吞咽困难或呛咳，应及时放置胃管，预防吸入性肺炎发生。

伽玛刀作为一种微创治疗的手段，在听神经鞘瘤的治疗中已取得了公认的良好效果。与听神经鞘瘤相类似，舌下神经鞘瘤肿瘤体积较小者（直径<3cm）、手术后残留或复发者可行伽玛刀治疗。

病例　患者男性，58岁，主因伸舌右偏10个月，右侧咽部异物感1个月，查MRI发现右侧舌下神经孔区占位，考虑为舌下神经鞘瘤。查体：伸舌右偏，右侧舌肌萎缩。2001年2月21日行伽玛刀治疗。

伽玛刀治疗参数：周边剂量10Gy，40等剂量线包绕病灶，肿瘤容积7.5ml（图2-2-59）。

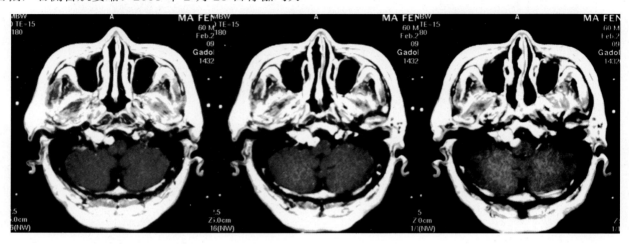

A　伽玛刀定位增强MRI轴位扫描

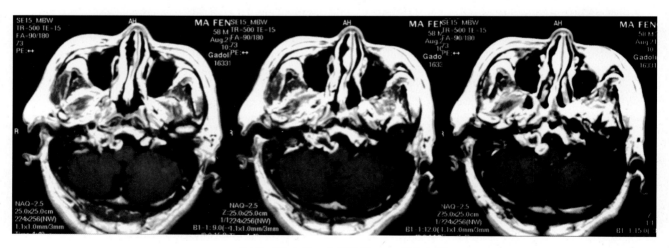

B　伽玛刀治疗后6个月增强MRI轴位扫描

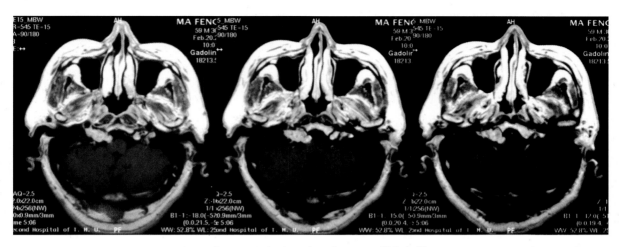

C　伽玛刀治疗后 12 个月增强 MRI 轴位扫描

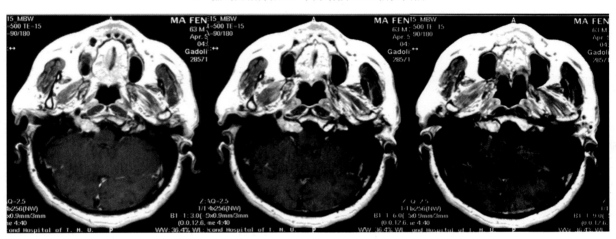

D　伽玛刀治疗后 60 个月增强 MRI 轴位扫描

图 2-2-59　舌下神经鞘瘤伽玛刀治疗

（隋秀丽）

参 考 文 献

1. Safavi-Abbasi S, Bambakidis NC, Zabramski JM, et al. Nonvestibular schwannomas: an evaluation of functional outcome after radiosurgical and microsurgical management. Acta Neurochir (Wien). 2010;152(1):35-46.

2. Pollock BE, Foote RL, Stafford SL. Stereotactic radiosurgery: the preferred management for patients with nonvestibular schwannomas? Int J Radiat Oncol Biol Phys. 2002;52(4):1002-1007.

3. Malone JP, Lee WJ, Levin RJ. Clinical characteristics and treatment outcome for nonvestibular schwannomas of the head and neck. Am J Otolaryngol. 2005;26(2): 108-112.

第十一节　颅内少见肿瘤

一、血管外皮细胞瘤

1.概述　　血管外皮细胞瘤（Hemangio pericytomas）是中枢神经系统少见的肿瘤，它起源于毛细血管外膜的 zimmeman 细胞，最初归于脑膜瘤类，后经分子基因水平证实，血管外皮细胞瘤属于神经组织外的肿瘤。自 1993 年 WHO 制定的中枢神经系统肿瘤新的组织学分类中开始认为它是一种独立的间质性肿瘤，约占所有脑肿瘤的 0.29%~1%。血管外皮细胞瘤多生长迅速，具有明显的恶性行为，有很高的复发率及神经系统内部和远处转移倾向。

2.MRI 影像表现　　MRI 上，在 T_1WI 呈低至中等信号，T_2WI 呈高信号或混杂信号，边界清晰，其中混杂信号一般考虑为坏死组织，增强扫描一般呈均质强化，部分强化扫描可见临近脑膜强化呈"脑膜尾征"或可见病灶内明显迂曲的血管强化信号及病灶周围不同程度的水肿。

3.伽玛刀治疗现状　　由于血管外皮细胞瘤复发率高、易转移的特性，一般手术后均以常规放射治疗。1993 年由 Coffey 等首先报道了伽玛刀治疗血管外皮瘤的病例，之后 Payne，Sheehan 等均开始有相关报道。综合国内外部分伽玛刀中心的情况，治疗周边剂量一般在 12~20Gy。目前认为，肿瘤直径在 3cm 以下为主要适应证，在边缘剂量大于 12Gy 时，局部肿瘤控制率在 70% 以上，经短期随访即可见大多数肿瘤明显缩小，甚至可以起到和传统外科一样的去占位作用。

病例　　患者男性，33 岁，右桥脑小脑角区血管外皮细胞瘤术后 2 个月（图 2-2-60）。

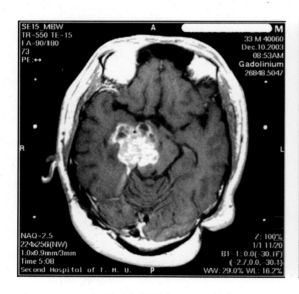
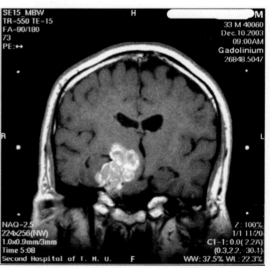

A　伽玛刀定位强化 MRI　轴位　　　　　　　　B　伽玛刀定位强化 MRI　冠位

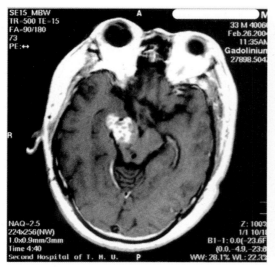

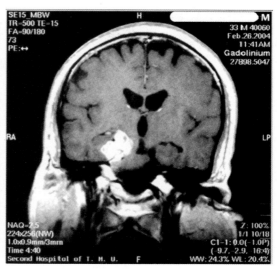

C　术后 3 个月复查强化 MRI　轴位　　　　D　术后 3 个月复查强化 MRI　冠位

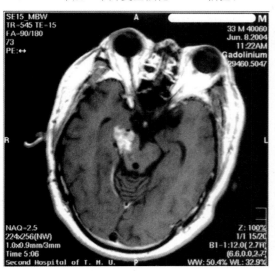

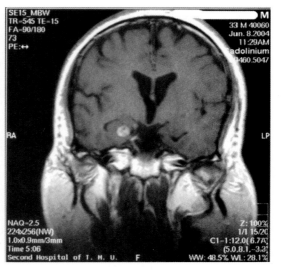

E　术后 7 个月复查强化 MRI　轴位　　　　F　术后 7 个月复查强化 MRI　冠位

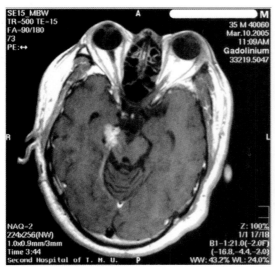

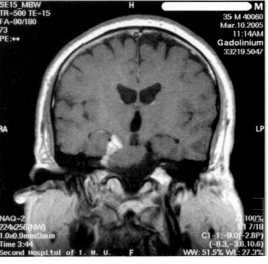

G　术后 16 个月复查强化 MRI　轴位　　　　H　术后 16 个月复查强化 MRI　冠位

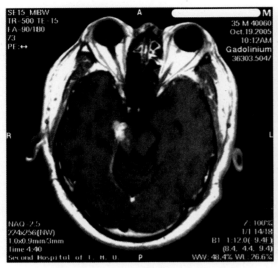

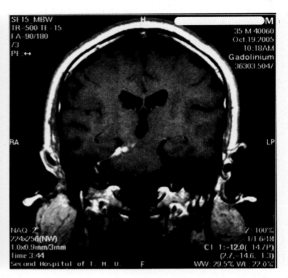

I 术后 3 个月复查强化 MRI 轴位　　　　　　J 术后 3 个月复查强化 MRI 冠位

图 2-2-60　血管外皮细胞瘤伽玛刀治疗

A,B 血管外皮细胞瘤术后残留伽玛刀定位强化 MRI；C,D 伽玛刀术后 3 个月复查强化 MRI,可见肿瘤明显缩小；E,F 伽玛刀术后 7 个月复查强化 MRI,可见肿瘤进一步缩小；G,H 伽玛刀术后 16 个月复查强化 MRI,肿瘤继续缩小；I,J 伽玛刀术后 22 个月复查强化 MRI,仅见肿瘤残迹。

（林益光　徐德生）

参 考 文 献

1. Grossman RobertG. Loftus Christopher M.神经外科学.王任直 译.北京：人民卫生出版社，2002 397~399.

2. Dufour H,Metellus P,Fuentes S, et al. Meningeal hemangiopericytoma: a retrospective study of 21 patients with special review of postoperative external radiotherapy. Neurosurgery. 2001 Apr; 48(4):756-62.

3. Payne BR,Prasad D,Steiner M, et al. Gamma surgery for hemangiopericytomas Acta Neurochir (Wien), 2000, 142:527~537.

4. Maruya J, Seki Y,Morita K, et al.Meningeal hemangiopericytoma manifesting asmassive intra-cranial hemorrhage two case reports[J]. NeurolM ed Chir, 2006, 46 (2) : 92-97）

二、中枢神经系统恶性淋巴瘤

1.概述　原发性中枢神经系统恶性淋巴瘤较少见，可发生于中枢神经系统的任何部位，以多发病变常见，也可表现为弥漫浸润性生长，发病率占中枢神经系统肿瘤的 0.5%~1.5%，其病理表现大多数为非霍奇金淋巴瘤，且多为 B 细胞型，对于本病易继发于免疫缺陷或免疫受抑制的患者多有报道。该病早在 1974 年即被认为是一种独立的疾病，但其起源一直有争议。本病预后不良，但对放化疗及激素治疗均表现敏感，治疗后经常出现"戏剧性"的效果，故有"幽灵瘤"的称呼。但其复发率亦极高，各种治疗均很难得到长期满意的疗效。传统的外科手术切除部分或全部肿瘤可达到减压的目的，但对于患者的预后无明显改变，其主要作用是得到明确的病理结果，对于深部肿瘤的病理取材，立体定向技术比较适合。近年来单一大剂量甲氨蝶呤冲击化疗逐渐得到重视，并逐渐成为中枢神经系统恶性淋巴瘤综合治疗的重点。

2.MRI 影像学表现　中枢神经系统恶性淋巴瘤在 MRI 上均多数表现为深部脑白质的结节或肿块，少数呈弥漫性，边界清楚，周围可见轻、中度水肿带，部分病灶中心可见坏死，钙化、出血及囊变很少见。在 T_1WI 上多表现为略低信号，T_2WI 上呈等信号或稍高信号，增强扫描多数呈均匀强化，部分病灶可呈典型的"握拳样"表现。但大多数病灶 MRI 影像学特征不明显，与胶质瘤和转移瘤鉴别较困难。

3.伽玛刀治疗现状　伽玛刀作为定位精确的放射外科，对于中枢神经系统恶性淋巴瘤的治疗始于 1995 年 Nicolato 等的报道，并获得满意效果，此后文献陆续见有报道，其治疗效果已经得到公认。综合国内外报道，伽玛刀治疗边缘剂量一般为 12~25Gy，多数肿瘤治疗后均可在短期内（1~3 周）缩小或消失，其疗效几达 100%，对于大的肿瘤也能达到缩小肿瘤容积的目的，为后续治疗创造了良好的机会或条件。但本病的高复发率一直是临床治疗的难点，一般认为，放、化疗结合的综合治疗是治疗中枢神经系统恶性淋巴瘤最佳方法，伽玛刀作为一种新的、安全、有效的治疗方法，正日益成为中枢神经系统恶性淋巴瘤综合治疗的主要方法之一。

病例 1　患者男性，45 岁。诊断：脑干恶性淋巴瘤。以伽玛刀剂量分割治疗（图 2-2-61）。

伽玛刀治疗参数：第一日：边缘剂量 8.00Gy，中心剂量 16.00Gy，以 50%等剂量线包绕病灶等中心数 6 个，治疗完毕后保留立体定向头架。次日继续治疗：边缘剂量 6.00Gy，中心剂量 12.00Gy，以 50%等剂量线包绕病灶，等中心点 6 个。病灶容积 1.1cm³。

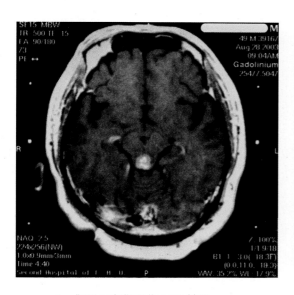 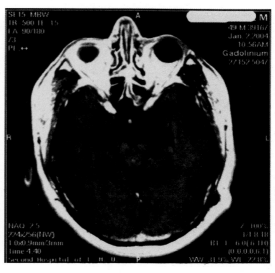

A　伽玛刀定位强化 MRI 轴位　　　　B　治疗后 3 个月 MRI，肿瘤消失

图 2-2-61　脑干恶性淋巴瘤伽玛刀治疗

病例 2　患者女性，64 岁。诊断：颅内多发恶性淋巴瘤。伽玛刀剂量分割治疗（图 2-2-62）。

伽玛刀治疗参数：第一日：边缘剂量 8.00Gy，中心剂量 17.78Gy，以 45%等剂量线包绕病灶等中心数 14 个，治疗完毕后保留立体定向头架。次日继续治疗：边缘剂量 10.00Gy，中心剂量 22.22Gy，以 45%等剂量线包绕病灶，等中心点 13 个。病灶容积 35.1cm³。

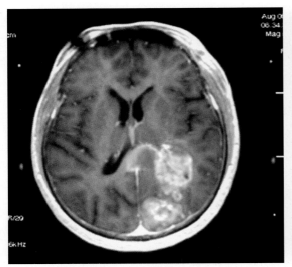

A　定位 MRI 强化轴位

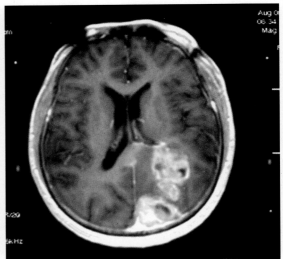

B　定位 MRI 强化轴位

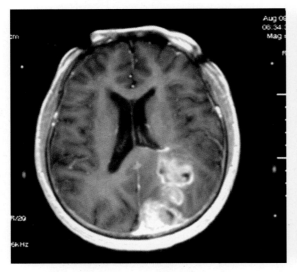

C　定位 MRI 强化轴位

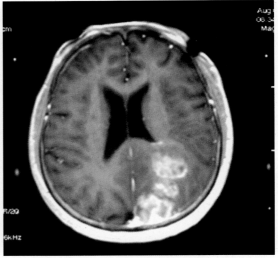

D　定位 MRI 强化轴位

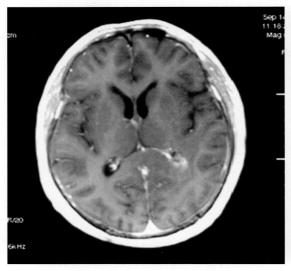

E　治疗后 43 天复查强化 MRI

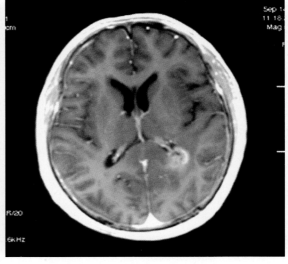

F　治疗后 43 天复查强化 MRI

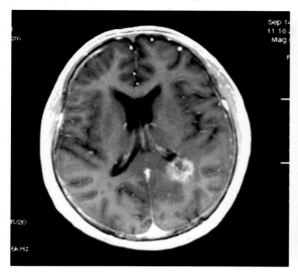

G 治疗后 43 天复查强化 MRI   H 治疗后 43 天复查强化 MRI

图 2-2-62 颅内恶性淋马瘤伽玛刀台疗

A-D 颅内多发恶性淋巴瘤伽玛刀治疗定位 MRI 强化轴位扫描影像；E-H 伽玛刀治疗后 43 天复查强化 MRI，可见肿瘤明显缩小。

（林益光 徐德生）

参 考 文 献

1. Coulon A,Lafitte F, Hoang-Xuan K，et al. Radiographic findings in 37 cases of primary CNS lymphoma in immunocompetent patients [J]. Eur Radiol, 2002,12(2):329~340.

2. Uhring U, Herrlinger U, Krings T,et al. MRI features of primary central nervous system lymphomas at presentation. Neurology J, 2001,57(3):393~396

3. Henry JR, Hefner RR, Dillard SH, et al. Primary malignant lymphomas of the central nervous system [J]. Cancer,1974,34:1293~1302.

4. Nicolato A, Gerosa MA, Foroni R, et al. Gamma Knife radiosurgery in AIDS-related primary central nervous system lymphoma[J]. Stereotact Funct Neurosurg, 1995: 64(Suppl 1):42~55.

三、中颅凹海绵状血管瘤

（一）概述

中颅凹海绵状血管瘤是一种少见的脑实质外的血管性肿瘤，占良性海绵窦肿瘤的 3%，所有海绵窦肿瘤的 2%。病灶起源于海绵窦内，血管芽生、血管扩张、血栓形成与机化的反复过程导致血管瘤不断缓慢生长，曾有报道女性妊娠时肿瘤增大症状加重。

（二）MRI 影像学表现

肿瘤位于海绵窦，边界清楚而光滑，呈"葫芦形"或圆润的分叶状，小的部分向鞍内生长，大的部分位于靳旁。在 MRI T_1WI 像上，多数肿瘤表现为边界清楚的低信号，少数肿瘤为等信号。在 T_2WI 上，肿瘤为均匀的极高信号，肿瘤周围无水肿，质子像为高信号。增强后早期边缘强化，后期呈高信号均匀强化，无邻近脑膜尾征。高场强 MRI 能明显提高对中颅凹海绵状血管瘤的正确诊断率。

本病易与其他好发于海绵窦部位的肿瘤混淆，需进一步鉴别：

1.脑膜瘤 鞍旁脑膜瘤多数呈圆形或椭圆形，在 MRI T_1WI 多数脑膜瘤呈等信号，少数肿瘤呈低信号，T_2WI 一般为稍高信号或等信号，增强时病灶均匀强化，可有邻近脑膜尾征。

2.神经鞘瘤 T_1WI 上肿瘤呈略低信号，其信号较中颅凹海绵状血管瘤信号略高，且信号不均匀；

T₂WI 呈高信号，但略低于中颅凹海绵状血管瘤的信号，病灶内有混杂信号。

3.垂体瘤　从鞍底向上生长，在冠状位上肿瘤呈上下的哑铃状，T₂WI 信号不均或中等程度的高信号。

（三）伽玛刀治疗

中颅凹海绵状血管瘤手术全切难度较大，术中出血较多，颅神经损伤率高达 30%~83%，一直是神经外科手术的难题。1999 年 Iwai 等率先报道了 1 例中颅凹海绵状血管瘤术后残留患者伽玛刀治疗后肿瘤缩小，未出现颅神经受损症状。此后 Thompson、Kida、Peker 等陆续有中颅凹海绵状血管瘤伽玛刀治疗成功的报道，肿瘤边缘剂量一般选择 13~17Gy，

多数肿瘤缩小明显，极个别肿瘤未见增大，颅神经受损症状得到改善或保持不变。国内王恩敏等提出对中小型肿瘤周边剂量一般选择 13~14Gy，大型肿瘤，周边剂量 11~12Gy 足以控制肿瘤生长。笔者强调在制定剂量计划时应注意将视路的受照射量控制在 10Gy 以下，下丘脑一般不超过 7Gy。笔者综合国内外文献报道，对肿瘤直径在 4cm 以下的肿瘤均可首选伽玛刀治疗；对于体积巨大的肿瘤可采取剂量分割伽玛刀治疗，亦可先行手术部分切除，然后再辅以伽玛刀治疗；也有学者指出对于体积巨大的肿瘤先行伽玛刀治疗，再行手术切除，伽玛刀治疗可以明显减少手术治疗中的出血量。

病例　患者女性，50 岁，右鞍旁海绵状血管瘤。伽玛刀治疗参数：边缘剂量：15.00Gy，中心剂量 30.00Gy，等剂量线 50%，等中心数 9 个，病灶容积 9.9cm³（图 2-2-63）。

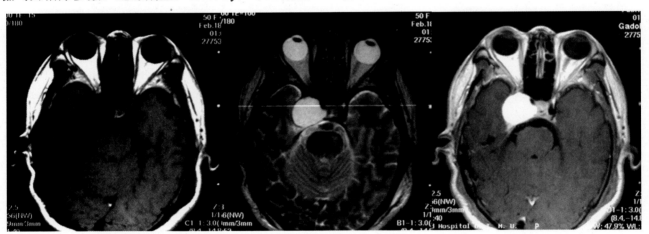

A　定位 MRI 轴位 T₁　　　　B　定位 MRI 轴位 T₂　　　　C　定位 MRI 轴位强化

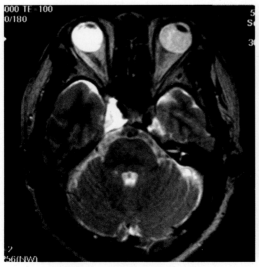　　　　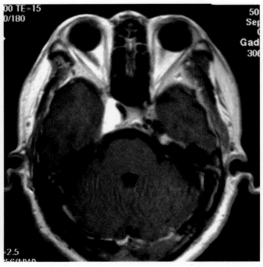

D　术后 7 个月复查 MRI 轴位　　　　　　　　E　术后 7 个月复查 MRI 冠位

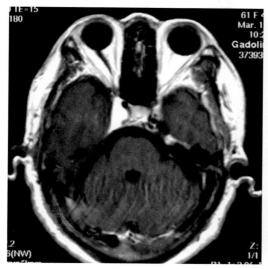
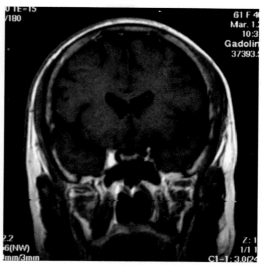

F　术后 25 个月复查 MRI 轴位　　　　　　　　　　　　G　术后 25 个月复查 MRI 冠位

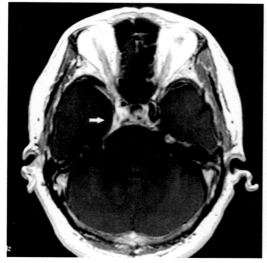
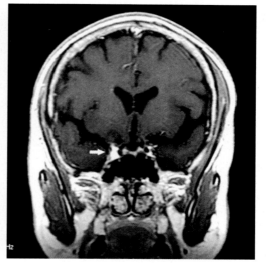

H　术后 48 个月复查 MRI 轴位　　　　　　　　　　　　I　术后 48 个月复查 MRI 冠位

图 2-2-63　右鞍旁海绵状血管瘤

　　A 伽玛刀定位 MRI 轴位 T_1 平扫；B 定位 MRI 轴位 T_2 平扫；C 定位 MRI 轴位强化影像；D,E 术后 7 个月复查 MRI 可见病灶明显缩小；F,G 术后 25 个月复查 MRI 轴位强化，可见病灶进一步缩小；H,I 术后 48 个月复查 MRI 轴位强化，可见白色箭头处仅余肿瘤残迹。

（林益光　徐德生）

参 考 文 献

1. 王恩敏，潘力，王滨江，等. 海绵窦海绵状血管瘤的 MRI 表现及伽玛刀治疗（附 14 例报告）. 中华神经外科杂志, 2006, 22(5): 267-270.

2. Iwai Y, Yamanaka K, Nakajima H, et al. Stereotactic radiosurgery for cavernous sinus cavernous hemangioma. Case report. Neurol Med Chir (Tokyo)，1999，39：288-290.

3. Kida Y, Kobayashi T, Mori Y. Radiosurgery of cavernous hemangiomas in the cavernous sinus. Surg Neurol, 2001，56：117-123.

4. Peker S, Kilic T, Sengoz M, et al. Radiosurgical treatment of cavernous sinus cavernous haemangiomas. Acta Neurochir(Wien)，2004，146：337-341.

5. Shibata S, Mori K. Effect of radiation therapy on extracerebral cavernous hemangioma in the middle fossa. J Neurosurg , 1987 , 67 : 919- 922.

6. Sohn CH, Kim SP, Kim IM , et al. Characteristic MR imaging finding of cavernous hemangiomas in the cavernous sinus .AJNR , 2003, 24: 1148-1151.

7. Thompson TP, Lunsford LD, Flickinger JC. Radiosurgery for hemangiomas of the cavernous sinus and orbit; technical case report. Neurosurgery, 2000, 47: 778-783.

四、血管网织细胞瘤

1.概述　血管网织细胞瘤又称血管母细胞瘤，是中枢神经系统较少见的良性血管性肿瘤，约占所有脑肿瘤的 1.5%~2.5%，主要发病部位多为小脑半球及蚓部、四脑室底，其中以囊性肿瘤较多见，约占 80%。其中约 10%~49%的病人可伴有红细胞和血红蛋白增多症，目前认为是肿瘤细胞内可分泌红细胞生成因子，导致血浆中红细胞生成因子增多所致。本病有一定家族倾向，一般认为按常染色体显性遗传方式遗传，称 Lindau 病。约有 20%的病人合并视网膜血管病及内脏发育异常或肿瘤，称为 VHL 综合征。

2.MRI 影像学表现　根据肿瘤 MRI 增强后的表现一般分为三型：囊壁结节型、囊旁结节型和实质型，其中囊壁结节型为小脑血管网织细胞瘤的典型表现。在 MRI 平扫序列上，实质性肿瘤及囊性肿瘤的实质部分在 T_1WI 上呈略低信号，T_2WI 及 FLAIR 上呈高信号，病灶内或周围可见迂曲血管流空影。囊性部分囊液在 T_1WI 上呈均匀低信号，T_2WI 上呈高信号，在 T_2WI 上，瘤结节与囊液信号相近，多难以区分。增强扫描可见肿瘤实质部分均匀强化，边界清晰，囊壁、囊液不强化。

3.伽玛刀治疗现状　目前对于血管网织细胞瘤的主要治疗方式仍以手术为主，散发及单个后颅窝病变通过外科手术治疗基本可治愈，其中囊性病变需切除瘤结节。对于血管网织细胞瘤的伽玛刀治疗，早期曾有争议，但经过多年临床总结后认为：对于大肿瘤及囊性的血管网织细胞瘤不适合伽玛刀治疗，而对于中、小的实性肿瘤的伽玛刀治疗效果较好。综合部分学者的统计数字，对于伽玛刀治疗中枢神经系统血管网织细胞瘤边缘剂量一般在 12~40Gy，总体控制率在 75%~100%，但长期随访的统计数字鲜有报道。Masao 等通过对伽玛刀治疗中枢神经系统血管网织细胞瘤患者的长期随访认为：在边缘剂量大于 20Gy 的情况下，伽玛刀对血管网织细胞瘤的 10 年控制率为 92.6%。目前认为：伽玛刀对于早期的单发小肿瘤、一次不能切除的多发小肿瘤、手术残余的肿瘤、或者患者不能耐受手术的中、小型肿瘤长期控制满意，是一种安全有效的治疗方法。

病例 1　患者男性，56 岁。诊断：小脑血管网织细胞瘤

伽玛刀治疗参数：边缘剂量：15.00Gy，中心剂量：30.00Gy，以 50%等剂量线包绕病灶，等中心数 15 个，病灶容积：16.7cm³（图 2-2-64）。

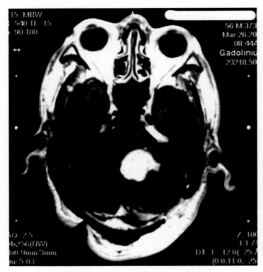

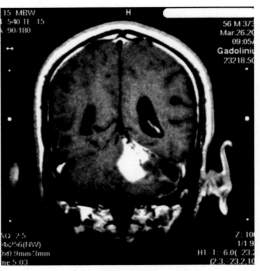

A　伽玛刀治疗强化 MRI 定位　　　　　　　　B　伽玛刀治疗强化 MRI 定位

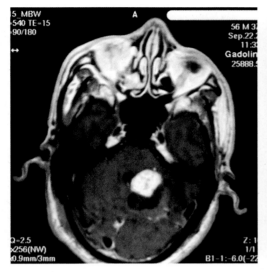
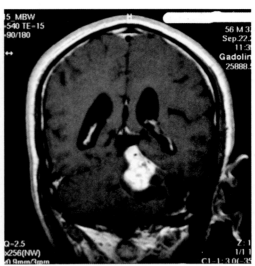

C 术后 6 个月强化 MRI 影像　　　　　　D 术后 6 个月强化 MRI 影像

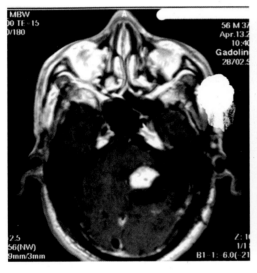
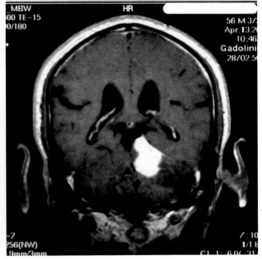

E 术后 13 个月强化 MRI 影像　　　　　　F 术后 13 个月强化 MRI 影像

图 2-2-64 小脑血管网织细胞瘤

A,B 伽玛刀治疗强化 MRI 定位影像，可见强化瘤结节及低信号瘤囊部分；C,D 伽玛刀术后 6 个月可见瘤结节略缩小，瘤囊变化不大；E,F 伽玛刀术后 13 个月可见瘤结节进一步缩小，瘤囊稍有增大。

病例 2 患者女性，27 岁，诊断：小脑多发血管网织细胞瘤术后残留。

伽玛刀治疗参数：边缘剂量：16.00Gy，中心剂量：32.00Gy，以 50%等剂量线包绕病灶，等中心数 5 个，病灶容积分别为 524.2mm³，80.3mm³（图 2-2-65）。

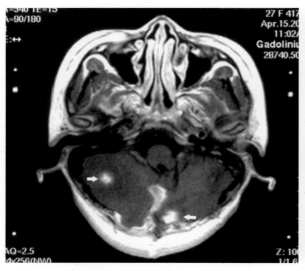 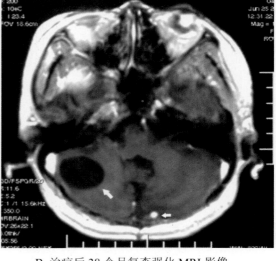

A 伽玛刀治疗定位强化 MRI 影像   B 治疗后 38 个月复查强化 MRI 影像

图 2-2-65 小脑多发血管网织细胞瘤术后残留

可见右侧小脑治疗病灶处囊性变，左小脑治疗病灶明显缩小。行伽玛刀治疗白色箭头所指处为准备治疗病灶。

（林益光 徐德生）

参 考 文 献

1. Masao Tago,M.D.,Atsuro Terahara,M.D., Masahiro Shin M.D. et al. Gamma knife surgery for hemangioblastomas.Neurosurg Suppl),2005,102:171~174.

2. 王恩敏，张楠，王滨江，等.伽玛刀治疗疗血管母细胞瘤临床分析.中华外科杂志，2003，41：516~519.

3. Yong Sook Park,M.D., Jong Hee Chang, M.D. Ph. D, et al. Gamma knife surgery for multiple hemangioblastomas. Neurosurg (Suppl), 2005,102:97~101.

五、多发神经纤维瘤病Ⅱ型

神经纤维瘤病Ⅱ型（Neurofibromatosis Type 2，NF-2）通常表现为施万细胞的肿瘤性或发育不良性病变（双侧听神经瘤）、脑膜细胞病变（多发脑膜瘤和脑膜血管瘤病）和胶质细胞病变（胶质瘤和胶质错构瘤），其他还包括晶状体浑浊。

NF-Ⅱ属于常染色体显性遗传病，发病率约为1/5 000，其基因位于染色体22q12，其临床表现主要有 3 种形式。

1.多发颅神经施万细胞瘤 约 85%病例表现为双侧听神经瘤，其次还可出现第九对颅神经或脊神经施万细胞瘤。约 50%病例还可出现其他的中枢神经系统肿瘤，主要为多发脑膜瘤。

2.50%患者表现皮下的神经纤维瘤 约 25%患者可出现皮肤的表现。

3.约 40%的病人出现晶状体浑浊 在儿童时期就可表现出来。

传统治疗方法以手术切除肿瘤为主，患者往往在多年间经历多次、多部位开颅手术治疗，严重影响患者生活质量，伽玛刀治疗可治疗颅内多部位肿瘤，免除了患者多次开颅手术的痛苦。

病例 患者女性，21 岁，主因听力下降 1 年余，颅内多发神经纤维瘤术后 4 个月来诊，入院后诊断NF-2（双侧听神经瘤），患者拒绝再次手术治疗，于 2000-12-19 行伽玛刀治疗右侧听神经瘤，边缘剂量 12Gy，45%等剂量线包绕病灶，2001-4-24 行伽玛刀治疗左侧听神经瘤，边缘剂量 12Gy， 50%等剂量线包绕病灶。患者经多次复查显示肿瘤生长得到控制（图 2-2-66）。

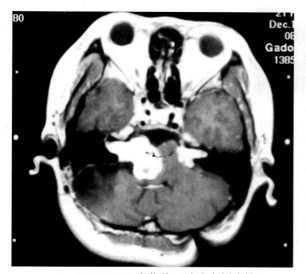

A　2000-12-19 定位片（治疗右侧病灶）

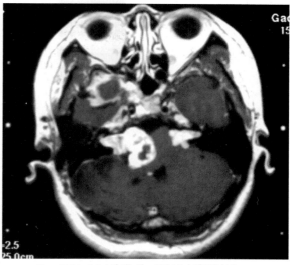

B　2001-4-24 定位片（治疗左侧病灶）

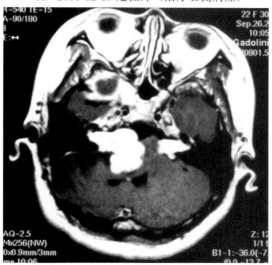

C　二治疗后 17 个月时复查 MRI

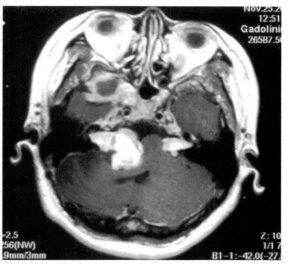

D　二次治疗后 32 个月时复查 MRI

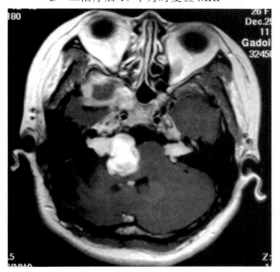

E　二次治疗后 44 个月时复查 MRI

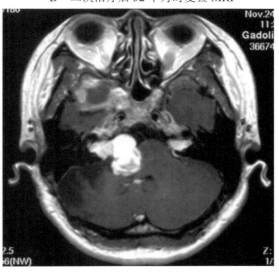

F　二次治疗后 55 个月时复查 MRI

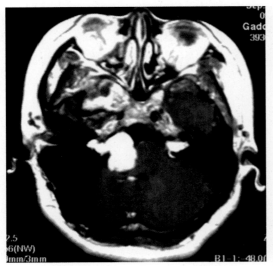
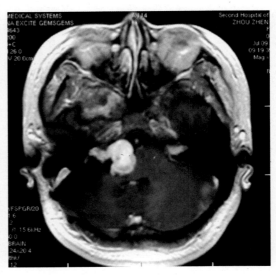

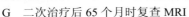

G　二次治疗后 65 个月时复查 MRI　　　　　H　二次治疗后 75 个月时复查 MRI

图 2-2-66　颅内多发神经纤维瘤术后残留伽玛刀治疗

A. 2000-12-19 定位片；B.2001-4-24 定位片；C,D,E,F,G,H.分别为第二次伽玛刀治疗后 17,32,44,55,65,75 个月时复查 MRI，显示双侧肿瘤均得到有效控制。

（刘东）

参 考 文 献

1. Evans DGR, Baser ME, O'Reilly B, et al: Management of the patient and family with neurofibromatosis 2: a consensus conference statement. Br J Neurosurg 2005,19:5–12.

2. Roche PH, Regis J, Pellet W, et al:Neurofibromatosis type 2. Preliminary results of gamma knife radiosurgery of vestibular schwannomas. Neurochirugie 2000,46:339–353.

3. Rowe JG, Radatz MWR, Walton L, Soanes T, Rodgers J, Kemeny AA: Clinical experience with Gamma Knife stereotactic radiosurgery in the management of vestibular schwannomas seconddary to type 2 neurofibromatosis. JNNP 2003,74: 1288–1293.

4. Rowe J, Grainger A, Walton L, et al: Safety of radiosurgery applied to conditions with abnormal tumor suppressor genes. Neurosurgery 2007,60: 860–864.

5. Rowe JG, Radatz MWR, Walton L, Kemeny AA: Stereotactic radiosurgery for type 2 neurofibr-omatosis acoustic neuromas: patient selection and tumour size. J Funct Stereotact Neurosurg 2002,79: 107–116.

6. Bari M, Forster D, Kemeny A, Walton L, Hardy D, Anderson J: Malignancy in a vestibular schwannoma. Report of a case with central neurofibromatosis treated by stereotactic radiosurgery and surgical excision with a review of the literature. Br J Neurosurg 2002,16:284–289.

7. Samii M, Matthies C, Tatagiba M: Management of vestibular schwannomas (acoustic neuromas): auditory and facial nerve function after resection of 120 vestibular schwannomas in patients with neurofibromatosis 2. Neurosurgery 1997,40:696–706.

8. Mathieu D, Kondziolka D, Flickinger JC, et al.Stereotactic radiosurgery for vestibular schwannomas in patients with neurofibromatosis type 2: an analysis of tumor control, complications, and hearing preservation rates. Neurosurgery, 2007，60(3): 460-470.

六、颈静脉球瘤的伽玛刀治疗

（一）概述

颈静脉球瘤（Glomus jugulare tumor）是指起源于颈静脉球和鼓室副神经节细胞的肿瘤，又称为副神经节瘤（Paraganglioma），极少数肿瘤具有分泌儿茶酚胺的功能。肿瘤大多位于颈静脉球顶外膜及鼓室管内，或沿舌咽神经鼓室支、岩小神经和迷走神经耳支等处分布。

颈静脉球瘤在临床上较少见，其发病率占全部肿瘤的 0.03%，头颈部肿瘤的 0.06%。本病可见于任何年龄，女性多见，多为单发，7%～10%的肿瘤可以合并单侧或双侧的颈动脉体瘤。由于肿瘤生长缓慢、缺乏典型症状，常出现颅内外沟通，周围解剖关系复杂，因而术前误诊率较高，手术全切除率偏低，复发率较高、术后并发症较多。

（二）临床表现

颈静脉球瘤位于颈静脉孔区导致IX、X、XI颅神经受压时可出现颈静脉孔综合征（Vernet 综合征）：①舌咽神经受损——咽下运动障碍，吞咽困难，患侧咽反射消失，舌后 1/3 味觉减退，软腭咽部感觉减退；②迷走神经损伤——声音嘶哑，患侧声带麻痹，自主神经纤维受损时可能出现心动过速；③副神经受累——斜方肌及胸锁乳突肌麻痹或萎缩，产生抬肩困难而致垂肩以及斜颈。肿瘤位于颞骨者经常破坏中耳，患者出现头晕、眩晕、搏动性耳鸣、传导性听力丧失和外耳道肿物等表现，其中以搏动性耳鸣较为多见。该肿瘤绝大多数属良性，生长缓慢，年平均生长速度 0.79mm 但经常侵及邻近骨质等结构。1%～5%的肿瘤可有局部淋巴结或远处的转移。颈静脉球瘤常需要和颈静脉孔区其他肿瘤相鉴别，主要包括：神经鞘瘤、脑膜瘤、脊索瘤、上皮样囊肿、皮样囊肿、恶性淋巴瘤、转移瘤、颈静脉扩张症等。

（三）影像学表现

起源于颈静脉孔区域的颈静脉球瘤一般常以颈静脉孔区域为中心向周边生长，边界比较清楚，肿瘤较小时无明显的骨质破坏,较大的肿瘤经常沿颅底孔道向周围结构侵犯，可以贯穿颅内和颅外，并呈浸润性生长,极易破坏中耳和乳突等邻近的骨质；鼓室球瘤起源于中耳的鼓下隐窝，颞骨岩部的骨质常被肿瘤破坏，乳突及邻近的颈静脉孔区域骨质也可受到侵犯，因此，较大的颈静脉球瘤经常难以判断其起源部位。颈静脉球瘤在 T_1WI 常呈等信号或稍高信号，内有点状、条索状低信号影，在 T_2WI 呈高低混杂信号，可见血管流空现象，增强扫描显示均显著强化，可呈不均匀强化。CT 扫描显示实质性等密度或略高密度影，肿瘤内一般没有显著的钙化、坏死及囊性变，增强后可均匀强化。DSA 可显示在颈静脉孔区明显的早期肿瘤染色，DSA 检查是重要的检查手段，结合 MRI 可以确诊本病。

（四）治疗

目前，颈静脉球瘤的治疗方法主要包括手术治疗、放射外科治疗、栓塞治疗等。在临床上应根据病人实际情况选择一种或多种治疗方式综合应用。

1.手术治疗　颈静脉球瘤一经确诊，目前多主张择期手术治疗，及早解除压迫。但由于肿瘤位置深在，与脑干、后组颅神经及颈内静脉关系密切，本病的手术一直被视为神经外科领域的挑战之一，手术原则为：在保证病人远期生活质量的前提下尽可能全切肿瘤。手术入路的选择和手术方案的确定主要取决于肿瘤发展方向、大小及病人的听力和后组颅神经功能情况。术后可并发颅神经损伤、脑脊液漏、颅内感染等并发症较多，且部分功能性颈静脉球瘤导致血压波动较大，病死率较高。

2.栓塞治疗　对肿瘤巨大，且血供丰富着，全切除相当困难，术前可行颈外动脉结扎或术前行介入栓塞，对减少肿瘤供血有一定帮助，对不能耐受手术的病人通过栓塞肿瘤血管，延缓肿瘤生长。但栓塞治疗只是辅助治疗手段，不是根本的治疗方法。

3.伽玛刀治疗　过去曾对放射疗法治疗本病的效果存有争议，但随着近年来放射外科治疗技术的发展，尤其是伽玛刀的推广应用，有关本病伽玛刀治疗的临床报告逐渐增多，日益显示出伽玛刀在颈静脉球瘤治疗方面的重要作用。Liscák 等（1999 年）报告了伽玛刀治疗本病多中心联合研究结果：47 例患者，伽玛刀平均周边剂量 16.5Gy，肿瘤控制率达 100%，肿瘤缩小率 40%，并发症率仅为 5.8%。Pollock 等（2004 年）报告 42 例，其中 19 例首选伽玛刀治疗，23 例为术后复发行伽玛刀治疗，在平均 44 个月随访期内，肿瘤缩小率 31%，无变化率 67%，仅 1 例增大，伽玛刀后 1 年及 4 年听力保留率分别为 86% 和 81%，未出现新的颅神经损伤。Sharma 等（2008 年）报告伽玛刀治疗 24 例颈静脉球瘤，平均随访 2 年以上，有完整 MRI 资料的 10 例中，肿瘤缩小 7 例，无肿瘤增大病例。Chen 等（2010 年）报告 15 例患者，随访 5~168（平均 43.2）个月，在平均周边剂量 14.6Gy，7 例肿瘤缩小，5 例无变化，3 例肿瘤增大，肿瘤增大组平均计量 13.2 Gy，低于肿瘤控制组 15.1 Gy（P=0.08）。他们提出周边剂量应大于 13Gy。多数学者认为，因为颈静脉球瘤生长缓慢，对放射外科疗效的评价应进行长期随访观察。

笔者认为：制定伽玛刀剂量计划时应**遵循剂量-容积效应**的原则，选用多准直器、多等中心、适行照射的治疗方案，减少病灶周围组织受照射范围；肿瘤周边剂量 14~16Gy。

伽玛刀适应证：肿瘤直径在 3cm 以内或手术后残留、复发病例；有手术禁忌症或拒绝手术患者；肿瘤体积巨大者，可试行容积分割或剂量分割伽玛刀治疗。

（五）典型病例

病例 1　患者女性，40 岁，主因"左耳耳鸣一年伴伸舌左偏 2 周"，查 MRI 发现左侧颈静脉孔区肿瘤。于 2005 年 4 月 20 日行伽玛刀治疗。伽玛刀治疗参数：边缘剂量 15.00Gy，50% 等剂量线包绕病灶，共 17 个等中心，肿瘤体积 12.6ml（图 2-2-67）。

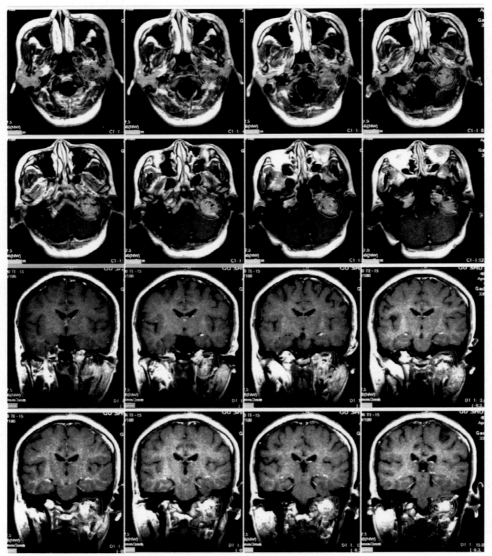

A　伽玛刀治疗剂量计划

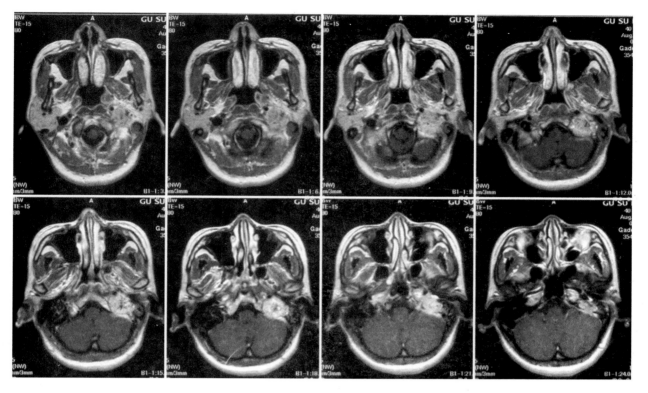

B　伽玛刀治疗后 4 个月增强 MRI 轴位扫描

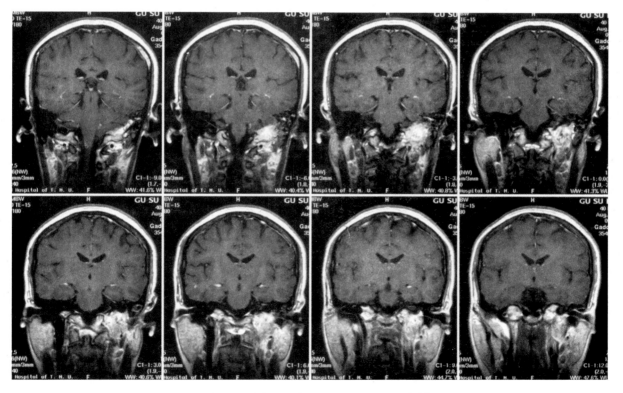

C　伽玛刀治疗后 4 个月增强 MRI 冠状位扫描

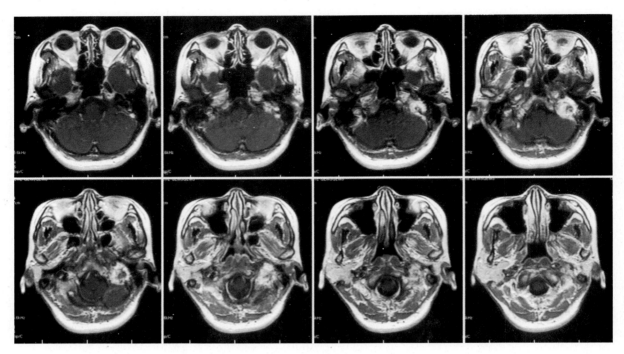

D　伽玛刀治疗后 4 年增强 MRI 轴位扫描，显示肿瘤明显缩小

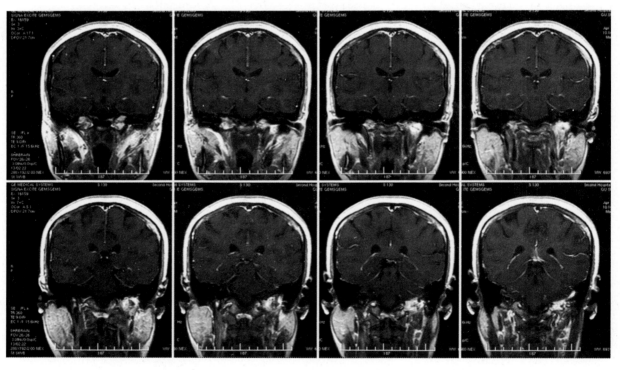

E　伽玛刀治疗后 4 年增强 MRI 冠状位扫描，显示肿瘤明显缩小

图 2-2-67　左侧颈静脉球瘤伽玛刀治疗

　　病例 2　患者男性，34 岁，主因"右耳耳鸣一年，右颈部僵硬感 1 月余"，查 MRI 发现右侧颈静脉孔区占位病变，颈静脉球瘤可能性大。于 2004 年 11 月 17 日行伽玛刀治疗。伽玛刀治疗参数：边缘剂量 15.00Gy，50%等剂量线包绕病灶，共 9 个等中心，肿瘤体积 10.1ml（图 2-2-68）。

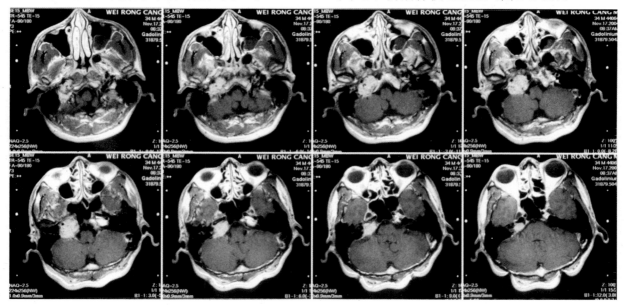

A　伽玛刀治疗定位增强 MRI 轴位扫描

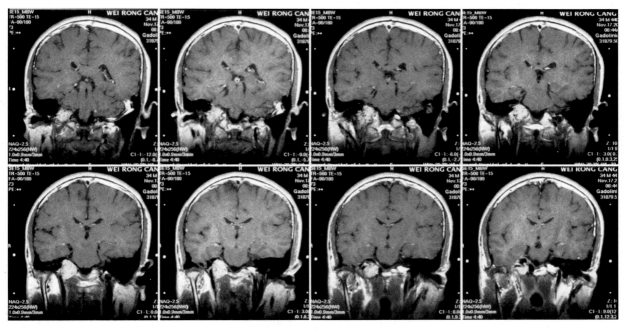

B　伽玛刀治疗定位增强 MRI 冠状位扫描

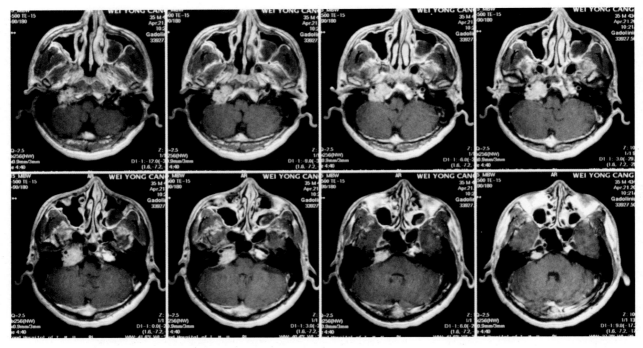

C 伽玛刀治疗后 5 个月增强 MRI 轴位扫描，肿瘤略缩小

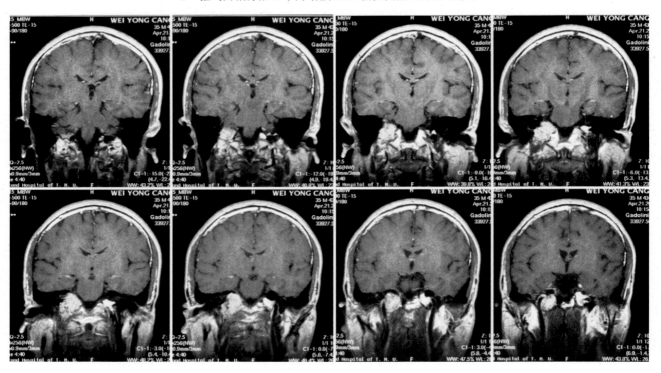

D 伽玛刀治疗后 5 个月增强 MRI 冠状位扫描，肿瘤略缩小

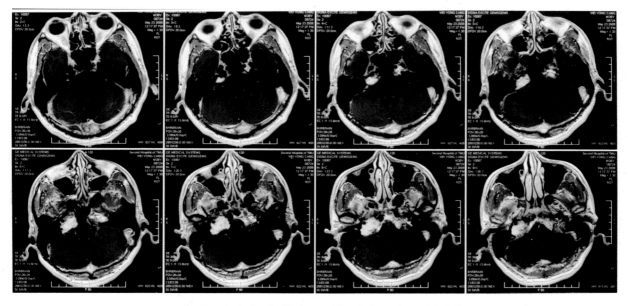

E 伽玛刀治疗后 4 年增强 MRI 轴位扫描，肿明显略缩小

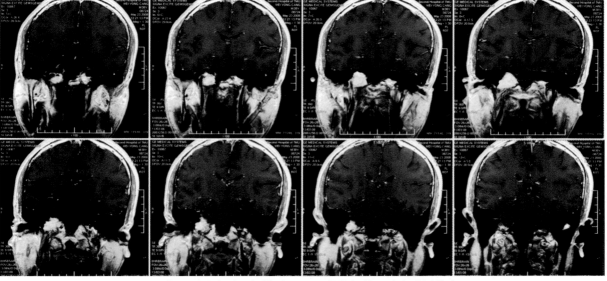

F 伽玛刀治疗后 4 年增强 MRI 冠状位扫描，肿瘤明显缩小

图 2-2-68 右侧颈静脉球瘤伽玛刀治疗

（隋秀丽）

参 考 文 献

1. Chen PG, Nguyen JH, Payne SC, et al. Treatment of glomus jugulare tumors with gamma knife radiosurgery. Laryngoscope. 2010 Jul 7. [Epub ahead of print]

2. Guss ZD, Batra S, Li G, et al.Radiosurgery for glomus jugulare: history and recent progress. Neurosurg Focus.2009;27(6):E5.

3. Castrucci WA, Chiang VL, Hulinsky I, et al.

Biochemical and clinical responses after treatment of a catecholamine-secreting glomus jugulare tumor with gamma knife radiosurgery. Head Neck. 2009 Sep 29. [Epub ahead of print]

4. Miller JP, Semaan MT, Maciunas RJ, et al. Radiosurgery for glomus jugulare tumors. Otolaryngol Clin North Am. 2009;42(4):689-706.

5. 伍犹梁，梁军潮，王伟民，等. 颈静脉球瘤的伽玛刀治疗. 中国微侵袭神经外科杂志，2007,23(4):

156-158.

6. 吴震，张俊廷，贾桂军，等. 颈静脉孔区颈静脉球瘤的诊断治疗. 中华神经外科杂志，2009,14(4):250-252.

7. Genç A, Bicer A, Abacioglu U, et al. Gamma knife radiosurgery for the treatment of glomus jugulare tumors. J Neurooncol. 2010;97(1):101-108.

8. Kemeny AA. Contemporary management of jugular paragangliomas (glomus tumours): microsurgery and radiosurgery. Acta Neurochir (Wien). 2009;151(5):419-21.

9. Ganz JC, Abdelkarim K. Glomus jugulare tumours: certain clinical and radiological aspects observed following Gamma Knife radiosurgery. Acta Neurochir (Wien). 2009;151(5):423-426.

10. Miller JP, Semaan M, Einstein D, et al. Staged Gamma Knife radiosurgery after tailored surgical resection: a novel treatment paradigm for glomus jugulare tumors. Stereotact Funct Neurosurg. 2009;87(1):31-36.

11. Sharma MS, Gupta A, Kale SS, et al. Gamma knife radiosurgery for glomus jugulare tumors: therapeutic advantages of minimalism in the skull base. Neurol India. 2008;56(1):57-61.

12. Li G, Chang S, Adler JR Jr, et al. Irradiation of glomus jugulare tumors: a historical perspective. Neurosurg Focus. 2007;23(6):E13.

13. Varma A, Nathoo N, Neyman G, et al. Gamma knife radiosurgery for glomus jugulare tumors: volumetric analysis in 17 patients. Neurosurgery. 2006;59(5):1030-1036.

14. Gerosa M, Visca A, Rizzo P, et al. Glomus jugulare tumors: the option of gamma knife radiosurgery. Neurosurgery. 2006;59(3):561-569.

15. Krych AJ, Foote RL, Brown PD, et al. Long-term results of irradiation for paraganglioma. Int J Radiat Oncol Biol Phys. 2006;65(4):1063-1066.

16. Sheehan J, Kondziolka D, Flickinger J, et al. Gamma knife surgery for glomus jugulare tumors: an intermediate report on efficacy and safety. J Neurosurg. 2005;102 Suppl:241-246.

17. Pollock BE. Stereotactic radiosurgery in patients with glomus jugulare tumors. Neurosurg Focus. 2004;17(2):E10.

18. Gottfried ON, Liu JK, Couldwell WT. Comparison of radiosurgery and conventional surgery for the treatment of glomus jugulare tumors. Neurosurg Focus. 2004;17(2):E4.

19. Maarouf M, Voges J, Landwehr P, et al. Stereotactic linear accelerater-based radiosurgery for the treatment of patients with glomus jugulare tumors. Cancer. 2003;97(4):1093-1098.

20. Liscák R, Vladyka V, Wowra B, et al. Gamma Knife radiosurgery of the glomus jugulare tumour - early multicentre experience. Acta Neurochir (Wien).1999;141(11):1141-1146.

21. Liscák R, Vladyka V, Simonová G, et al. Leksell gamma knife radiosurgery of the tumor glomus jugulare and tympanicum. Stereotact Funct Neurosurg. 1998;70 Suppl 1:152-160.

22. Jansen JC, van dB, Kuiper A, et al. Estimation of growth rate in patients with head and neck paragangliomas influences the treatment proposal. Cancer 2000; 88:2811–2816.

23. Manolidis S, Shohet JA, Jackson CG, et al. Malignant glomus tumors. Laryngoscope 1999;109:30–34.

七、颅内恶性畸胎瘤

（一）概述

颅内恶性畸胎瘤颇为罕见，发生率约为0.5%~2%，多见于小儿和青年。男性多于女性，男女比例是 2：1。肿瘤多发生于颅内中线结构附近，松果体区最多，其次为鞍区、斜坡、大脑半球、丘脑和基底节。其来源多认为是来自脑内残留的生殖细胞。颅内恶性畸胎瘤组织形态与其他部位畸胎瘤类似，瘤内可见多胚层组织成分，并且伴有不成熟的组织成分和/或恶变的成熟组织。而神经母细胞和原始神经管的出现及含量多少，往往决定肿瘤的恶性程度高低

（二）临床特点

颅内畸胎瘤平时多表现为，均一的等密度或稍

高密度影, 肿瘤较少钙化, 增强后边界清晰, 显示均一增强, 肿块呈圆形或类圆形, 边缘较规整; 当肿块较大时, 可见梗阻性脑积水, 一般认为良性畸胎瘤中以囊性低密度为主, 占据肿瘤大部, 并有少许强化, 而恶性颅内畸胎瘤则以实质性成分较多, 而实质性肿瘤中多数可出现小囊腔。肿瘤内可同时见到骨、软骨、牙齿、毛发、脂肪等成分。

（三）治疗方法

1. 手术切除 手术切除肿瘤是治疗本病的有效方法, 同时确定病理。应以尽可能全切且最大限度地保护毗邻神经结构和减少血管损伤为原则。术后主张放疗与化疗结合。脑、脊髓放疗有减少肿瘤脊

髓播散的可能, 但大剂量放疗不适合儿童。 畸胎瘤内的恶性组织成分复杂, 对化疗药物的敏感性各异, 故应在全面的病理学基础上, 针对组织学特点制定恰当的综合治疗方案。

2. 伽玛刀治疗 适应证: ①手术后残留、复发或体积较小病灶。②肿瘤体积较大, 患者不接受手术, 或身体条件不允许手术可适用伽玛刀治疗。

治疗剂量: 中心剂量 28Gy, 周边剂量 14Gy。脑干边缘低于 15Gy,

3. 疗效评价 伽玛刀治疗对本病有效, 因病例少, 有待观察。

病例 1 患者男, 15 岁, 主因视物成双 2 个月, 查 CT 及 MRI 发现松果体区占位伴脑积水, 于外院行手术部分切除及脑室腹腔分流术, 术后行放疗 4 600cGy, 病变未见缩小, 于 2001 年 3 月行伽玛刀治疗, 边缘剂量 8Gy, 45%等剂量线已绕病灶（图 2-2-69）。

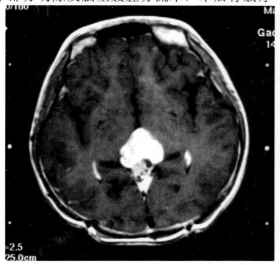
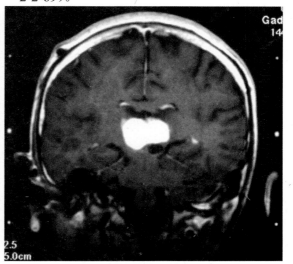

A 伽玛刀治疗定位 MRI

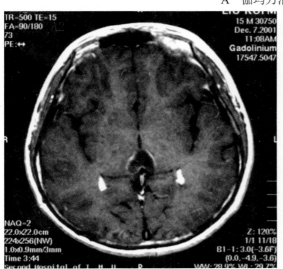
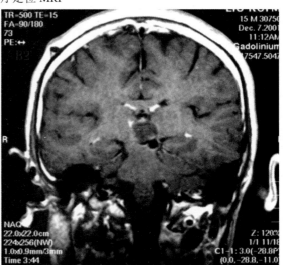

B 伽玛刀治疗后 9 个月 , 肿瘤消失

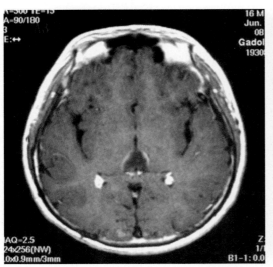
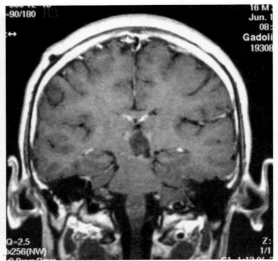

C　伽玛刀治疗后 15 个月，肿瘤消失

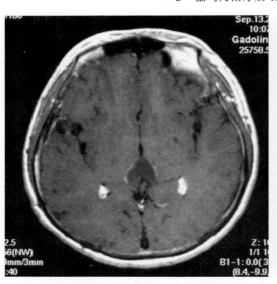
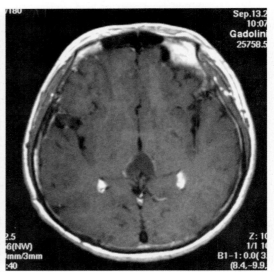

D　伽玛刀治疗后 30 个月，肿瘤消失

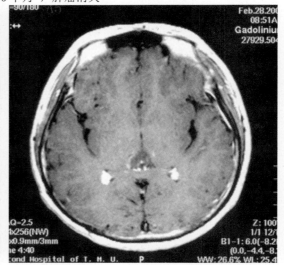

E　伽玛刀治疗后 35 个月，肿瘤消失

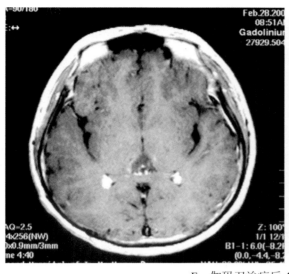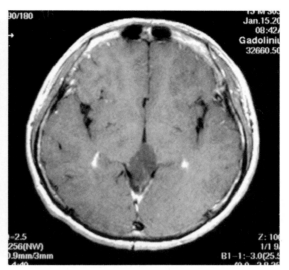

F　伽玛刀治疗后 46 个月，肿瘤消失

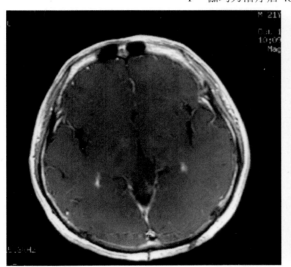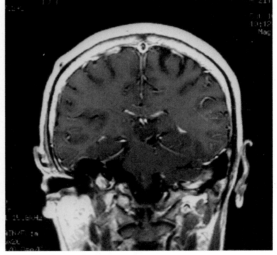

G　伽玛刀治疗后 80 个月，肿瘤消失

图 2-2-69　恶性畸胎瘤伽玛刀治疗

（徐德生　杜春发）

八、下丘脑错构瘤

下丘脑错构瘤并非是真正的肿瘤，它是由大小不同的、似灰质样的异位脑组织构成。此病多在儿童早期发病，有人报道平均发病年龄为 29 个月，女性多于男性。

下丘脑错构瘤常起源于灰结节和乳头体，有蒂或无蒂与之相连，伸向后下方，进入脚间池，有时突入第三脑室，个别情况可位于视交叉前或游离于脚间池。该病常伴有单个或多个脑及脑外先天性畸形，包括小脑回和语言错乱、囊肿、胼胝体缺如、多指（趾）、面部畸形、心脏缺陷等。

（一）临床表现

痴笑性癫痫和性早熟是下丘脑错构瘤的特征性表现，多在儿童早期发病。有些病历伴有其他类型癫痫或行为异常，如脾气暴躁、攻击性行为等。伴有癫痫发作者常伴有智力障碍。

（二）鉴别诊断

当小儿出现性早熟、痴笑性癫痫，MRI 或 CT 显示脚间池占位性病变，注药不强化，首先考下丘脑错构瘤。常常需要与神经节胶质瘤、视路胶质瘤、低级别的下丘脑星形细胞瘤、颅咽管瘤、鞍上生殖细胞瘤及淋巴瘤等鉴别。

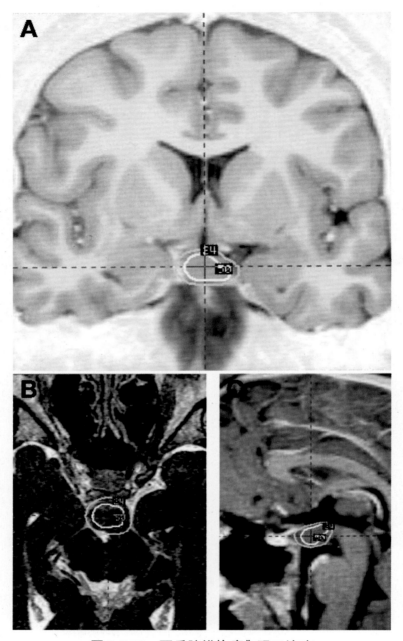

图 2-2-70　下丘脑错构瘤伽玛刀治疗

（三）治疗方法

1.药物治疗　目前抗癫痫的各种药物对本病中出现的癫痫表现无肯定疗效。对于单纯性早熟者，可注射 GNRH 类似物"达必佳"治疗，疗效肯定，需一直用到青春期。

2.手术治疗　目前临床倾向于手术切除错构瘤以期治愈。对于继发于下丘脑错构瘤的性早熟者，难以接受长期的 GNRH 类似物治疗，而 MRI 示下丘脑错构瘤可切除者手术是最佳的治疗方案。接近青春期的错构瘤性性早熟者，则无手术的必要。切除错构瘤的关键在于错构瘤基底部分离，由于错构瘤与下丘脑无边界，对于基底窄者，全切的可能性较大，而基底田间宽者，全切有一定困难，不必强求全切。手术可致下丘脑、动眼神经等损伤。

3.伽玛刀治疗

（1）适应证：肿瘤直径在 3cm 以内或手术后残留、复发病例；肿瘤体积稍大，患者不同意手术可适行伽玛刀治疗。

（2）治疗剂量：中心剂量 30Gy ，周边剂量 15Gy。脑干边缘低于 15Gy。

（3）疗效评价：各家统计报道，肿瘤控制率 67%以上，对脑神经症状的缓解在 70%以上。放射剂量一般为 10～30 Gy，许多专家一致认为，因为

颈静脉球体瘤生长缓慢，对放射治疗疗效的评价应追踪 10 年以上（图 2-2-70）。

（徐德生　杜春发）

参 考 文 献

1. 王忠诚.现代颅脑肿瘤外科学.北京:科学出版 社，2004，247-258

九、黄色瘤

黄色瘤又称亚急性或慢性分化型组织细胞增多病。该病多发在 3 岁以上的儿童，成人少见发生。患者面部、眼睑、躯干、会阴和腋下皮肤发生溃疡或黄色瘤，口腔粘膜溃疡。肺门和肺间质因组织细胞和炎性细胞浸润而发生纤维化,可引起右心衰竭。脑垂体或下丘脑受累而发生尿崩症。颅骨、颅底骨、蝶鞍、上下颌骨、骨盆、股骨、肋骨和肱骨均可受累，特别是局限性、大小不等、边界不规则、边缘清楚，无硬化现象的缺损区，形似地图，故称地图样骨缺损，眼眶外壁和眶顶骨受破坏，眼眶软组织可能受累产生眼球突出，但眼球突出的真正原因不明。典型病例出现颅骨地图样缺损、突眼和尿崩症三联征，但非典型病例三大特征不会同时出现，或仅有其中一二，尿崩症是病变后期的并发症。

病例 患者男，3 岁，主因多饮多尿伴食欲下降 2 个月，查 MRI 发现显示垂体柄增粗伴颅骨多发占位，头 CT 发现多发颅骨缺损，全麻下行左颞颅

（一）诊断

患者出现典型的三联征，尿崩症、突眼和地图样骨缺损，诊断并不困难。在非典型病变作实验室检查，发现骨髓病变性贫血，白细胞和血小板减少。骨髓内发现脂性巨细胞、淋巴细胞嗜酸性细胞，做活体组织检查以确定诊断。

（二）治疗

（1）可用泼尼松 1mg/kg，每日口服，2 个月后减量。

（2）可用长春新碱、环磷酰胺、甲氨蝶呤等药物进行化学治疗。

（3）对骨性病变和突眼可行小剂量的放射治疗。

（4）伽玛刀治疗：边缘剂量 8Gy，中心剂量 16 Gy。

骨占位活检病理报告为嗜酸性肉芽肿，行伽玛刀治疗垂体柄及颅骨多发占位。边缘剂量 8Gy，中心剂量 16 Gy（图 2-2-71）。

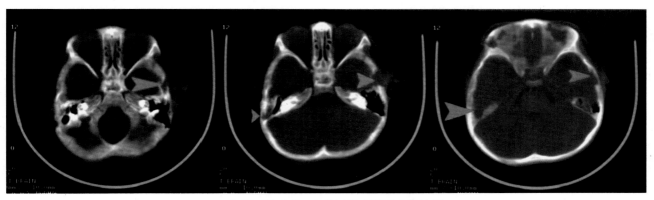

A　伽玛刀治疗前 CT 显示患者颅骨多发缺损

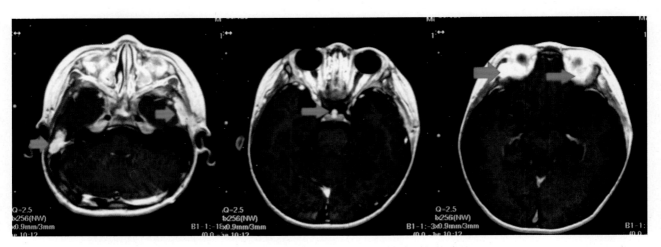

B　伽玛刀治疗强化 MRI 定位 轴位（红箭头所指为病灶）

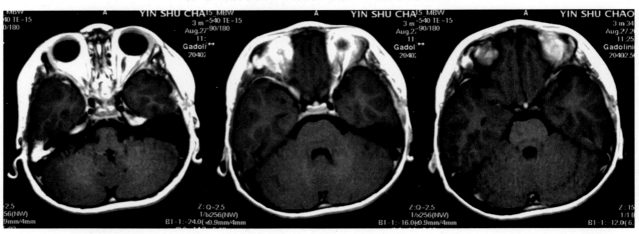

C　伽玛刀治疗后 3 个月复查强化 MRI 示病灶消失

图 2-2-71　黄色瘤伽玛刀治疗

（徐德生　杜春发）

参 考 文 献

1. 李凤鸣. 中华眼科学.北京：人民卫生出版社，2006，1049-1050.

2. Ladisch S, Gadner H. Treatment of langerhans cell histiocytosis: evolution in current approaches.Br J Cancer，1994,78:241.

3. Nakasu S, Tsuji A, Fuse I, et al. Intracranial solitary juvenile xanthogranuloma successfully treated with stereotactic radiosurgery. J Neurooncol, 2007, 84(1): 99-102.

4. del Río L, Lassaletta L, Martínez R, et al. Petrous bone Langerhans cell histiocytosis treated with radiosurgery. Stereotact Funct Neurosurg, 2007, 85(2-3):129-131.

5. Cagli S, Oktar N, Demirtas E. Langerhans' cell histiocytosis of the temporal lobe and pons. Br J Neurosurg, 2004,18(2):174-180.

6. Brisman JL, Feldstein NA, Tarbell NJ, et al.Eosinophilic granuloma of the clivus: case report, follow-up of two previously reported cases, and review of the literature on cranial base eosinophilic granuloma. Neurosurgery, 1997, 41(1):273- 279.

第三章　眼眶疾病

眼眶是一个窄小的解剖间隙，内含许多重要结构，眼球位于眼眶前端，眶尖部神经、血管和肌肉密集，解剖关系复杂，手术易于受损；眶内有丰富、疏松的脂肪组织，对手术治疗干扰较大；同时由于眼眶被脑和副鼻窦围绕，使得眼眶手术更加困难。眼眶肿瘤既往的主要治疗手段是手术切除，根据手术切除的程度和病变的性质决定是否实施放疗及化疗。伽玛刀自上个世纪问世以来，其治疗领域已由最初的治疗功能性疾病逐渐扩大到各类颅脑疾病，其中也包括了大量眼眶疾病的治疗，眼眶肿瘤伽玛刀治疗的经验表明，该方法既可有效地控制肿瘤生长，同时还避免了手术的直接损伤，为这类疾病提供了新的治疗方法。

病例来源：天津医科大学第二医院自 1995 年 9 月至 2008 年 9 月采用 Leksell 伽玛刀治疗各类眼眶疾病 600 余例（表 2-3-1）。

表 2-3-1　经伽玛刀治疗眼部病变分类

根据肿瘤位置分类	根据病变性质分类
肌锥内肿瘤	血管性肿瘤
肌锥外肿瘤	肌源性肿瘤
视神经管内肿瘤	纤维组织源性肿瘤
眶颅沟通性肿瘤	脂肪瘤与脂肪肉瘤
	软骨瘤与软骨肉瘤
	神经源性肿瘤
	继发性肿瘤
	淋巴瘤
	转移瘤
	特发性炎性假瘤
	血管畸形

第一节　视神经鞘脑膜瘤

视神经鞘脑膜瘤是指源于视神经鞘的蛛网膜脑膜上皮细胞的良性肿瘤，占所有脑膜瘤的 1%~2%，占原发性视神经肿瘤的三分之一，最常见的组织学类型是脑膜上皮型。该病多为单侧发病，仅少数双侧发病，且多见于儿童，双侧视神经鞘脑膜瘤患者多数伴有神经纤维瘤病 II 型。视神经鞘脑膜瘤可发生于任何年龄，发病高峰年龄为 30~40 岁，女性多于男性。脑膜瘤可恶变，年龄越小，恶性程度越高，术后复发率就越高。最常发生于眶尖，沿视神经分布，临床主要表现为缓慢进行性、无痛性视力下降和眼球突出，视力下降和眼球突出的程度与肿瘤生长方式有关，眼底表现为视乳头水肿、苍白，晚期发生萎缩，肿瘤生长最终导致患侧视力丧失和颅内蔓延，发生恶变后进展迅速。

以往视神经鞘脑膜瘤的治疗主要包括：临床随访观察，手术切除，以及外照射分次放射治疗。手术通常造成视力丧失等不可逆损伤，复发率较高，因此常需随访观察至患侧视力丧失、突眼显著加重、肿瘤生长至视神经管前缘时才考虑手术治疗。关于视神经鞘脑膜瘤的伽玛刀治疗国内外已有报道，笔者在多年伽玛刀临床工作经验基础上提出：对于视神经鞘脑膜瘤已向视神经管内蔓延、向颅内蔓延而

手术危险性大者，手术后肿瘤残留或复发患者，视功能较好且对手术有顾虑者均可采用伽玛刀治疗，对于患侧已失明患者可直接选择伽玛刀治疗。

视神经鞘脑膜瘤组织学上与颅内脑膜瘤相同，多为良性肿瘤，生长缓慢，瘤内血供丰富。伽玛刀治疗后产生迟发性血管闭塞，造成肿瘤缺血坏死，其放射生物学效应可得到充分发挥。与手术治疗不同，伽玛刀治疗视神经鞘脑膜瘤的主要目的在于长期控制肿瘤生长，治疗后肿瘤缩小或停止生长均是伽玛刀治疗有效的标志。照射剂量是影响伽玛刀治疗效果的关键因素。眼眶内病变采用伽玛刀治疗时剂量选择主要依据病变性质、容积、与视神经及眼球关系、视力情况等因素。近年来多选择 12~20 Gy 的较低剂量，认为既可以达到控制肿瘤，又可有效地降低放射损伤的风险。Kim 等报告 5 例眼眶脑膜瘤伽玛刀治疗后 4 例肿瘤得到有效控制，平均边缘剂量 16Gy(13.5~20Gy)。笔者报告一组平均边缘剂量（13.3±1.6）Gy (10~17Gy)，肿瘤控制率为 93.3%（28/30）。同时由于伽玛刀是对肿瘤进行适形照射，有效剂量可以涵盖 95%以上的肿瘤容积，因此复发率较低。

病例 1　患者女, 33 岁, 左侧视神经鞘脑膜瘤。GKS 治疗：边缘剂量 13Gy, 中心剂量 26 Gy, 50% 等剂量线，病灶容积 4.3ml。GKS 前后连续 MRI 随

访对比，可见随着复查时间延长，肿瘤逐渐缩小（图 2-3-1）。

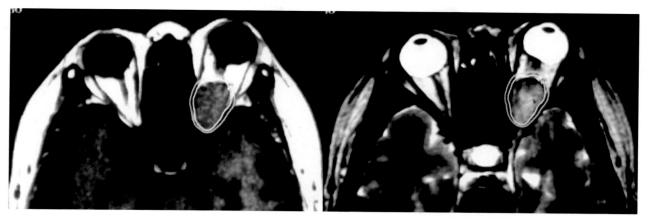

A　伽玛刀剂量计划　T₁WI　　　　　　　　B　伽玛刀剂量计划　T₂WI

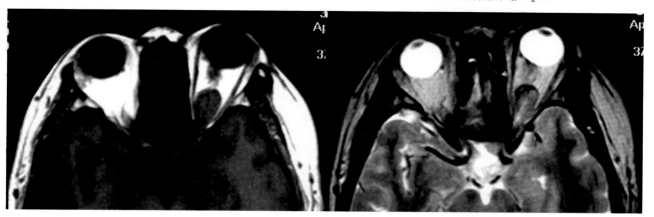

C　伽玛刀治疗后 12 个月 T₁WI　　　　　　D　伽玛刀治疗后 12 个月 T₂WI

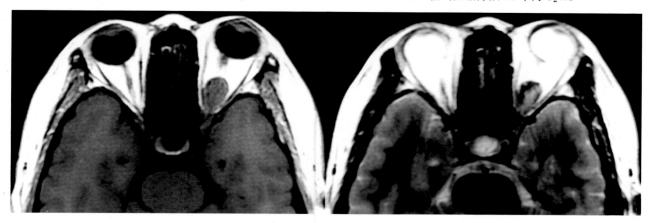

E　伽玛刀治疗后 37 个月 T₁WI　　　　　　F　伽玛刀治疗后 37 个月 T₂WI

图 2-3-1　左侧视神经鞘脑膜瘤伽玛刀治疗

病例 2 患者女，8 岁，右侧视神经鞘脑膜瘤。GKS 治疗：边缘剂量 14Gy，中心剂量 28 Gy，50% 等剂量线，病灶容积 5.1ml。患者伽玛刀治疗前及伽玛刀治疗后 10、36、50、72 个月时 MRI 表现，可见治疗后肿瘤随时间延长逐渐缩小（图 2-3-2）。

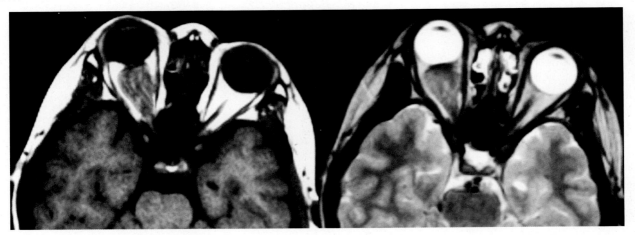

A 伽玛刀定位MRI T₁WI　　　　　　　　　B 伽玛刀定位MRI T₂WI

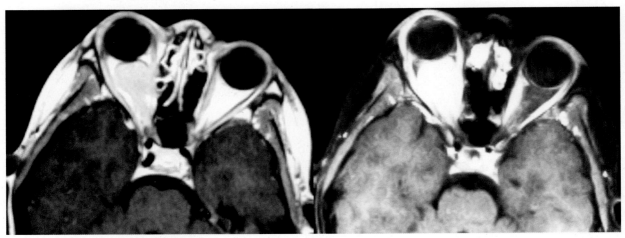

C 伽玛刀定位强化 MRI　　　　　　　D 伽玛刀定位 MRI 强化+脂肪抑制

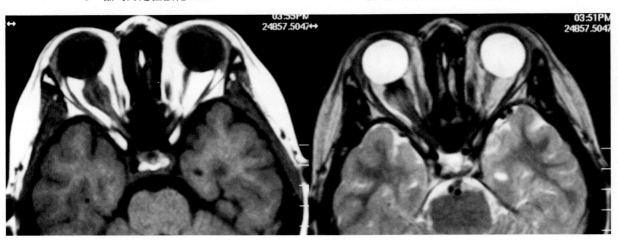

E 伽玛刀治疗后10个月T₁WI　　　　　　　F 伽玛刀治疗后10个月T₂WI

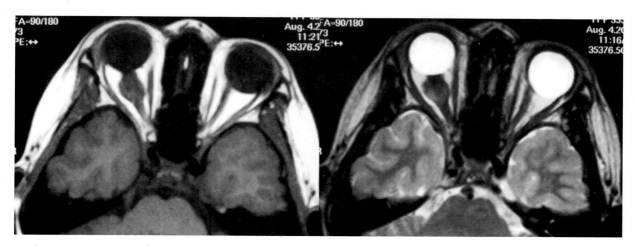

G　伽玛刀治疗后36个月T₁WI　　　　　　　　　H　伽玛刀治疗后36个月T₂WI

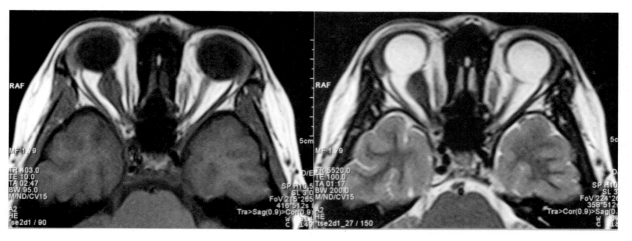

I　伽玛刀治疗后50个月T₁WI　　　　　　　　　J　伽玛刀治疗后50个月T₂WI

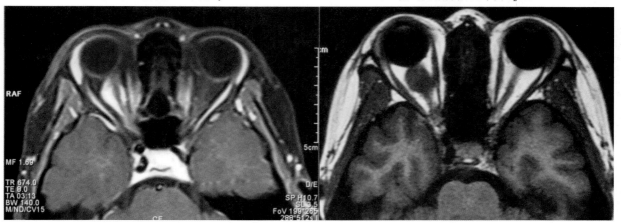

K　伽玛刀治疗后50个月　强化+脂肪抑制　　　　L　伽玛刀治疗后72个月T₁WI

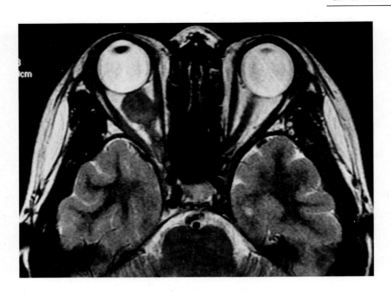

M　伽玛刀治疗后 72 个月 T_2WI

图 2-3-2　右侧视神经鞘脑膜瘤伽玛刀治疗

病例 3　患者女，78 岁，右侧视神经鞘脑膜瘤。
GKS 治疗：边缘剂量 13Gy，中心剂量 26 Gy，50%
等剂量线。患者伽玛刀定位及治疗后 24、60 个月时

MRI 表现，可见治疗后肿瘤随时间延长逐渐缩小
（图 2-3-3）。

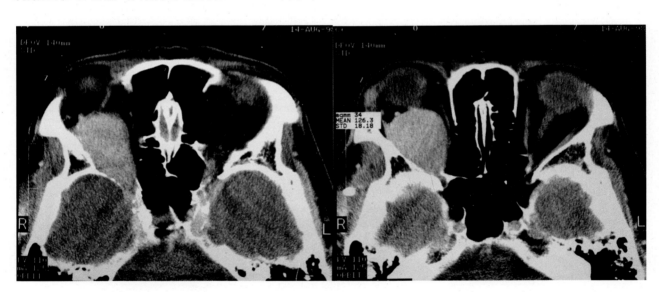

A　伽玛刀治疗前 CT   B　伽玛刀治疗前 CT

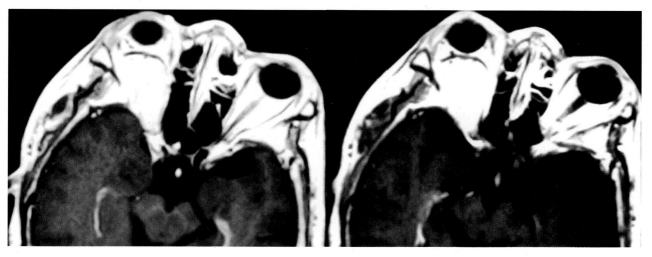

C　伽玛刀定位强化 MRI　　　　　　　　　　D　伽玛刀定位强化 MRI

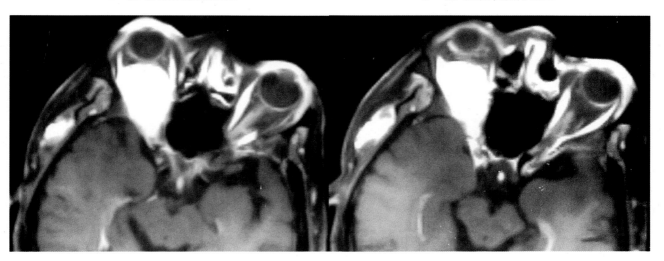

E　伽玛刀定位 MRI 强化+脂肪抑制　　　　F　伽玛刀定位 MRI 强化+脂肪抑制

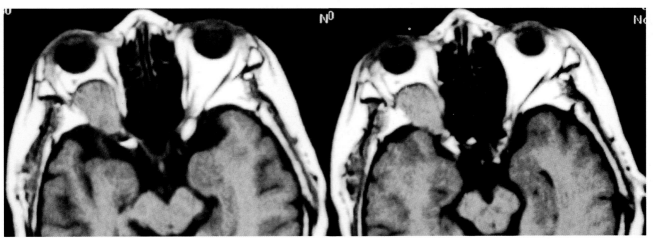

G　伽玛刀治疗后 24 个月 MRI　T$_1$WI　　　　H　伽玛刀治疗后 24 个月 MRIT$_1$WI

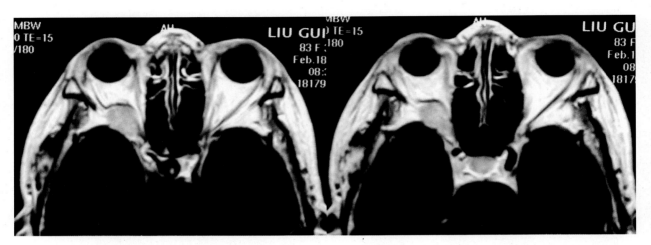

I　伽玛刀治疗后 60 个月强化 MRI　　　　　J　伽玛刀治疗后 60 个月强化 MRI

图 2-3-3　右侧视神经鞘脑膜瘤伽玛刀治疗

（刘东　张虹）

参 考 文 献

1. 刘东，徐德生，张志远，等. 伽玛刀治疗视神经鞘脑膜瘤长期疗效评价. 中华生物医学工程杂志，2009，15(3)：199-202.

2. 张虹，宋国祥，何彦津. 3406 例眼眶临床病理分类. 中国实用眼科杂志，1998，13(3)：172-174.

3. Dutton JJ. Optic nerve sheath meningiomas. Surv Ophthalmol, 1992, 37(3): 167-183.

4. Miller NR. New concepts in the diagnosis and management of optic nerve sheath meningioma. J Neuroophthalmol, 2006, 26(3): 200-208.

5. Saeed P, Rootman J, Nugent RA, et al. Optic nerve sheath meningiomas. Ophthalmology, 2003, 110(10): 2019-2030.

6. Al-Gahtany M, Batacharyia A, Gentili F. Optic nerve sheath meningioma. Neurosurg Q, 2004, 14(4): 209-216.

7. Carrasco JR, Penne RB. Optic nerve sheath meningiomas and advanced treatment options. Curr Opin Ophthalmol, 2004, 15(5): 406-410.

8. 徐德生,贾强,郑立高,等. 眶内及眶颅沟通性肿瘤的伽玛刀放射治疗. 立体定向和功能性神经外科杂志, 2005, 18: 296-298.

9. Kim MS, Park K, Kim JH, et al. Gamma knife radiosurgery for orbital tumors. Clin Neurol Neurosurg, 2008, 110: 1003-1007.

10. Stafford SL, Pollock BE, Leavitt JA, et al. A study on the radiation tolerance of the optic nerves and chiasm after stereotactic radiosurgery. Int J Radiat Oncol Biol Phys, 2003, 55: 1177-1181.

11. Smee RI, Schneider M, Williams JR.Optic nerve sheath meningiomas— non-surgical treatment. Clin Oncol (R Coll Radiol), 2009 ,21: 8-13.

12. Eddleman CS, Liu JK. Optic nerve sheath meningioma: current diagnosis and treatment. Neurosurg Focus, 2007,23:E4.

13. Turbin RE, Wladis EJ, Frohman LP, et al. Role for surgery as adjuvant therapy in optic nerve sheath meningioma. Ophthal Plast Reconstr Surg, 2006 ,22:278-282.

14. Bosch MM, Wichmann WW, Boltshauser E, et al. Optic nerve sheath meningiomas in patients with neurofibromatosis type 2. Arch Ophthalmol, 2006 ,124:379-385.

15. Kwon Y, Bae JS, Kim JM, et al. Visual changes after gamma knife surgery for optic nerve tumors. Report of three cases. J Neurosurg, 2005 ,102 Suppl:143-146.

16. Roser F, Nakamura M, Martini-Thomas R, et al. The role of surgery in meningiomas involving the optic nerve sheath. Clin Neurol Neurosurg, 2006 , 108:470-476.

17. Schick U, Dott U, Hassler W. Surgical management of meningiomas involving the optic nerve sheath. J Neurosurg, 2004 ,101:951-959.

第二节　眼眶静脉性血管瘤

眼眶静脉性血管瘤（Orbital Venous Angioma）在国人中较为多见，何彦津等报告一组 3 476 例眼眶肿瘤中，静脉性血管瘤占 364 例。静脉性血管瘤由静脉和纤维组织构成，多位于眶内上方，呈慢性生长，临床表现为眼球突出、视力下降、眶区肿物等，由于肿瘤内出血引起急性高眶压可致视力丧失，其传统治疗方法为手术切除，但多数病变因范围广，边界不清，手术难于根治，容易复发，且并发症较多，一直是手术治疗较棘手的病变之一。

1.治疗方法的选择　眼眶静脉性血管瘤生长范围广泛，可位于眼眶前部，累及皮下及结膜下，亦可分布于球后肌锥内，前者位置表浅、局限，往往可在眶内上方扪及软性肿物，一般可直接采取前路开眶手术切除病变，并发症较少；而对于后者，由于病变位置较深，位置分散，且多与视神经及眼外肌关系密切，采用外侧开眶手术往往不能全部切除肿瘤，且可导致严重并发症。伽玛刀自上个世纪问世以来，其治疗领域已由最初的治疗功能性疾病逐渐扩大到各类颅脑疾病，其中也包括了大量眼眶病变的治疗，眼眶静脉性血管瘤伽玛刀治疗的经验表明该方法可有效地控制肿瘤生长，同时还避免了手术的直接损伤，在一定程度上弥补了手术的不足，为眼眶静脉性血管瘤提供了新的治疗方法。

2.肿瘤控制　眼眶静脉性血管瘤组织学上与中颅凹及眶内海绵状血管瘤类似，以静脉和纤维组织为主，但因病变缺乏包膜组织束缚，肿瘤在眶内多呈浸润性生长，充盈眶腔，可造成明显的眼球突出，且包绕视神经及眼外肌，一般多采取保守性手术切除，即在尽量不引起严重眼部并发症的基础上把病变的主要部分或造成眼球突出的肿瘤或血肿清除，术后复发较多见，部分患者需要反复多次手术，对患者的容貌和心理产生不良影响。

伽玛刀治疗良性肿瘤的目的是控制肿瘤的生长及保留现有的功能，所谓肿瘤控制包括了肿瘤容积的缩小与停止生长。Thompson等用伽玛刀治疗眶内及海绵窦血管瘤4例，周边剂量14~19Gy，全部有效，

本组边缘剂量选择15~20 Gy，视神经及眼球后极剂量控制在10Gy以内，取得良好疗效，并发症较少。Shibata等报道采用分次放射治疗方法治疗颅底海绵状血管瘤成功的经验，并指出投照剂量达到30Gy肿瘤即可缩小，此后再增加投照剂量对缩小肿瘤收效甚微，而造成放射损伤的风险明显升高。由此可以看出照射剂量是影响伽玛刀治疗效果的关键因素，对于放射外科治疗良性肿瘤的剂量与肿瘤控制方面的报道已有许多，近年来多选择12~20Gy的较低剂量，认为既可以达到肿瘤控制，又可有效地降低放射损伤的风险，眼眶内病变采取伽玛刀治疗时剂量选择主要依据病变性质、容积、与视神经及眼球关系、视力情况等因素。同时伽玛刀是对肿瘤进行适形照射，有效剂量可以涵盖95%以上的肿瘤容积，因此复发概率较低。

3.视力及其他并发症　静脉性血管瘤患者视力改变与肿瘤对视神经的压迫情况有关，病史较长者多有视力减退。眼眶肿瘤伽玛刀治疗后视力能否保留以及受损的视力能否改善是医生和病人均十分关注的问题。对于视神经放射剂量耐受性的研究表明8~10Gy 是安全的，Leber 等还指出照射剂量在10~15Gy 之间，视神经病变的发生率为 26.7%，而当剂量>15Gy 时，其发生率升至 77.8%，还有学者指出神经放射损伤与其受照射长度关系密切。本组视神经受照剂量均较低，仅 2 例出现视力减退。此外，伽玛刀治疗前已有 12 例患者视力不同程度减退，考虑与患者病史较长且复杂，肿瘤长期压迫视神经所致。伽玛刀治疗后肿瘤在 8~24 个月内即发生明显缩小，故视神经得到减压，因此视力有所恢复。

对于病灶包绕视神经者或病灶容积较大视神经可能受损者，选择容积分割分次伽玛刀治疗，在保证肿瘤组织接受有效剂量照射的同时可有效降低视神经受损伤的风险。伽玛刀剂量计划设计时选用小直径准直器多靶点治疗方案，使伽玛刀照射的形态与肿瘤的形态完全吻合，同时应用堵塞射线通道的

方法对晶体、角膜、视神经等重要结构进行保护，可减少视神经远期放射损伤并发症的发生。此外，伽玛刀治疗不会对眼外肌、上睑提肌、睫状神经节等造成损伤，因此避免了此类并发症的出现。

病例 1　患者男，24 岁，右眶静脉性血管瘤手术切除后 2 年复发，伽玛刀治疗前右眼视力 0.1。伽玛刀治疗 CT 定位片，显示右颅眶沟通不规则高密度占位，MRI 定位片示右颅眶沟通不规则高密度占位高信号，眼球高度突出。伽玛刀治疗后 7 年，肿瘤基本消失，眼球复位，右眼视力恢复至 0.3（图 2-3-4）。

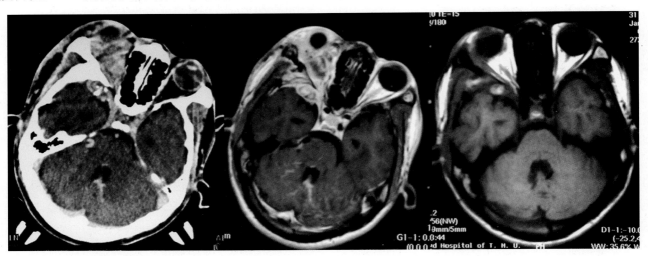

　　　A　CT 定位片　　　　　　B　MRI 定位片　　　　　　C　伽玛刀治疗后 7 年

图 2-3-4　右颅眶沟通静脉性血管瘤术后复发行伽玛刀治疗

病例 2　患者女，15 岁，左眶静脉性血管瘤，左眼视力 0.5。伽玛刀治疗定位 MRI 显示左眶混杂信号占位，累及眶尖部，T_1WI 呈中信号，T_2WI 高信号，病变可强化，眼球突出。伽玛刀治疗后 3 年，肿瘤基本消失，眼球复位，左眼视力 0.3（图 2-3-5）。

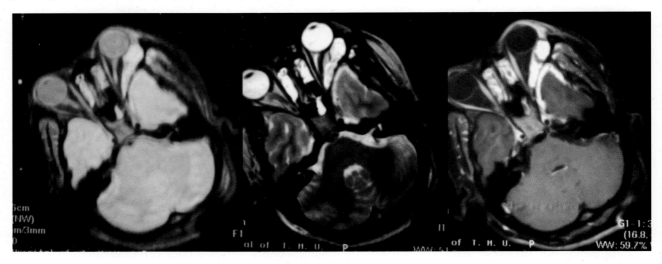

　　A　定位 MRI 质子像　　　　B　定位 MRI T_2WI　　　　C　定位 MRI 增强+脂肪抑制

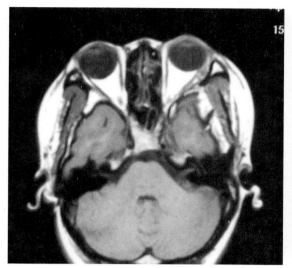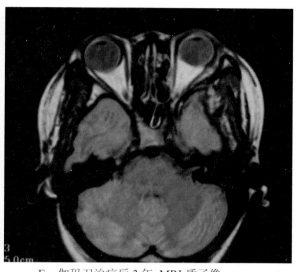

D　伽玛刀治疗后 3 年 MRI T₁WI　　　　　　E　伽玛刀治疗后 3 年 MRI 质子像

图 2-3-5　左眶静脉性血管瘤伽玛刀治疗

病例 3　患者女，30 岁，12 年前曾行左眶静脉性血管瘤切除手术，伽玛刀治疗前左眼视力 0.01。伽玛刀定位 MRI 显示左眶混杂信号占位，部分向颅内生长，T₁WI 呈中信号，T₂WI 高信号；眼球高度突出。伽玛刀治疗后 1 年，肿瘤大部分消失，眼球复位，左眼视力恢复至 0.2（图 2-3-6）。

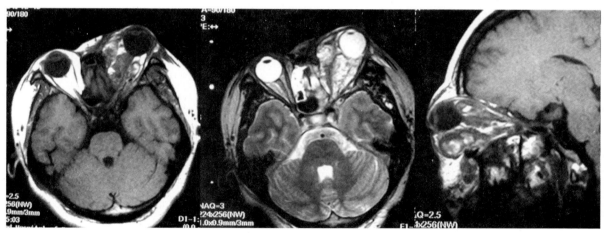

A　伽玛刀定位 MRI T₁WI　　　　　B　伽玛刀定位 MRI T₂WI　　　　　C　伽玛刀定位 MRI T₁WI

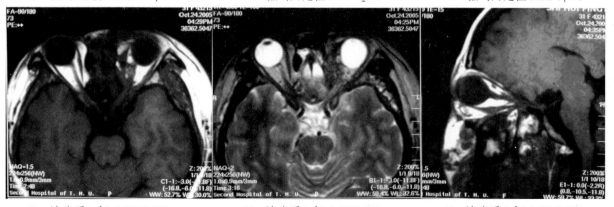

D　治疗后 1 年 MRI T₁WI　　　　　E　治疗后 1 年 MRI T₂WI　　　　　F　治疗后 1 年 MRI T₁WI

图 2-3-6　左眶静脉性血管瘤术后复发行伽玛刀治疗

（刘东　张虹）

参 考 文 献

1. 刘东，徐德生，张志远，等．18 例眼眶静脉性血管瘤 γ 刀中长期疗效分析．中国肿瘤临床，36(19)：1101–1104．

2. 肖利华．眼眶手术学及图解．郑州：河南科学技术出版社，2000．248–261．

3. 何彦津，宋国祥，丁莹．3476 例眼眶占位性病变的组织病理学分类．中华眼科杂志，2002，38(7)：396–398．

4. 张文静，宋国祥．眼眶静脉性血管瘤 131 例临床分析．中国实用眼科杂志，2001，19：378–379．

5. Kondziolka D, Nathoo N, Flickinger JC, et al. Long-term results after radiosurgery for benign intracranial tumors .Neurosurg , 2003 ,53(4) : 815–821.

6. 徐德生，郑立高，贾强，等．眶内肿瘤伽玛刀放射外科治疗．生物医学工程与临床, 2003, 7(1): 22–24．

7. 唐东润，徐德生，尤金强，等．眼眶肿瘤立体定向放射外科治疗．中国实用眼科杂志，2004，22(1): 22-24．

8. 徐德生，贾强，郑立高，等．眶内及眶颅沟通性肿瘤的伽玛刀放射治疗．立体定向和功能性神经外科杂志, 2005, 18(5): 296–298．

9. Thompson TP, Lunsford LD, Flickinger JC. Radiosurgery for hemangiomas of the cavernous sinus and orbit: technical case report . Neurosurg . 2000, 47(3): 778–83.

10. Shibata S, Mori K. Effect of radiation therapy on extracerebral cavernous hemangioma in the middle fossa . J Neurosurg , 1987, 67(6):919–922.

11. Tishler RB, Loeffler JS, Lunsford LD, et al . Tolerance of cranial nerves of the cavernous sinus to radiosurgery. Int J Radiat Oncol Biol Phys, 1993, 27(2): 215–221.

12. Stafford SL, Pollock BE, Leavitt JA,et al. A study on the radiation tolerance of the optic nerves and chiasm after stereotactic radiosurgery. Int J Radiat Oncol Biol Phys,2003,55(5):1177–81.

13. Leber KA , Bergloff J , Pendl G. Dose-reponse tolerance of the visual pathways and cranial nerves of the cavernous sinus to stereotactic radiosugery. J Neurosurg , 1998 ,88(1) :43–50.

14. Linskey ME, Flickinger JC, Lunsford LD. Cranial nerve length predicts the risk of delayed facial and trigeminal neuropathies after acoustic tumor stereotactic radiosurgery. Int J Radiat Oncol Biol Phys,1993,25(2):227–233.

第三节 眼眶海绵状血管瘤

眼眶海绵状血管瘤（Orbital cavernous hemangioma)是一种常见的眶内良性肿瘤,国内文献报道约占眼眶肿瘤中的18.09%~21.3%。最常见的发病部位为眼眶肌锥内，其次为肌锥外等位置，但也可出现于眼部其他位置织，不同部位肿瘤临床表现也有不同。多数起病隐匿，呈慢性经过，病程常数年，甚至数十年。主要症状包括：渐进性眼球突出，视力下降，视野改变，复视及眼球运动受限。影像技术的进步使眶内海绵状血管瘤在术前即可得到准确的定位和定性诊断。

CT 和 MRI 是诊断眶内海绵状血管瘤最有用的定位方法，CT 表现为位于肌肉圆锥内的圆形或类圆形病变，眶尖部多保留一个三角形透明区；MRI 征像表现为:T1WI 与眼外肌呈等信号或略低信号，T2WI 与眼外肌相比呈高信号，与玻璃体信号相等，信号均匀，MRI 定位诊断精确，能清楚分辨视神经、眶脂肪和肿瘤三者的关系，优于 CT 和 B 超检查，尤其是明确肿瘤与视神经的关系方面具有优势。但超声能够显示肿瘤内部的回声的特点对海绵状血管瘤具有定性诊断意义。

由于肿物多位于球后肌锥内，肿瘤压迫视神经与眼球可损害视功能，为保护视力，宜早期治疗。传统治疗方法为开眶手术完整摘除肿瘤，入路有前路开眶、外侧开眶、内侧开眶。手术可能出现的并发症有视力下降或丧失、眼球运动障碍与上睑下垂等，吴中耀等总结 209 例眶内海绵状血管瘤手术治疗后视力减退 17%，永久性视力丧失 4.2%。Scheuerle 等统计一组较大的眶内海绵状血管瘤经颅手术的视力受损的情况达到 14%。当肿瘤位于眶尖或者肿瘤较大的时候要全切肿瘤就可能因直接损伤、牵拉视神经，或者破坏了其供养动脉（视网膜中央动脉或者眼动脉）而损害视力。

伽玛刀放射外科被广泛用来治疗颅内海绵状血管瘤，治疗海绵窦海绵状血管瘤也有报道。眼眶肿瘤伽玛刀治疗的经验表明该方法既可有效地控制肿瘤生长，同时还避免了手术的直接损伤，为这类疾病提供了新的治疗方法。

笔者采用 Leksell 伽玛刀治疗眶内海绵状血管瘤，病灶边缘剂量 12~20Gy，随访期间未出现体积增大的情况，病灶消失或者缩小的比率达 87.0%，获得较高的肿瘤控制率。随访期间未见严重并发症出现。伽玛刀放射外科治疗眶内海绵状血管瘤的机制目前尚不清楚，根据其治疗脑内和海绵窦海绵状血管瘤后的病理结果分析，其可能的机制是射线聚焦后，单次大剂量照射病灶，产生直接或间接的放射生物学效应，造成病灶血窦内血栓形成，血管周围大量胶原增生，血栓机化，管腔逐渐闭锁。照射能够闭塞病灶内的薄壁血管和血窦，达到缩小肿瘤的作用。由于眶内海绵状血管瘤与脑内海绵状血管瘤在组织病理学及神经影像学方面都不相同，伽玛刀治疗结果也不完全一样，所以眼眶海绵状血管瘤伽玛刀治疗的确切机制尚需进一步研究。

病例 1 患者女性，20 岁，主因进行性右眼视力下降 6 个月来院，查 MRI 诊断为右眶尖海绵状血管瘤，入院时右眼视力 0.4。伽玛刀定位 MRI 显示病灶均匀类圆形，位于球后肌锥内近眶尖，T$_1$ 中等信号，强度与眼外肌相似，T$_2$ 信号高于脂肪，可见周围中低信号晕，为肿瘤包膜，矢状位可见病灶位于视神经下方。伽玛刀治疗后 18 个月复查，患者右眼视力较治疗前好转，恢复至 0.7，患者无不适，影像学检查见病灶明显缩小（图 2-3-7）。

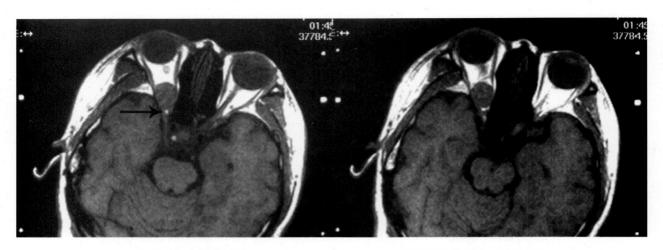

A 伽玛刀定位影像 轴位 T₁WI   B 伽玛刀定位影像 轴位 T₁WI

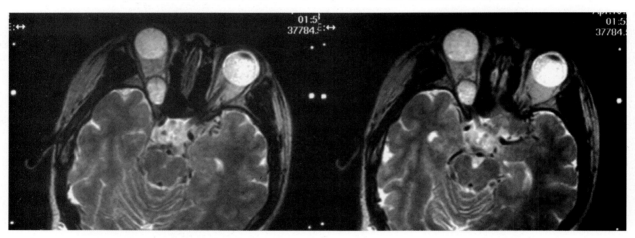

C 伽玛刀定位影像 轴位 T₂WI   D 伽玛刀定位影像 轴位 T₂WI

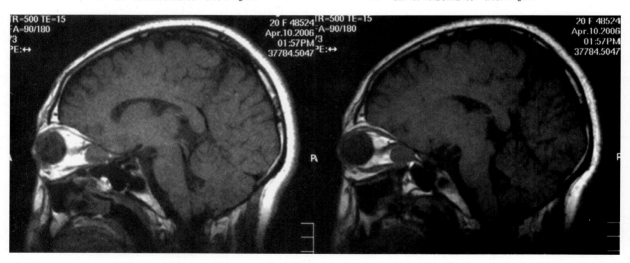

E 伽玛刀定位影像 矢状位 T₁WI   F 伽玛刀定位影像 矢状位 T₁WI

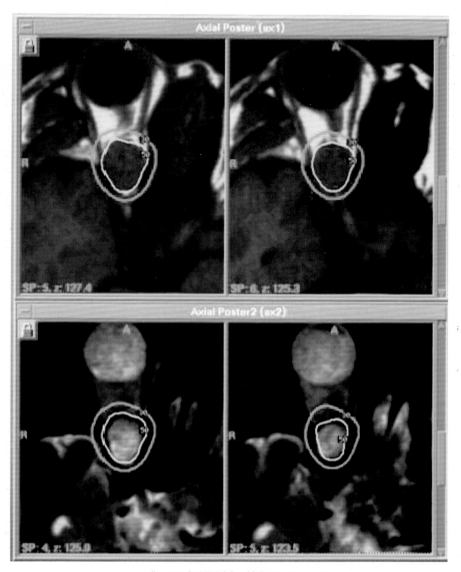

G　伽玛刀剂量计划　轴位 T_1WI/T_2WI

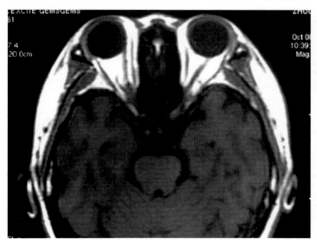

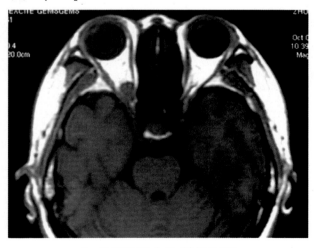

H　治疗后 18 个月　轴位 T_1WI 　　　　　　　　　　　I　治疗后 18 个月　轴位 T_1WI

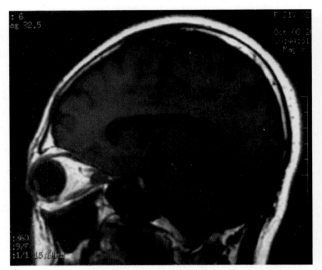

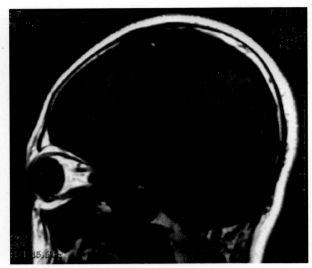

J　治疗后 18 个月　矢状位 T₁WI

K　治疗后 18 个月　矢状位 T₁WI

图 2-3-7　右眶尖海绵状血管瘤伽玛刀治疗

　　病例 2　患者女，47 岁，左侧眶尖海绵状血管瘤，患者主因左眼视力下降 10 年，左眼突出外斜 2 年于 2006-11-29 行伽玛刀治疗：边缘剂量 15Gy，

中心剂量 30 Gy，50%等剂量线，病灶容积 3.2ml。伽玛刀后 14 个月时肿瘤明显缩小，突眼及眼球外斜症状消失（图 2-3-8）。

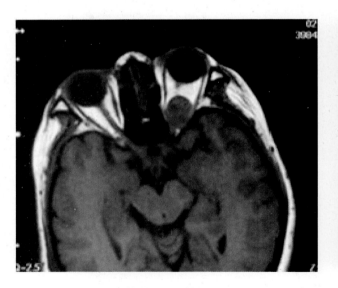

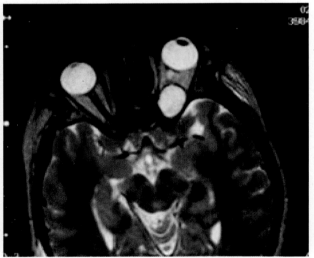

A　定位 MRI 轴位 T₁WI

B　定位 MRI 轴位 T₂WI

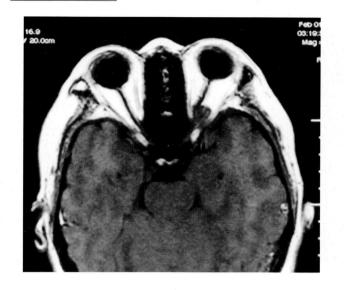

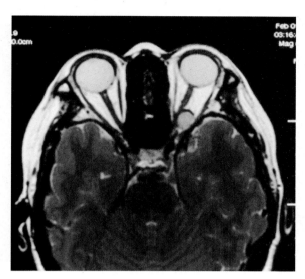

C　治疗后 14 个月 MRI T₁WI

D　治疗后 14 个月 MRI T₂WI

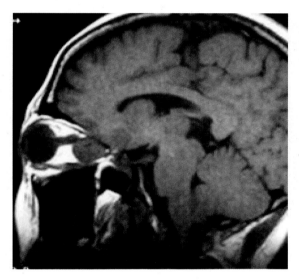

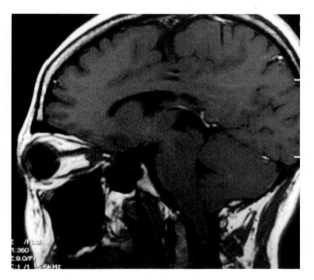

C　定位 MRI 矢状位 T₁WI

F　治疗后 14 个月 MRI T₁WI

图 2-3-8　左眶尖海绵状血管瘤伽玛刀治疗

　　病例 3　患者女，35 岁，左眶海绵状血管瘤，患者主因左侧偏头痛 5 年，左眼突出 2 个月，于 2007-1-17 在天津医科大学第二医院行伽玛刀治疗：边缘剂量 15Gy，中心剂量 30 Gy，50%等剂量线，病灶容积 6.4ml。GKS 后 6 个月时突眼症状缓解，10 个月时复查 MRI 肿瘤明显缩小（图 2-3-9）。

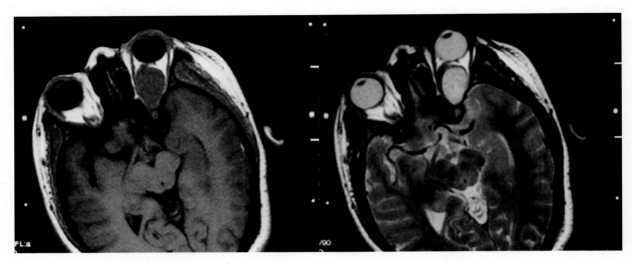

A　伽玛刀定位 MRI　T₁WI　　　　　　　　　　B　伽玛刀定位 MRI　T₂WI

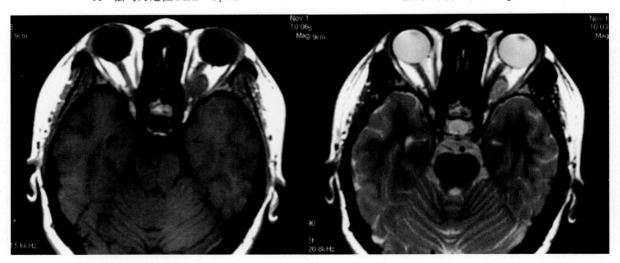

C　治疗后 10 个月 MRI T₁WI　　　　　　　　　D　治疗后 10 个月 MRI T₂WI

图 2-3-9　左眶尖海绵状血管瘤伽玛刀治疗

（刘东　张虹）

参 考 文 献

1. 宋国祥．眼眶病学．北京:人民卫生出版社，1999:135-142.

2. 倪逴，马小葵，郭秉宽．1 422 例眼眶肿瘤的病理分类．中华眼科杂志，1991，27(2):71-73.

3. 何彦津，宋国祥，丁莹．3476 例眼眶占位性病变的组织病理学分类.中华眼科杂志，2002，38(7):396-98.

4. Brusati R, Goisis M, Biglioli F, et al. Surgical approaches to cavernous haemangiomas of the orbit. Br J Oral Maxillofac Surg, 2007, 45(6): 457-462.

5. 吴中耀，颜建华，韩姬，等．209 例眼眶海绵状血管瘤的诊断和手术治疗.中华眼科杂志,2006，42(4):323-325.

6. Scheuerle AF, Steiner HH, Kolling G, et al. Treatment and long-term outcome of patients with orbital cavernomas. Am J Ophthalmol, 2004, 138(2): 237-244.

7. Kim MS, Park K, Kim JH, et al. Gamma knife radiosurgery for orbital tumors. Clin Neurol Neurosurg, 2008, 110(10):1003-1007.

8. 唐东润，宋国祥．眼眶肿瘤．见:杨树源，只达石，主编．神经外科学．北京:人民卫生出版社，

2008.670-672.

9. Hejazi N, Hassler W, Offner F, et al. Cavernous malformations of the orbit: a distinct entity? A review of own experiences. Neurosurg Rev, 2007, 30(1):50-54.

10. 赵红，宋国祥，高建民，等. 眼眶肿瘤的彩色多普勒超声动力学检查及海绵状血管瘤的血流成像特征. 中华医学超声杂志(电子版)， 2007, 4(5):273-275.

11. 朱宏磊，韩悦，白玫. 眼眶海绵状血管瘤的影像学诊断. 放射学实践，2008，23(4):393-395.

12. 鲜军舫，王振常，安裕志，等. 眼眶海绵状血管瘤的影像学表现及其意义. 中华放射学杂志，1999，33(6):400-402.

13. Kondziolka D, Lunsford LD, Flickinger JC, et al. Reduction of hemorrhage risk after stereotactic radiosurgery for cavernous malformation. J Neurosurg, 1995, 83(5): 825-831.

14. Karlsson B, Kihlström L, Lindquist C, et al. Radiosurgery for cavernous malformations. J Neuosurg, 1998, 88(2): 293-297.

15. Thompson TP, Lunsford LD, Flickinger JC. Radiosurgery for hemangiomas of the cavernous sinus and orbit: technical case report. Neurosurgery, 2000, 47(3): 778-783.

16. 王恩敏，潘力，王滨江，等. 海绵窦海绵状血管瘤的MRI表现及伽玛刀治疗(附14例报告). 中华神经外科杂志，2006，22(5):267-270.

17. 徐德生，郑立高，贾强，等. 眶内肿瘤伽玛刀放射外科治疗. 生物医学工程与临床，2003，7(1):22-24.

18. Leber KA, Berglöff J, Pendl G. Dose-response tolerance of the visual pathways and cranial nerves of the cavernous sinus to stereotactic radiosurgery. J Neurosurg, 1998, 88(1):43-50.

19. Stafford SL, Pollock BE, Leavitt JA, et al. A study on the radiation tolerance of the optic nerves and chiasm after stereotactic radiosurgery. Int J Radiat Oncol Phys, 2003, 55(5): 1177-1181.

第四节　视神经胶质瘤

视神经胶质瘤（Optic nerve glioma）为起源于视神经支撑组织的星形胶质细胞或视交叉的特殊星形胶质细胞的增生性肿瘤，90%为低级别的星形胶质细胞瘤，属视路胶质瘤（Optic pathway glioma），可出现在球后视神经、视交叉、下丘脑、视束至外侧膝状体通路上的任何部位，可分前视路胶质瘤、视交叉胶质瘤和视交叉—下丘脑胶质瘤。视神经胶质瘤发病率仅为颅内肿瘤的 0.5%，占眶内肿瘤的 6%，占儿童中枢神经系统肿瘤的 1%~5%，10 岁以内患者占 59%~75%，平均 25%视神经胶质瘤患者合并神经纤维瘤病 I 型（NF1）。儿童视神经胶质瘤大多为纤维型星形胶质细胞瘤，生长缓慢，恶性程度较低，有自限性。成人视神经胶质瘤则多为恶性，生长迅速，常侵犯双侧视神经及视交叉，并向颅内蔓延，甚至危及生命。Dutton 等认为只限于视神经的视神经胶质瘤的病死率较低，约为 5%，若侵犯下丘脑，病死率将高达 50%。

视神经胶质瘤临床表现与肿瘤生长部位密切相关。①前视路胶质瘤表现为眶内视神经的梭形增粗，肿瘤可沿视神经管向颅内生长，视交叉不受累。临床主要表现为：视力减退或丧失、眼球突出、原发性视神经萎缩或视盘水肿、视野改变、斜视、眼球运动障碍等，视力障碍出现一般早于眼球突出，但因患者多为儿童，主诉不明确，视力障碍不能被及时发现，往往等到眼球突出明显后才来就诊；②视交叉胶质瘤表现为视交叉的弥漫性增粗，可向前后生长侵犯视神经或视束，表现为视力减退和双侧视野的缺损，常合并有 NF1；③视交叉—下丘脑胶质瘤以视交叉—下丘脑外生性肿物多见，2 岁以内患儿多表现为脑积水、发育延缓、视力减退等；2~5岁者多表现为性早熟或生长迟缓，约半数以上有视力障碍；年龄稍大者以视力障碍和视丘下部的损害（嗜睡、尿崩、间脑癫痫等）最为多见。

B 型超声对本病有定性诊断意义，典型表现为与视乳头水肿相连续的视神经梭形或椭圆形肿大，边界清，内回声少，眼球转动时肿瘤前端反方向运动。CT 可精确显示眶内部分肿瘤的位置、形状、边界，便于确定病变性质和范围。磁共振成像（MRI）可清晰显示眶颅内各种组织间的关系，对于管内和颅内视神经肿瘤，视交叉和视束侵犯的肿瘤显示更清晰。

视神经胶质瘤的传统治疗方法是手术切除肿瘤。肿瘤局限于眶内者，采用外侧开眶术摘除；若已侵犯视交叉，而对侧视力尚保留者，则对病灶侧尽量切除而对侧切除时倾向保守，以最大限度保留残存视力；若肿瘤侵犯视束后部及下丘脑，可视情况行部分切除，不追求全切除，以免造成下丘脑损害导致严重的后果。传统放射治疗虽然对该肿瘤有一定效果，但放射治疗对儿童的中枢神经系统有危害，出现脑萎缩、进行性钙化、脑白质异常、垂体功能减退、生长激素缺乏等并发症。

目前尚未见到关于视神经胶质瘤的伽玛刀治疗报道，作者在多年伽玛刀临床工作经验基础上提出：对于视神经胶质瘤已向视神经管内蔓延、向颅内蔓延而手术危险性大者，视交叉及视交叉—下丘脑胶质瘤患者，手术后肿瘤残留或复发患者，视功能较好对手术有顾虑者均可采取伽玛刀治疗。

病例 1　患者男，10 岁，左眶视神经胶质瘤术后 5 年复发，累及颅内。伽玛刀治疗边缘剂量 15Gy，50%等剂量线，病灶容积 4.7cm^3。患者伽玛刀治疗前及伽玛刀治疗后 12、24、48、56 个月时 MRI 表现，可见治疗后肿瘤生长得到控制（图 2-3-10）。

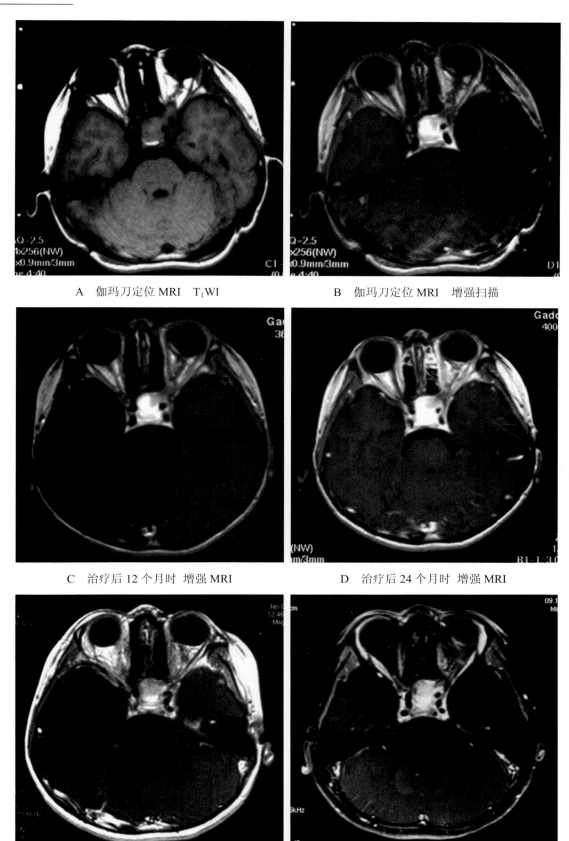

A 伽玛刀定位 MRI T₁WI

B 伽玛刀定位 MRI 增强扫描

C 治疗后 12 个月时 增强 MRI

D 治疗后 24 个月时 增强 MRI

E 治疗后 36 个月时 增强 MRI

F 治疗后 42 个月时 增强 MRI

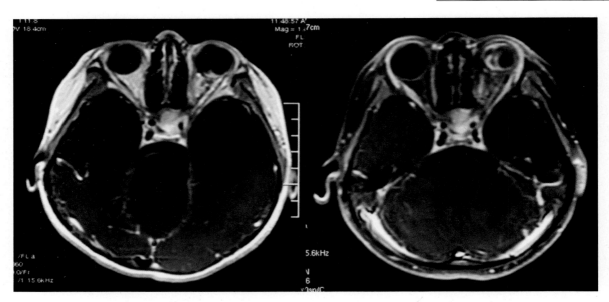

G　治疗后 48 个月时　增强 MRI　　　　　　　H　治疗后 60 个月时　增强 MRI

图 2-3-10　左眶颅视神经胶质瘤术后复发行伽玛刀治疗

病例 2　患者女，32 岁，右侧视神经胶质瘤，累及颅内。伽玛刀治疗边缘剂量 16Gy，50%等剂量线，病灶容积 458.3mm³。患者伽玛刀治疗前及伽玛刀治疗后 12、20、26 个月时 MRI 表现，可见治疗后肿瘤生长得到控制。患侧视力保持 0.5，未继续下降（图 2-3-11）。

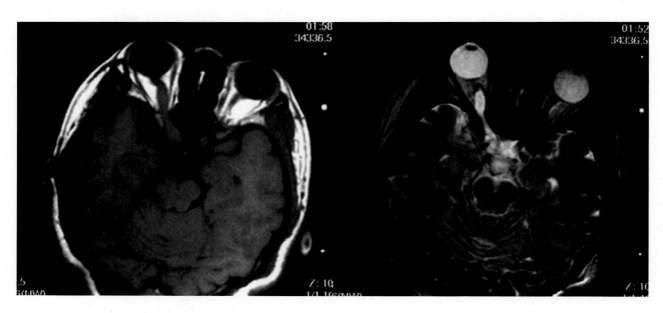

A　伽玛刀定位 MRI　T_1WI　　　　　　　　B　伽玛刀定位 MRI　T_2WI

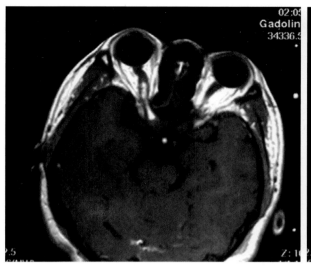

C 伽玛刀定位 MRI 增强扫描
D 伽玛刀定位 MRI 增强扫描

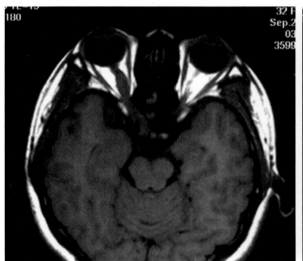

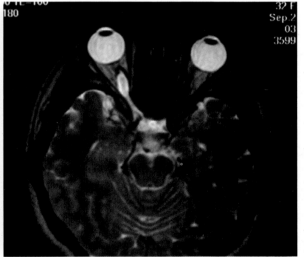

E 治疗后 12 个月时 MRI T$_1$WI
F 治疗后 12 个月时 MRI T$_2$WI

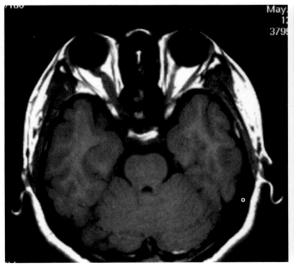

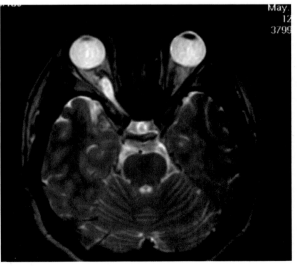

G 治疗后 20 个月时 MRI T$_1$WI
H 治疗后 20 个月时 MRI T$_2$WI

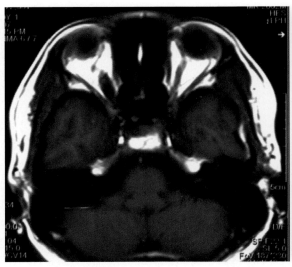
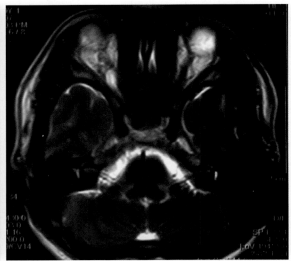

I　治疗后 26 个月时 MRI T₁WI　　　　　　　　J　治疗后 26 个月时 MRI T₂WI

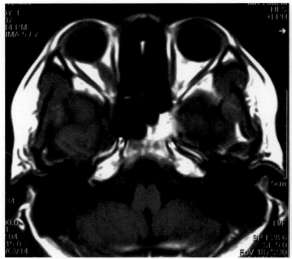
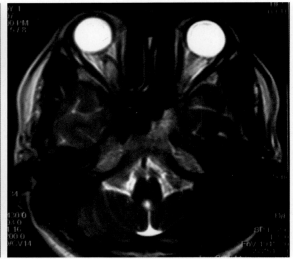

K　治疗后 26 个月时 MRI T₁WI　　　　　　　　L　治疗后 26 个月时 MRI T₂WI

图 2-3-11　右侧眶颅视神经胶质瘤伽玛刀治疗

（刘东　张虹）

参 考 文 献

1.　Hollander MD，Fitzpatrick M，O'Connor SG，et al.Optic gliomas. Radiol Clin North Am，1999，37(1):59-71.

2.　李琳，宋国祥，何彦津.视神经胶质瘤.中国实用眼科杂志，1998，16(10):597-599.

3.　Kovalic JJ，Grigsby PW，Shepard MJ，et al. Radiation therapy for gliomas of the optic nerve and chiasm.lnt J Radiat Oncol Biol Phys，1990，18(4):927-932.

4.　刘波，梁冶矢，石祥恩，等. 视神经胶质瘤 7 例的诊断与治疗. 北京大学学报（医学版），2005，37(6)：645-647.

5.　孙景阳，艾薇.16 例视神经胶质瘤临床分析. 首都医科大学学报，2008，29(3)：102-104.

6.　宋国祥.磁共振成像在眼病诊断方面的应用.实用眼科杂志，1993，11:578.

7.　Lee AG. Neuroophthalmological management of optic pathway gliomas. Neurosurg Focus, 2007, 23(5):E1.

8.　Pepin SM, Lessell S. Anterior visual pathway gliomas: The last 30 years. Semin Ophthalmol, 2006 ,21(3):117-124.

9.　Liu GT. Optic gliomas of the anterior visual pathway. Curr Opin Ophthalmol, 2006 ,17(5): 427-431.

10.　Dutton JJ.Gliomas of the anterior visual pathway. Surv Ophthalmol，1994，38(5):427-452.

11.　Khafaga Y, HassounahM, KandilA, et al . Optic glioma: a retrospective analysis of 50 cases. Int J Radiat Oncol Biol Phys, 2003, 56: 807-812 .

12.　Bajenaru ML, Garbow JR, Perry A , et al. Natural history of neurofibromatosis 1-associated optic nerve glioma in mice .Ann Neurol，2005，57(1): 119-127.

13.　Hwang JM, Cheon JE, Wang KC. Visual prognosis of optic glioma. Childs Nerv Syst, 2008 , 24(6):693-698.

14.　Jahraus CD, Tarbell NJ. Optic pathway gliomas. Pediatr Blood Cancer, 2006 ,46(5):586-596.

15.　Suárez JC, Viano JC, Zunino S, et al.Management of child optic pathway gliomas: new therap-eutical option. Childs Nerv Syst, 2006,22(7): 679-684.

16.　Listernick R, Ferner RE, Piersall L, et al. Late-onset optic pathway tumors in children with neurofibromatosis 1.Neurology, 2004,63(10):1944 -1946.

17.　Astrup J. Natural history and clinical manage-ement of optic pathway glioma.Br J Neurosurg, 2003,17(4):327-335.

18.　Massimi L, Tufo T, Di Rocco C.Management of optic-hypothalamic gliomas in children: still a challenging problem. Expert Rev Anticancer Ther, 2007 ,7(11): 1591-1610.

19.　Zeid JL, Charrow J, Sandu M, et al.Orbital optic nerve gliomas in children with neurofibromatosis type 1.J AAPOS, 2006,10(6):534-539.

20.　Sylvester CL, Drohan LA, Sergott RC.Optic-nerve gliomas, chiasmal gliomas and neurofibro-matosis type 1.Curr Opin Ophthalmol, 2006,17 (1):7-11.

第五节　眼眶神经鞘瘤

眼眶神经鞘瘤（Orbital schwannoma）是较常见的眼眶良性肿瘤，进展缓慢，据国内统计占眼眶肿瘤的第 4～6 位。由于肿瘤增长缓慢，其临床表现和一般眼眶良性肿瘤类似，表现为慢性进行性眼球突出。

神经鞘瘤的术前正确诊断主要来自于影像学检查。病变在 B 型超声上多为椭圆形或分叶状，内回声较弱，分布较均匀，也可见无回声的液化腔。绝大多数病变在 CT 上显示为高密度，沿起源神经方向生长的条状或椭圆形或不规则形肿瘤是本病的典型征象，眶上裂增宽是病变向颅内蔓延的指征。任何怀疑肿瘤向颅内蔓延时应做 MRI 扫描，可清楚显示病变范围和位置。MRI 均匀增强提示为实体肿瘤，部分强化则提示瘤内含有液化腔。

病例　患者男，25 岁，主因左侧眼眶神经鞘瘤术后 7 个月复发，行二次手术 6 个月后肿瘤再次复发，患者左眼突出伴视力减退，选择伽玛刀治疗。

目前对眼眶神经鞘瘤的治疗方法主要是手术切除，由于病变位置多较深、包膜菲薄、有时肿瘤体积较大粘连严重较难一次全切，宋国祥在国内率先采用囊内切除，取得较好疗效。但手术需要熟练操作技巧，宽阔的手术野，肿瘤蔓延至颅内时则需开颅行显微外科手术切除，否则容易出现严重并发症。

伽玛刀自上个世纪问世以来，其治疗领域已由最初的治疗功能性神经外科疾病扩大到各类颅脑疾病，其中也包括了大量眼眶病变的治疗，眼眶肿瘤伽玛刀治疗的经验表明该方法既有效地控制肿瘤生长，同时还避免了手术的直接损伤，为这类疾病提供了新的治疗方法。天津医科大学第二医院自 1995 年开始用伽玛刀治疗眼眶神经鞘瘤，取得较好疗效，举例如下：

边缘剂量 14Gy，50%等剂量线，肿瘤容积 4.6cm^3。伽玛刀定位及伽玛刀治疗后 1 年、6 年随访 MRI 显示肿瘤生长得到有效控制（图 2-3-12）。

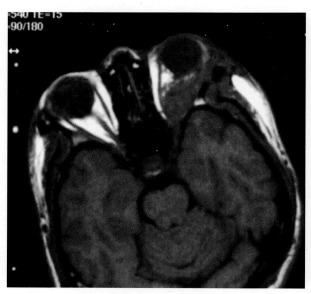
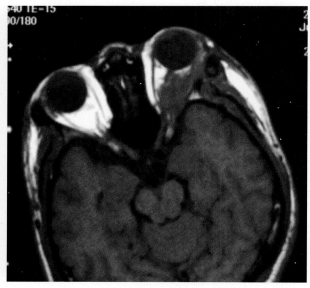

A　伽玛刀治疗定位 MRI　　　　　　B　伽玛刀治疗定位 MRI

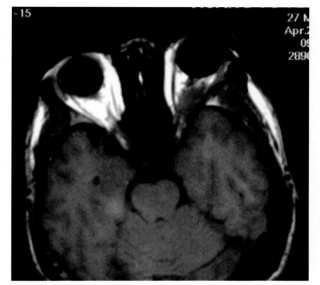

C　伽玛刀治疗后 1 年 MRI

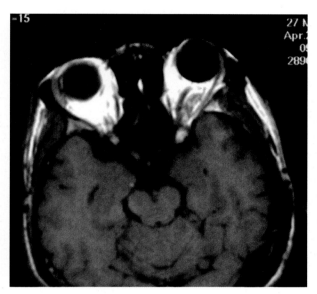

D　伽玛刀治疗后 1 年 MRI

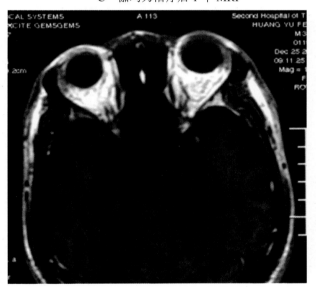

E　伽玛刀治疗后 6 年 MRI

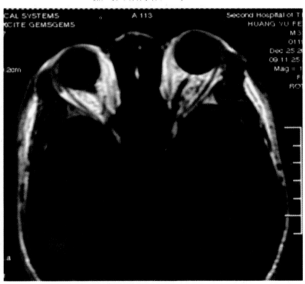

F　伽玛刀治疗后 6 年 MRI

图 2-3-12　左侧眼眶神经鞘瘤二次术后复发行伽玛刀治疗

（刘东　张虹）

参 考 文 献

1.　宋国祥．眼眶病学[M]．北京:人民卫生出版社,1999.1107-1109.

2.　吴中耀．现代眼肿瘤眼眶病学．北京：人民军医出版社,2002.516-519.

3.　Kashyap S, Pushker N, Meel R, et al.Orbital schwannoma with cystic degeneration. Clin Experiment Ophthalmol, 2009,37(3):293-298.

4.　Kim MS, Park K, Kim JH, et al.Gamma knife radiosurgery for orbital tumors. Clin Neurol Neurosurg, 2008,110(10):1003-1007.

5.　Showalter TN, Werner-Wasik M, Curran WJ Jr, et al. Stereotactic radiosurgery and fractionated stereotactic radiotherapy for the treatment of nonacoustic cranial nerve schwannomas. Neurosurgery, 2008,63(4):734-740.

6.　Kapur R, Mafee MF, Lamba R, et al. Orbital schwannoma and neurofibroma: role of imaging. Neuroimaging Clin N Am, 2005 ,15(1):159-174

7.　Eddleman CS, Liu JK. Optic nerve sheath

meningioma: current diagnosis and treatment. Neurosurg Focus. 2007;23(5):E4.

8. Wang Y, Xiao LH. Orbital schwannomas: findings from magnetic resonance imaging in 62 cases. Eye, 2008,22(8):1034-1039.

9. Abe T, Kawamura N, Homma H, et al. MRI of orbital schwannomas. Neuroradiology, 2000 ,42(6): 466-468.

第六节　眼内肿瘤

眼内肿瘤大多数为恶性，其中最多见的是视网膜母细胞瘤（Retinoblastoma）和脉络膜黑色素瘤（Malignant choroidal melanoma），分别占 76.55% 和 12.41%，此外还有原发性眼内淋巴瘤、脉络膜转移瘤等。以往的治疗方法主要是摘除患眼和局部放疗，但疗效并不十分理想，且常毁损仪容。在眼球摘除后 2 年患者死亡率甚至比单纯随访患者的死亡率高，不可避免地给患者心理上造成一定的创伤。随着医学影像技术和计算机技术的迅速发展，伽玛刀以其无创伤、安全、准确、省时和其独特的疗效为神经外科所瞩目。近年来国外已有伽玛刀治疗眼内肿瘤的成功病例报告，天津医科大学第二医院伽玛刀中心治疗各种眼内肿瘤积累了一定的经验，下面就常见眼内肿瘤的治疗效果加以介绍。

一、视网膜母细胞瘤

视网膜母细胞瘤是婴幼儿期常见的眼内恶性肿瘤，约 1/4～1/3 患者为双眼罹患，多数患者于 3 岁前被诊断。多有家族遗传倾向。患者常因肿瘤生长较大，影响视力或瞳孔发白而就诊。病程分为 4 期：眼内期、青光眼期、眼外蔓延期和转移期。早期肿瘤局限于眼内，逐渐发展可引起虹膜新生血管、前房出血、继发性青光眼。肿瘤继续生长，可沿视神经蔓延生长入颅，沿血循环转移全身，亦可穿破眼球，进入眶内可致眼球突出。小的肿瘤用放射、冷冻或光凝治疗。较大的肿瘤可行眼球摘出术。晚期肿瘤预后不良，可试行眶内容剜出术治疗，必要时加用化学治疗。伽玛刀治疗视网膜母细胞瘤经随访证实具有一定效果。

二、脉络膜黑色素瘤

脉络膜黑色素瘤是成年人最常见的眼内恶性肿瘤，在国外其发病率占眼内肿瘤的首位，在国内则仅次于视网膜母细胞瘤，居眼内肿瘤的第二位。一旦发生眼外蔓延或转移，死亡率极高，其传统的治疗方法是行眼球摘除术，但疗效并不十分理想。而化疗和常规放疗又不甚敏感，且眼球摘除手术有可能引起肿瘤血行转移。因此都在探寻更有效并能减少病人痛苦的治疗方法，如局部切除术、激光治疗、放射治疗（如敷贴器或外照射）。立体定向伽玛刀放射外科治疗脉络膜恶性黑色素瘤经过长时间随访证实是一种安全可靠的方法，结果令人满意，对外貌和视力的保护也优于外科手术，值得推广应用。

病例　患者女，27 岁，主因右眼视力下降发现右眼脉络膜黑色素瘤。行伽玛刀治疗，边缘剂量 40Gy，50% 等剂量线。伽玛刀治疗后 3，6，12，36，60 个月复查 MRI，显示肿瘤得到有效控制，全身检查未发生其他部位转移（图 2-3-13）。

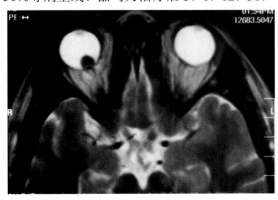

A　伽玛刀治疗定位 MRI

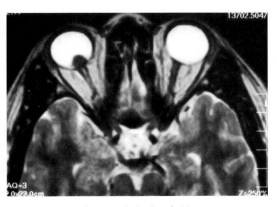

B　伽玛刀治疗后 3 个月 MRI

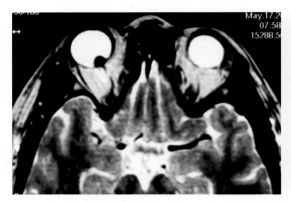

C 伽玛刀治疗后 6 个月 MRI

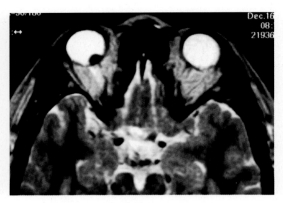

D 伽玛刀治疗后 12 个月 MRI

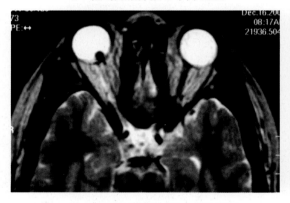

E 伽玛刀治疗后 36 个月 MRI

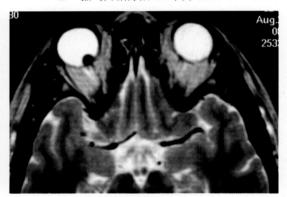

F 伽玛刀治疗后 60 个月 MRI

图 2-3-13　右眼脉络膜黑色素瘤伽玛刀治疗

三、脉络膜转移癌

　　脉络膜转移癌的发病率报道不一，国外报道其发病率有逐渐增高的趋势，成为眼内最常见的恶性肿瘤，而国内关于该病报道很少见。Shields等报道眼内转移癌中脉络膜占85%~88%，虹膜和睫状体占10%左右。脉络膜转移癌多来自乳腺癌、肺癌、黑色素瘤及消化、泌尿系统的肿瘤。

　　患者多主诉视力下降，眼痛，常继发青光眼和视网膜剥离，易造成误诊。Shields等报道34％患者

　　病例　患者女，43岁，主因左眼视力下降2个月，查CT发现左眼后极部占位病变，考虑为转移癌，进一步检查发现左下肺占位病变，行手术切除，病理"左下肺乳头状腺癌及滤泡型腺癌"，未见其他部位

首先以眼部症状就诊(先前无肿瘤病史)，有49％后来发现原发灶，其中肺癌占35％。目前脉络膜转移癌的治疗方法较多，有眼球摘除术、放、化疗及内分泌治疗。由于出现眼部病变均为晚期癌症病例，治疗目的主要在于控制局部病变，提高患者生存质量。单纯眼球摘除仅适用于眼痛难忍且无视力的病例，目前已很少使用。放射治疗是目前认为较好的控制局部肿瘤的方法，可以挽救部分患者视力。伽玛刀治疗可精确照射病灶，在控制肿瘤的同时最大限度的避免了周围组织的损伤。

转移灶。治疗前左眼视力0.1（健侧为1.0）。于2001-12-20行伽玛刀治疗，边缘剂量20Gy，中心剂量40Gy。伽玛刀治疗后3个月复查MRI示肿瘤消失，患者视力恢复至0.6（图2-3-14）。

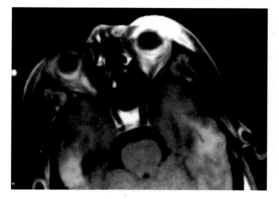

A　伽玛刀定位 MRI

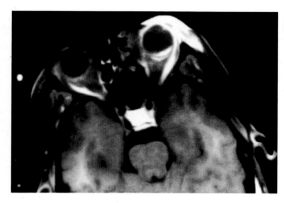

B　伽玛刀定位 MRI

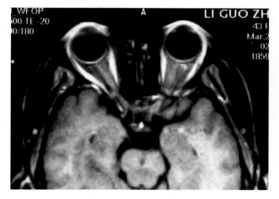

C　伽玛刀治疗后 3 个月 MRI

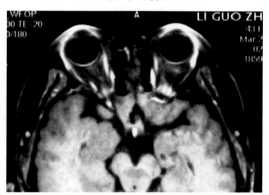

D　伽玛刀治疗后 3 个月 MRI

图 2-3-14　左眼脉络膜转移癌伽玛刀治疗

（刘东　张虹）

参 考 文 献

1. 徐德生，刘东，张宜培，等. 脉络膜恶性黑色素瘤的伽玛刀治疗. 中国微侵袭神经外科杂志，2005，10(11)：489-491.

2. Zimmerman LE, McLean IW, Foster WD. Statistical analysis of follow-up data concerning uveal melanomas, and the influence of enucleation. Ophthalmology. 1980;87(6):557-564.

3. Marchini G, Babighian S, Tomazzoli L, et al. Stereotactic radiosurgery of uveal melanomas: preliminary results with Gamma Knife treatment. Stereotact Funct Neurosurg. 1995;64 Suppl 1:72-79.

4. Langmann G, Pendl G, Klaus-Mullner, et al. Gamma knife radiosurgery for uveal melanomas: an 8-year experience. J Neurosurg. 2000;93 Suppl 3:184-188.

5. Marchini G, Gerosa M, Piovan E, et al. Gamma Knife stereotactic radiosurgery for uveal melanoma: clinical results after 2 years. Stereotact Funct Neurosurg. 1996;66 Suppl 1:208-213.

6. Martin Z, Klaus K, Rupert M, et al. Local tumor control and morbidity after one to three ractions of stereotactic external beam irradiation for uveal melanoma .Radiotherapy and Oncology 55 (2000): 135-144

7. Simonova G, Novotny J, Liscak R, et al. Leksell gamma knife treatment of uveal melanoma.J Neurosurg. 2002;97(5 Suppl):635-639.

8. Rennie I, Forster D, Kemeny A , et al.The use of single fraction Leksell stereotactic radiosurgery in the treatment of uveal melanoma..Acta Ophthalmol Scand. 1996;74(6):558-562.

9. Shields CL, Shields JA, Cater J, et al. Plaque radiotherapy for uveal melanoma: long-termvisual outcome in 1106 consecutive patients. Arch

Ophthalmol 2000,118:1219–1228.

10. Leber KA, Bergloff J, Pendl G:Dose-reponse tolerance of the visual pathways and cranial nerves of the cavernous sinus to stereotactic radiosurgery. J Neurosurg.1998,88:43-50.

11. Cohen VM, Carter MJ, Kemeny A, et al. Metastasis-free survival following treatment for uveal melanoma with either stereotactic radiosurgery or enucleation. Acta Ophthalmol Scand, 2003, 81:383 –388.

12. Modorati G, Miserocchi E, Galli L, et al.Gamma knife radiosurgery for uveal melanoma: 12 years of experience. Br J Ophthalmol, 2009,93(1):40 -44.

13. Fakiris AJ, Lo SS, Henderson MA, et al.Gamma-knife-based stereotactic radiosurgery for uveal melanoma. Stereotact Funct Neurosurg, 2007, 85(2-3): 106-112.

第七节　原发性眼眶静脉曲张

原发性眼眶静脉曲张是常见的眶内血管畸形，占眼眶病的 5%左右，临床上多以体位性眼球突出为特征，因其多位于肌锥内，手术切除出血较多，难度较大，并发症多，术后易复发。特别是对于多条静脉迂曲成团、范围较大的静脉曲张因混杂有正常组织结构，切除甚为困难，故眶后段病变一般不主张手术切除，多采用保守性治疗。伽玛刀自上个世纪问世以来，其治疗领域已由最初的治疗功能性疾病逐渐扩大到各类颅脑疾病，其中也包括了大量眼眶病变的治疗，为这类疾病提供了新的治疗方法。

一、伽玛刀治疗适应证的选择

眼眶静脉曲张出现体位性眼球突出，大部分患者经注意避免头低和过度用力可暂时缓解，但随病情进展，患者出现平卧位活头低位时疼痛，影响正常生活和工作；或眶内出血史，或有体位性突眼长时间不能复位或视力减退甚至丧失者；手术后复发者则可以选择伽玛刀治疗。对于患者有迫切治疗要求者可适当放宽。

二、伽玛刀治疗过程要点

1. 定位方法　由于眼眶静脉曲张患者病灶容积因体位不同而发生变化，故伽玛刀治疗定位应根据患者临床特点选择相应的体位，使患者在伽玛刀治疗时的头部位置与定位扫描时保持一致。部分患者仰卧位时病灶不显影可采取俯卧位进行定位扫描，且扫描应在曲张静脉充分充盈后进行，治疗过程中尽量避免体位变动，如必须改变体位，则继续治疗应等待患者曲张静脉充分充盈后再进行。

2. 靶区范围确定　根据患者定位影像结果确定伽玛刀治疗照射靶区范围，因静脉曲张血液来源为眼静脉，因此靶点多选择在曲张静脉近眶尖端，眼眶外侧壁的部位，此处多为交通血管所在部位，同时因大部分患者血液来自同侧海绵窦静脉，治疗时可同时照射患侧海绵窦静脉。由于静脉曲张的容积具有随体位变化的特点，因此治疗容积的选择不同

于一般肿瘤，往往不需要全容积照射，这样选择照射靶点既可将曲张静脉交通血管置于靶区之内，又可避免视神经及眼球受到较高剂量的照射。对于曲张静脉环绕视神经者或病灶容积较大视神经可能受损者，可考虑分期进行治疗，可有效降低视神经受损伤的风险，间隔期一般不小于 6 个月。

3. 剂量选择　眼眶内病变采取伽玛刀治疗时剂量选择主要依据病变性质、容积、与视神经及眼球关系、视力情况等因素。本病为单个静脉囊状扩张或多条静脉迂曲扩张，病变充盈时容积显著增大，多挤压视神经及眼球。鉴于静脉曲张血管内血液平时处于缓慢流动甚至静止状态，结合伽玛刀治疗脑海绵状血管瘤及静脉血管畸形的剂量一般选择在15~20Gy，我们选择 15~18 Gy 边缘剂量进行治疗，视神经及眼球后极处剂量控制在 10Gy 以内，取得良好疗效，并发症较少。

4. 视力问题　治疗后视力能否保留以及受损的视力能否改善是医生和病人均十分关注的问题。Leber 等的研究显示：如果视神经接受剂量<10Gy，视神经功能不会受到影响；若照射剂量在 10~15Gy 之间，视神经病变的发生率为 26.7% ；如果照射剂量>15Gy，视神经病变的发生率为 77.8% 。在确保给予病灶足够剂量照射的同时，应尽量选用直径小的准直器，以提高照射的精确度，并有效降低视神经受照射的体积，最大限度地减少放射线对视神经的损伤。伽玛刀治疗与定位时体位保持一致，否则眼球后退，眼球内接受剂量可能增高，将引起白内障、眼内出血等并发症。另外，剂量设计时应用堵塞射线通道的方法对晶体、角膜等重要结构进行保护，可减少远期放射损伤并发症的发生。

三、治疗机制探讨

伽玛刀治疗眼眶静脉曲张的机制目前尚不清楚，可能是通过射线聚焦照射，导致交通血管及曲张静脉闭塞，血液无法再进入曲张静脉内部；此外，射线照射引起曲张静脉血管内皮下结缔组织增生、

增厚，弹性下降，受容扩张能力降低导致静脉无法 理支持。
扩张也可能是本病治疗有效原因之一，但尚缺乏病

病例 1 （图2-3-15）

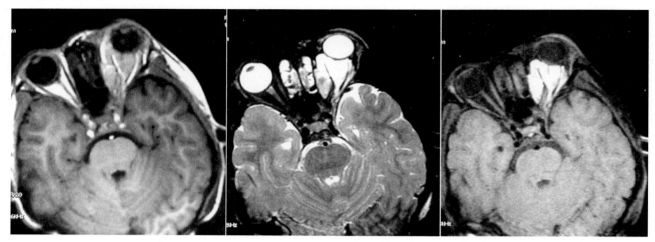

A 伽玛刀定位MRI T₁WI　　　B 伽玛刀定位MRI T₂WI　　　C 伽玛刀定位MRI 脂肪抑制

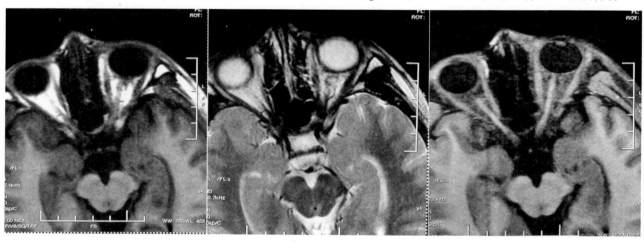

D 治疗后1年MRI T₁WI　　　E 治疗后1年MRI T₂WI　　　F 治疗后1年MRI 脂肪抑制

图2-3-15　伽玛刀治疗前后MRI影像（均为压迫颈静脉后扫描）

A-C 显示治疗前左眶被曲张静脉充盈，视神经包绕其中，呈T₁WI中信号，T₂WI高信号，左侧眼球突出。**D-F** 治疗后1年，压颈后曲张静脉不再充盈，眼球复位。

病例 2 （图2-3-16）

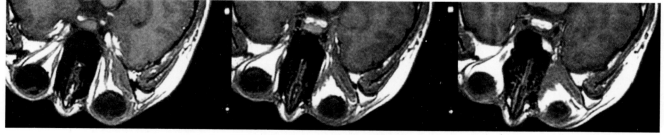

A 伽玛刀定位MRI T₁WI（患者呈俯卧位）

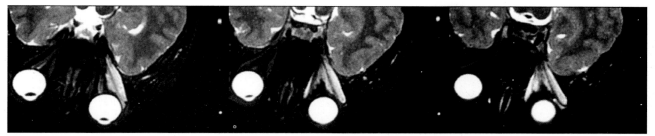

B 伽玛刀定位MRI T$_2$WI（患者呈俯卧位）

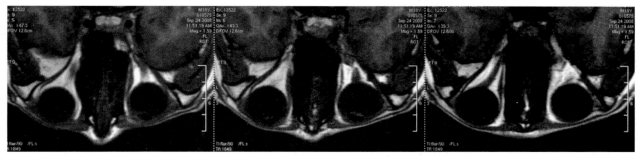

C 伽玛刀治疗后12个月复查MRI T$_1$WI（患者呈俯卧位）

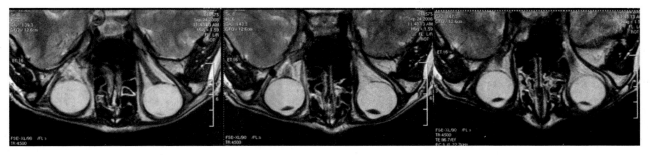

D 伽玛刀治疗后12个月复查MRI T$_2$WI（患者呈俯卧位）

图2-3-16 右侧眼眶静脉曲张伽玛刀治疗前后俯卧位MRI影像

A-B为伽玛刀定位MRI；C-D为伽玛刀治疗后12个月MRI，此时患者体位性突眼症状已消失。

（刘东 张虹）

参 考 文 献

1. 徐德生，刘东，周晓东，等．原发性眼眶静脉曲张的伽玛刀治疗(附14例分析)．中国微侵袭神经外科杂志，2008，13(1):10-12．

2. 宋国祥．眼眶病学.北京：人民卫生出版社，1999．324-331.

3. 周晓冬，宋国祥，张虹，等．原发眼眶静脉曲张的彩色多普勒超声检查．中华医学超声杂志（电子版），2007,4(5): 279-281.

4. Weill B, Cognard C, Castaings, et al. Embolization of an orbital varix after surgical exposure. Am J Neuroradiol, 1998, 19(5): 921-923

5. Kondziolka D, Nathoo N, Flickinger JC, et al. Long-term results after radiosurgery for benign intracranial

6. 徐德生，郑立高，贾强，等．眶内肿瘤伽玛刀放射外科治疗．生物医学工程与临床, 2003, 7(1): 22-24.

7. 徐德生，贾强，郑立高，等．眶内及眶颅沟通性肿瘤的伽玛刀放射治疗．立体定向和功能性神经外科杂志, 2005, 18(5): 296-298.

tumors.Neurosurg ,2003 ,53(4) :815-821.

8. Thompson TP, Lunsford LD, Flickinger JC. Radiosurgery for hemangiomas of the cavernous sinus and orbit: technical case report. Neurosurg. 2000, 47(3):778-783.

9. Leber KA , Bergloff J , Pendl G. Dose-reponse tolerance of the visual pathways and cranial nerves of the cavernous sinus to stereotactic radiosurgery. J Neurosurg , 1998 ,88(1) :43-50.

第八节　眼眶动静脉畸形

动静脉畸形（Arteriovenous malformation，AVM）原发于眶内者少见，动静脉直接交通，表现为动脉血的血液动力学，血液特征性顺行性地分流至静脉系统。

1.临床表现　病变位于眼眶前部，可见搏动性轻度发蓝的肿块；如巩膜上静脉压力增高，使眼球表面血管增粗，呈螺旋状，产生青光眼。畸形血管位于肌锥内或眶尖引起眼球突出、发红及疼痛，可闻及杂音和出现特征性搏动性眼球突出，视神经萎缩，视力下降。过多的血液直接通过畸形的眶内静动脉，可造成眼球供血不足而局部缺血。畸形的血

管破裂引起自发性眶内出血。以血管造影结果为诊断标准，以评价颈内动脉、颈外动脉和眼眶静脉系统。

2.治疗　单独手术有出血和失血过多的危险，术前血管内栓塞和黏胶黏合血窦可显著降低手术结扎和减容的危险。由于炎症和侧支循环的迅速发展，一般在栓塞后24～48小时后行切除术。伽玛刀治疗颅内AVM的良好效果已得到广大医患的认可。天津医科大学第二医院对于眶内AVM采取伽玛刀治疗已取得较好疗效。

病例　患者女，31岁，主因右眶AVM部分切除术后4年，右侧搏动性突眼加重2个月，行伽玛刀治疗。边缘剂量18Gy，50%等剂量线，容积9.2cm^3。伽玛刀治疗后2个月突眼加重，经脱水药物+甲强龙治疗症状缓解，9个月随访时复查DSA示血管畸形闭塞，14个月时复查MRI眶内结构恢复正常，眼球复位，右眼视力无下降（图2-3-17）。

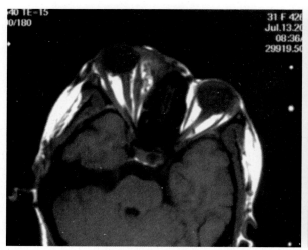 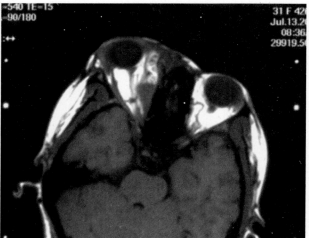

　　A　伽玛刀定位MRI　T$_1$WI　　　　　　　　　　　B　伽玛刀定位MRI　T$_1$WI

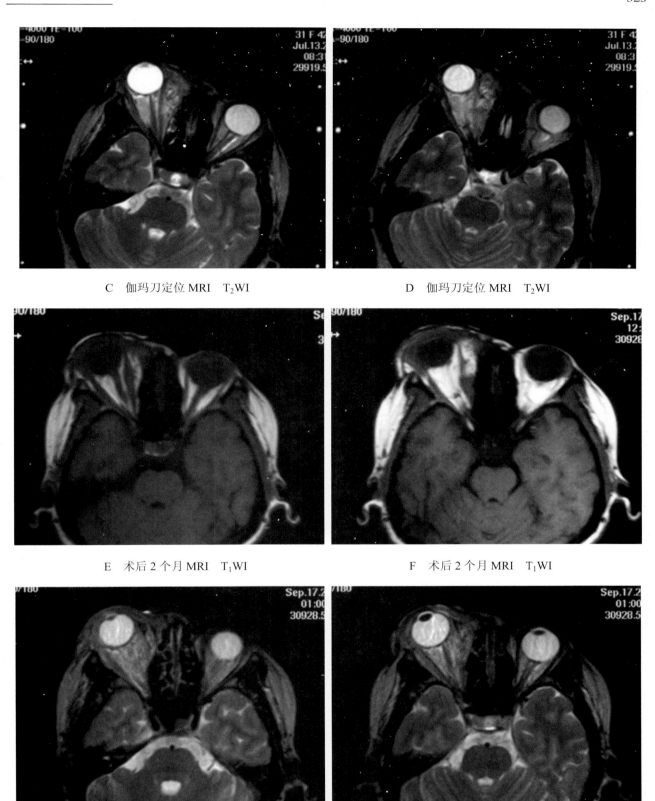

C　伽玛刀定位 MRI　T₂WI

D　伽玛刀定位 MRI　T₂WI

E　术后 2 个月 MRI　T₁WI

F　术后 2 个月 MRI　T₁WI

G　术后 2 个月 MRI　T₂WI

H　术后 2 个月 MRI　T₂WI

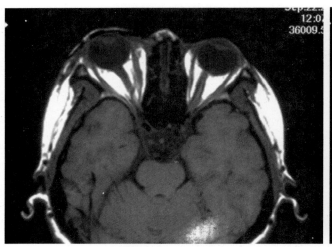

I 术后 14 个月 MRI T₁WI

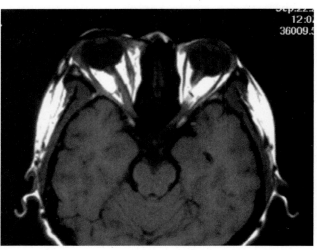

J 术后 14 个月 MRI T₁WI

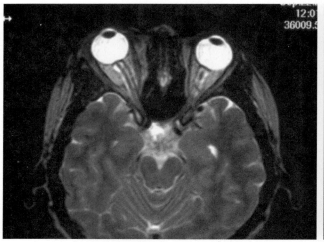

K 术后 14 个月 MRI T₂WI

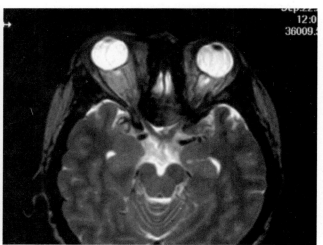

L 术后 14 个月 MRI T₂WI

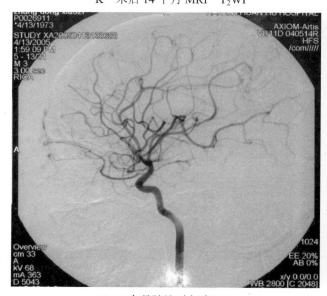

M 9 个月随访时复查 DSA

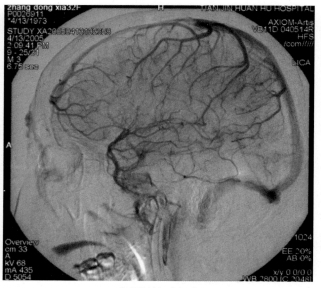

N 9 个月随访时复查 DSA

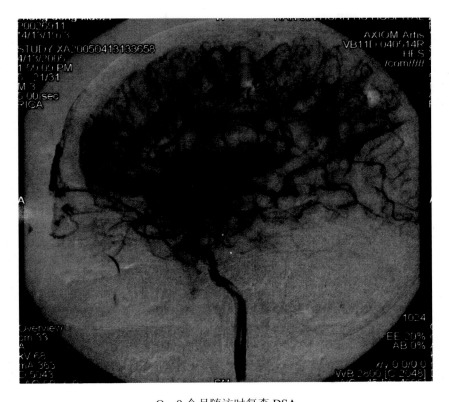

O　9个月随访时复查 DSA

图 2-3-17　右眶 AVM 部分切除术后行伽玛刀治疗

（刘东　张虹）

参 考 文 献

1. Werner JA, Dunne AA, Folz BJ, et al. Current concepts in the classification, diagnosis and treatment of hemangiomas and vascular malformations of the head and neck. Eur Arch Otorhinolaryngol, 2001, 258: 141-149.

2. Goldberg RA, Garcia GH, Duckwiler GR. Combined embolization and surgical treatment of arteriovenous malformation of the orbit. Am J Ophthalmol, 1993, 116: 17-25.

3. Hayes BH, Shore JW, Westfall CT, et al. Management of orbital and periorbital arteriovenous malformations. Ophthalm Surg, 1995, 26: 145-152.

4. Warrier S, Prabhakaran VC, Valenzuela A, et al. Orbital arteriovenous malformations. Arch Ophthalmol, 2008, 126(12):1669-1675.

5. Volpe NJ, Sharma MC, Galetta SL, et al. Orbital drainage from cerebral arteriovenous malformations. Neurosurgery, 2000,46(4):820-824.

第四章　鼻咽癌

鼻咽癌（Nasopharyngeal Carcinoma）是我国最常见的恶性肿瘤之一，为耳鼻喉科最常见的恶性肿瘤，占全身恶性肿瘤的30%左右，占头颈部恶性肿瘤的78.08%。占上呼吸道癌肿的92.99%。鼻咽癌在世界大部分地区发病率较低，一般在1/10万以下，但在我国南方各省多见，是发病率高发地区，如广东、广西、湖南等省，特别是广东的中部和西部的肇庆，佛山和广州地区更高。鼻咽癌的发病年龄较其他癌症年轻，以30~50岁为最多。男性较女性多发，已成为严重危害人民生命和健康的疾病之一。

由于鼻咽癌原发于鼻咽粘膜上皮，具有原发部位隐蔽，不易被早期发现，病理分化差，恶性程度高，易呈浸润性生长及早期转移的特点。早期发现、早期诊断对本病的治疗具有更为重要的意义。

鼻咽癌的治疗方法目前主要是放射治疗，国内已有大宗病例放疗疗效的报告，其5年生存率约达50%，早期病例生存率可达70%，显示了放疗的良好效果，但鼻咽癌放疗仍存在一些问题：首先是放疗并发症，患者在接受放疗的同时，正常组织和器官也不可避免地受到大剂量照射，产生各种顽固性、难治性并发症，如干燥性咽炎，鼻窦炎，中耳炎，

下颌关节炎，颈部皮肤僵硬，神经性耳聋，放射性脑脊髓病，颅神经损害，失明，颈骨骨髓炎等，严重影响病人的生存质量；其次某些病理类型的肿瘤，如腺癌对普通放疗不敏感，单纯外照射和化疗效果不好，而手术难以切除干净；再就是残留和复发问题：较大的肿瘤虽经全程根治性放疗，瘤体中央往往残留存活癌细胞，形成肿瘤复发和转移的根源，放疗后残留和复发的鼻咽癌，再次放疗和化疗效果都不理想，临床治疗非常棘手。

伽玛刀采用三维立体定向技术将颅内或颅底病灶精确定位，将201条细束伽玛射线经多角度精确聚焦照射于病灶（焦点误差<0.1mm），其焦点能量强大并精确定位在病灶组织上，一次性大剂量照射病灶使之坏死，射线在病灶边缘呈梯度锐减，周围正常组织和器官免受射线的损害，很好地解决了传统放疗不能解决的问题。全程治疗仅需2~3小时，住院1~2天即可出院。由于伽玛刀具有以往各种放疗外照射方法不可比拟的优点，近年来已陆续有学者报到了伽玛刀治疗鼻咽癌的经验，伽玛刀既可作为鼻咽癌的首次治疗方法，也可与传统放疗相互结合以取得更好的临床疗效。下面举例说明。

病例1　患者男，83岁，主因右鼻堵塞，涕中带血4年，于外院先后行三次手术治疗,症状无缓解，第三次术后右眼失明，查CT发现鼻咽癌侵入颅内。于1997-12-19及1997-12-22行分次伽玛刀治疗（容积分割）鼻咽部及颅内病灶，边缘剂量分别为20Gy及18Gy，治疗容积分别为20.7ml及21.2ml。一年后复查MRI显示肿瘤明显缩小，侵入颅内部分肿瘤消失。患者鼻部堵塞及涕中带血症状消失（图2-4-1）。

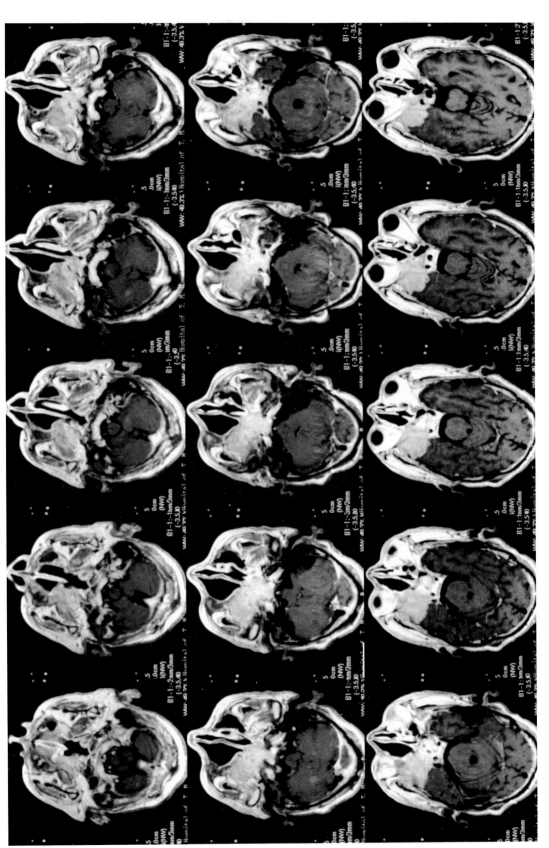

A 伽玛刀治疗定位MRI 轴位强化

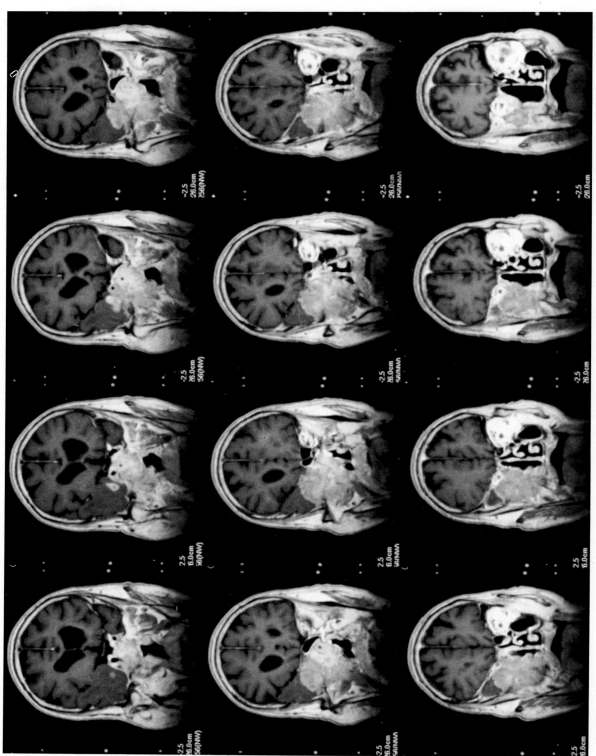

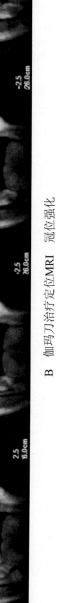

B　伽玛刀治疗定位MRI　冠位强化

C　伽玛刀治疗后1年复查MRI　轴位强化

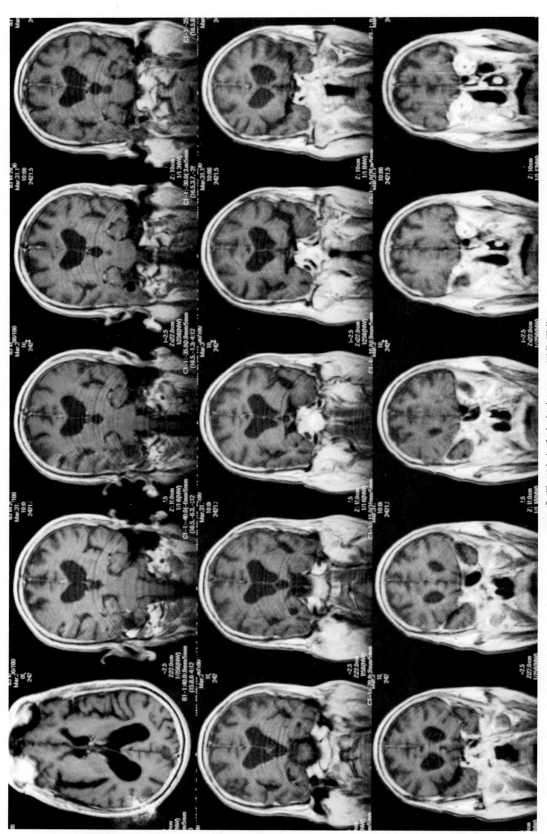

D 伽玛刀治疗后1年复查MRI 冠位强化

图2-4-1 鼻咽癌侵入颅内行伽玛刀治疗

A-B.患者定位MRI,显示肿瘤颅内外广泛侵袭;C-D.伽玛刀治疗1年后随访MRI,显示肿瘤明显缩小,侵入颅内部分肿瘤消失。

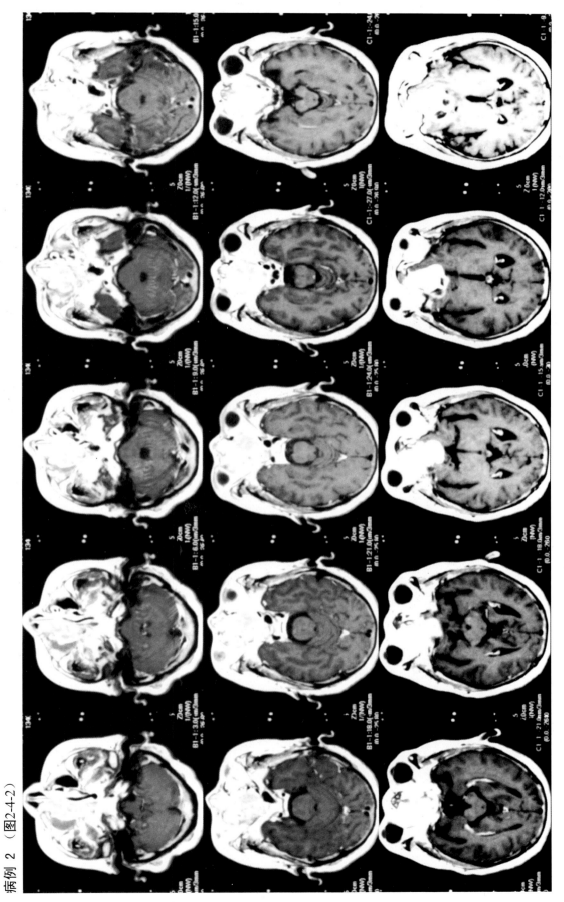

病例 2　（图2-4-2）

A　伽玛刀治疗定位 MRI 轴位强化

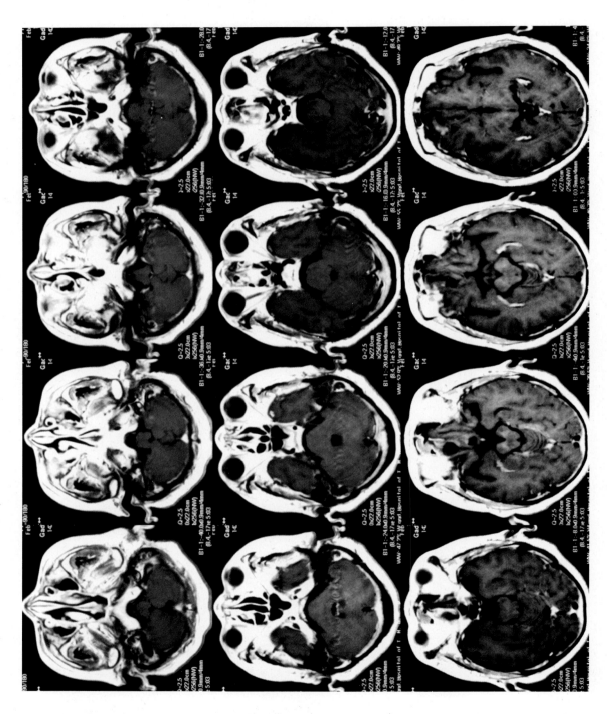

B　伽玛刀治疗后 1 年复查 MRI 轴位强化

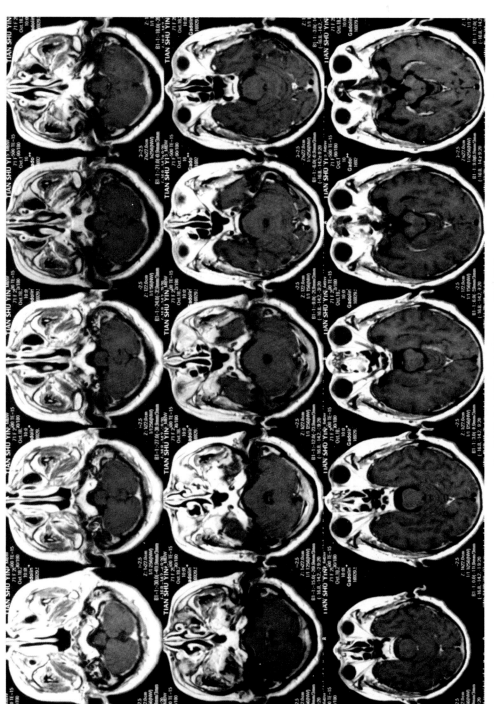

C　伽玛刀治疗后3年复查MRI 轴位强化

图2-4-2　鼻咽癌侵入颅内行伽玛刀治疗

A，患者定位MRI；B，C.伽玛刀治疗1年及3年后随访MRI，肿瘤控制良好。

（隋秀丽）

参 考 文 献

1. Kano H, Niranjan A, Kondziolka D, et al. The role of palliative radiosurgery when cancer invades the cavernous sinus. Int J Radiat Oncol Biol Phys,2009, 73(3):709-715.

2. O'Donnell HE, Plowman PN, Khaira MK, et al. PET scanning and Gamma Knife radiosurgery in the early diagnosis and salvage "cure" of locally recurrent nasopharyngeal carcinoma. Br J Radiol, 2008,81(961): e26-30.

3. Douglas JG, Goodkin R, Laramore GE. Gamma knife stereotactic radiosurgery for salivary gland neoplasms with base of skull invasion following neutron radiotherapy. Head Neck, 2008,30(4): 492-496.

4. Gardner E, Linskey ME, Peñagarícano JA, Hanna EY. Stereotactic radiosurgery for patients with cancer of the head and neck. Curr Oncol Rep, 2003 ,5(2): 164- 169.

5. Iwai Y, Yamanaka K. Gamma Knife radiosurgery for skull base metastasis and invasion. Stereotact Fun- ct Neurosurg, 1999,72 Suppl 1:81-87.

6. Kondziolka D, Lunsford LD. Stereotactic radio- surgery for squamous cell carcinoma of the nasopharynx. aryngoscope,1991,101(5):519-522.

第五章 功能性疾病

第一节 顽固性癫痫

癫痫是神经科常见的综合征，以反复发作性意识障碍、抽搐、知觉障碍、感觉异常为基本特征，常伴有精神、行为、情感以及内脏功能紊乱。临床上对癫痫的诊断应根据发作病史和脑电癫痫波的记录。

癫痫外科学作为功能性神经外科的主要组成部分，是通过外科手术的方法，切除致痫灶、阻断癫痫放电的扩散途径、降低大脑皮层的兴奋性来控制癫痫发作。近年来由于神经影像技术、神经电生理技术的飞速发展，使得致痫灶的精确定位成为可能，大大提高了癫痫外科治疗的疗效。

外科手术治疗顽固性癫痫已超过半个世纪。近二十年来人们对癫痫的基础理论和诊疗技术都取得了长足的进步，采用神经外科手术治疗癫痫已逐渐发展为广大神经内、外科医生可以接受的常规治疗方法。外科治疗顽固性癫痫追求的目标是疗效好、安全度高，保存正常功能。但外科手术也存在着脑组织创伤、功能缺损、致痫等并发症并有一定的死亡率。γ刀具有安全、微创、定位精确、不受部位限制及并发症少，符合外科治疗癫痫的目标。在早期γ刀治疗AVM和脑肿瘤的实践中发现病人同时伴发的继发性癫痫有53%~63%发作停止，动物实验也进

一步支持了这一发现，此后开始有少数放射外科医生开始用γ刀治疗癫痫的实践。Barica-Salorio等（1993年）报道γ刀低剂量（10~20Gy）治疗11例顽固性癫痫，结果4例用AED停止发作，5例改善，2例无变化；Whang等（1995年）报道用EEG和MRI定位，对非进展性病灶行γ刀治疗31例，其中20例随访时间超过1年，结果2例不用AED发作停止，9例用AED发作停止，发作减少7例，无效2例；Regis等（1995年）报道γ刀颞叶癫痫靶点杏仁核、海马7例，2004年的多中心合作报道用同样方法治疗21例颞叶内侧癫痫，20例随访2年，其中13例停止发作（65%）；郑立高等（1994年）用γ刀治疗2例顽固性癫痫，分别照射脑软化灶和胼胝体，经1年随访发作显著改善。刘东等（2008年）报告一组37例顽固性癫痫长期随访结果，24例(64.9%)疗效达到Engel I级，疗效出现时间均在伽玛刀治疗后12个月内。伽玛刀治疗癫痫的机制尚不十分清楚，主要有以下几种理论：①致痫神经传导阻滞；②癫痫神经元对放射线高度敏感学说；③放射外科可引起癫痫启动神经元减少，兴奋性降低；④放射外科可以产生致痫灶的放射性坏死，类似于病灶切除而达到抗癫痫作用。

病例 1 患者女，25岁，主因化脓性脑膜炎后顽固性复合性局限发作+大发作，病程24年，于1996-7-3行伽玛刀治疗，治疗方案：胼胝体前2/3切开损毁+右侧杏仁核、海马损毁（图2-5-1，图2-5-2）。处方剂量：胼胝体边缘剂量50Gy，杏仁核、海马

25Gy。疗效：治疗前复合性局限发作5~6次/日+大发作5~6次/月，治疗12个月后，大发作未再出现，复合性局限发作1~2次/月，至伽玛刀治疗后10年时随访控制情况同前。

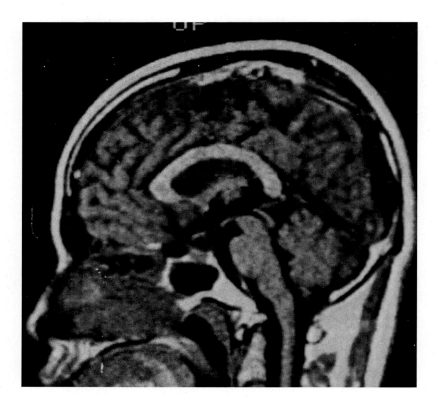

A

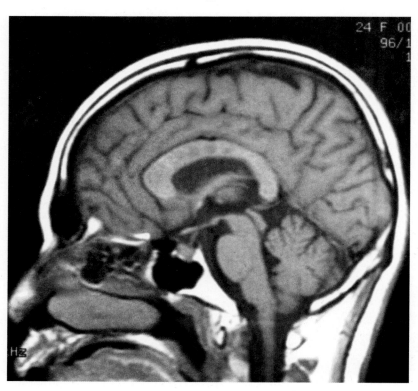

B

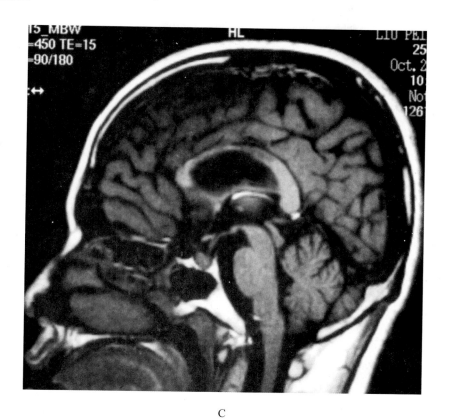

C

D

图 2-5-1　顽固性癫痫行伽玛刀胼胝体切开治疗

A.胼胝体前 2/3 切开损毁定位 MRI；B,C,D.伽玛刀治疗后 6,16,120 个月时复查 MRI，显示胼胝体随时间变化情况

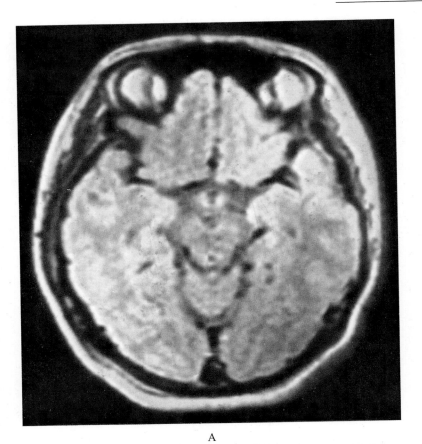

A

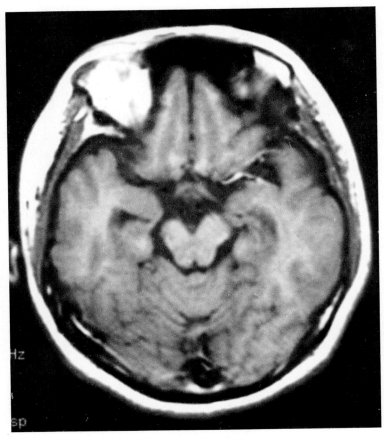

B

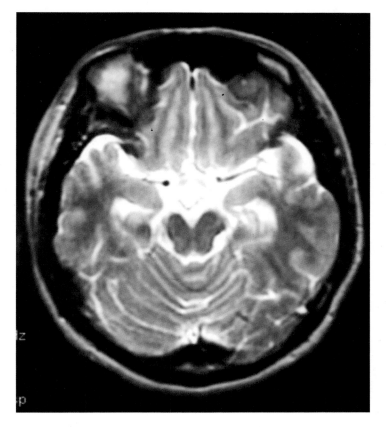

C

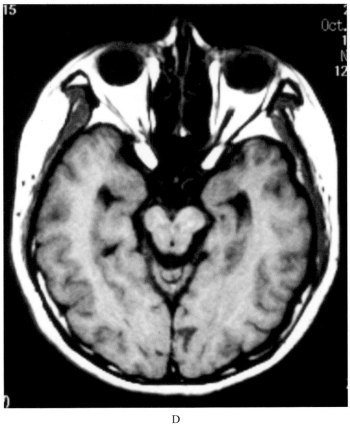

D

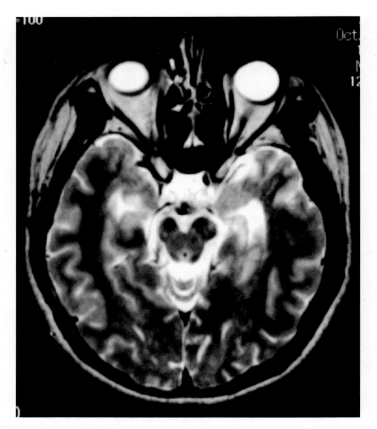

E

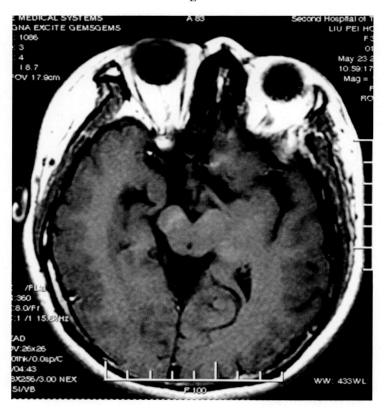

F

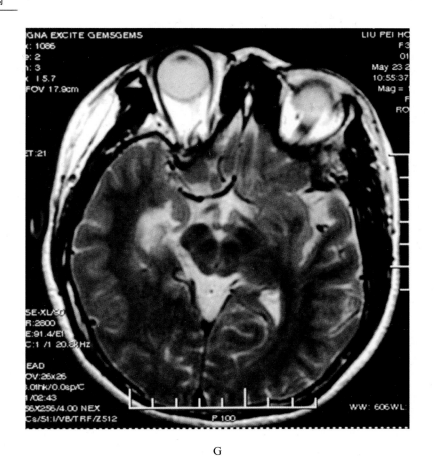

G

图 2-5-2　顽固癫痫行伽玛刀杏仁核，海马损毁治疗

A. 右侧杏仁核、海马损毁定位 MRI；B,C.伽玛刀治疗后 6 个月时复查 MRI；D,E.伽玛刀治疗后 16 个月时复查 MRI；F,G. 伽玛刀治疗后 120 个月时复查 MRI，显示右侧杏仁核、海马随时间变化情况。

病例 2　患者女性，15 岁，主因左额脑脓肿术后 12 年，右侧肢体癫痫发作 12 年，4~6 次/年，于 1998-8-12 行伽玛刀治疗，治疗后癫痫发作即终止，未再次发作（图 2-5-3）。

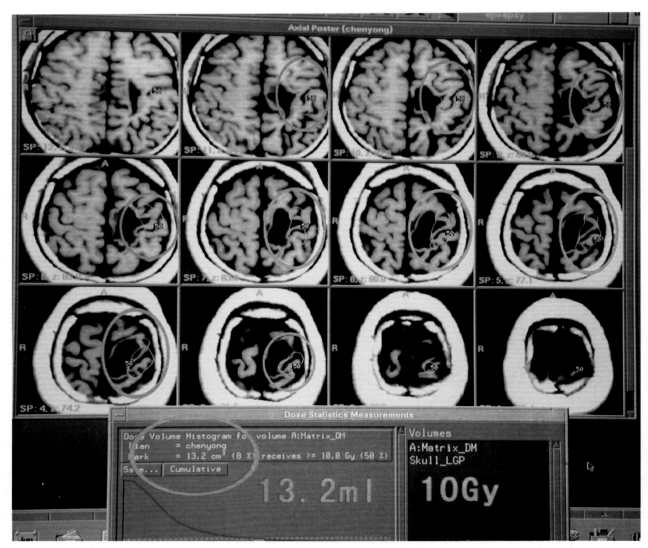

A

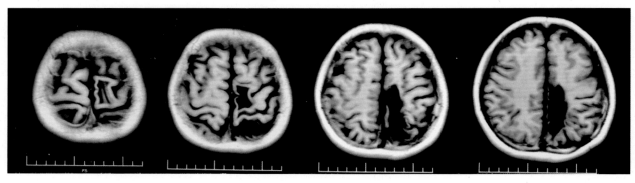

B

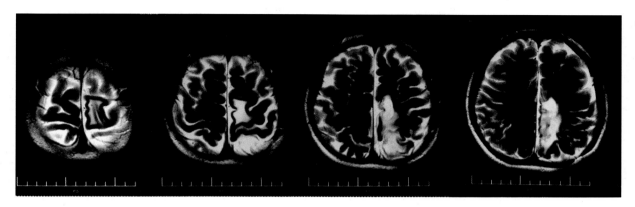

C

图 2-5-3 顽固癫痫行伽玛刀治疗

A.伽玛刀治疗剂量计划；B,C.伽玛刀治疗后 10 年复查 MRI

（刘 东）

参 考 文 献

1. Quigg M, Barbaro NM. Stereotactic radiosurgery for treatment of epilepsy. Arch Neurol. 2008, 65(2):177-183.

2. Schäuble B, Cascino GD, Pollock BE ,et al. Seizure outcomes after stereotactic radiosurgery for cerebral arteriovenous malformations . Neurology, 2004, 639(4): 683-687.

3. Barcia-Salorio JL, Barcia JA, Roldan P, et al. Radiosurgery of epilepsy. Acta Neurochir Suppl (Wien), 1993,58:195-197.

4. Whang CJ, Kim CJ. Short-term follow-up of stereotactic Gamma Knife radiosurgery in epilepsy. Stereotact Funct Neurosurg. 1995;64 Suppl 1:202-8.

5. Regis J, Peragui JC, Rey M. First selective amygdalohippocampal radiosurgery for 'mesial temporal lobe epilepsy'. Stereotact Funct Neurosurg. 1995;64 Suppl 1:193-201.

6. 郑立高，徐德生，张志远，等. 顽固性癫痫伽玛刀放射外科治疗.功能性和立体定向神经外科杂志，1999；12(2)：23-26.

7. 刘东，郑立高，徐德生，等.伽玛刀治疗顽固性癫痫的长期随访研究. 中华临床医师杂志（电子版）,2008,2(5):541-548.

8. Engel J Jr, Van Ness P, Rasmussen TB, et al. Outcome with respect to epileptic seizures. In: Engel J Jr. Surgical Treatment of the Epilepsies. 2nd ed. New York. Raven Press, 1993: 609–621.

9. 谭启富，李龄，吴承远，等. 癫痫外科学. 北京：人民卫生出版社。2006：405-438.

10. Engel J Jr. A Greater Role for Surgical Treatment of Epilepsy: Why and When?Epilepsy Curr. 2003 ,3(2):37-40.

11. Cascino GD. Surgical treatment for epilepsy. Epilepsy Research. 2004, 60(2-3): 179-18.

12. Mori Y, Kondziolka D, Balzer J, et al. Effects of stereotactic radiosurgery on an animal model of hippocampal epilepsy. Neurosurgery. 2000, 46(1): 157-168.

13. Regis J, Rey M, Bartolomei F, Vladyka V, et al. Gamma knife surgery in mesial temporal lobe epilepsy: a prospective multicenter study. Epilepsia. 2004 ,45(5):504-515.

14. Eder HG, Feichtinger M, Pieper T, et al .Gamma knife radiosurgery for callosotomy in children with drug-resistant epilepsy. Childs Nerv Syst. 2006;22 (8):1012-1017.

第二节　三叉神经痛

一、概述

三叉神经痛（Trigeminal neuralgia）是一种以三叉神经分布区内反复发作的、短暂的、阵发性剧痛为特征的神经科慢性疾病,每年全世界发病率为 4/10 万～13/10 万,多见于 40 岁以上成年及老年人。由于长期发作,病人疼痛难忍可发生精神性格的改变影响工作、学习和生活,严重影响患者生活质量和健康水平。多数三叉神经痛的原因是神经在进入脑桥前数毫米的位置受到压迫所致,压迫的原因主要为血管,其他还有神经鞘瘤、脑膜瘤、表皮样囊肿、动脉瘤、动静脉畸形等。压迫导致受压区域脱髓鞘改变造成了疼痛。但确切的病因尚不完全清楚。

二、临床表现及诊断

疼痛特征：发作无先兆,骤起骤停,呈电击样或刀割样,程度为中度到极重度,持续时间一般不超过 2 分钟,白天发作多于晚间,睡眠中罕见。通常为间歇性发作,间隔时间可达数月甚至数年,但随着病情进展,缓解期越来越短,直到每日多次发作。疼痛部位多数严格局限于三叉神经分布区域,单侧发病多见,3 支均可受累,2、3 支最多。约半数患者可因触碰"扳机点"引起发作,扳机点多位于上唇、鼻翼、口角、门齿、上腭、颊粘膜等。神经系统检查很少阳性发现。诊断主要依靠病人主诉,其他手段包括 CT、MRI、MRA 等影像学方法。

三、治疗选择

（1）药物治疗：卡马西平、苯妥英钠等。

（2）封闭：常用无水乙醇封闭,操作简单,但疗效不能持久,很少超过一年。

（3）三叉神经切断术：现已很少采用,可使切断的神经分布区感觉完全消失，2 年后多数患者会复发。

（4）经皮穿刺射频热凝术：适用于药物耐受,不宜手术治疗的病人。手术针对三叉神经半月节,无法根治疼痛,多数患者会复发。并发症可见面部麻木,感觉缺失,角膜感觉缺失,咀嚼肌轻瘫和动眼、滑车、展神经损伤以及无伤颈内动脉等。

（5）三叉神经微血管减压术：手术将膨胀扭曲的血管与三叉神经根分隔开来。对 60%～70% 的病人有很好的疗效。并发症可见脑脊液漏、颅内感染、听力下降等。脑干梗死、颅内血肿、脑水肿等严重并发症只占少数。复发的比例为 6%～47%。

（6）伽玛刀反射外科治疗：伽玛刀治疗三叉神经痛采用 MRI 定位,可以清晰地显示三叉神经从脑干到半月节的走行,将三叉神经进入脑桥前 2～4mm 处定为靶点,文献报道的有效率一般高于 90%。适合于原发性和继发性三叉神经痛,以及药物治疗和其他方法治疗无效的三叉神经痛。止痛效果在 1～90 天内显效,鲜见面部感觉减退,不损伤其他颅神经,复发率较低。对于复发者第二次治疗仍然有效。三叉神经痛伽玛刀治疗,定位精确、有效率高、无创伤、术后无不良反应、并发症极少、无生命危险等优点,已成为治疗三叉神经痛的首选治疗方法之一。伽玛刀治疗三叉神经痛的机制尚不清楚。近期已有双靶点治疗取得良好效果的报告,对第 1 次治疗无效和复发的病例进行伽玛刀再次治疗,业已取得很好的疗效。

四、伽玛刀治疗参数

（图 2-5-4，5，6，7）

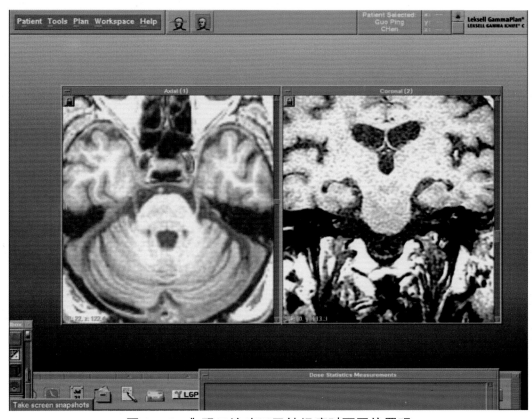

图 2-5-4　伽玛刀治疗三叉神经痛时不同位置观

MR 图像输入工作站，可以清楚地看到三叉神经。左侧：轴；右侧：冠。

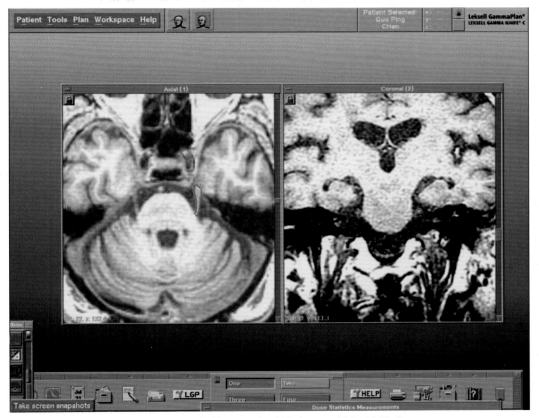

图 2-5-5　在轴、冠分别绘出三叉神经的轮廓

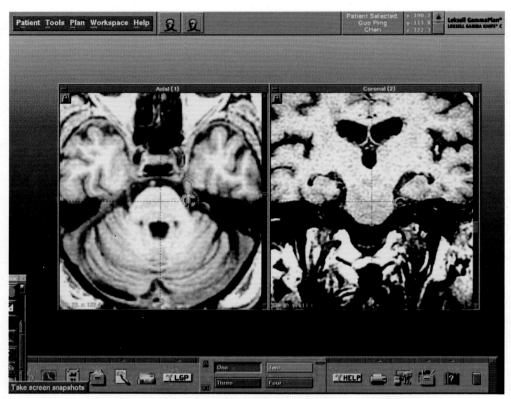

图 2-5-6　伽玛刀治疗三叉神经病痛时定位及剂量分布

图示伽玛刀治疗的靶点，黄色线为 50%等剂量线，绿色线为 30%等剂量线，脑干位于安全范围内。

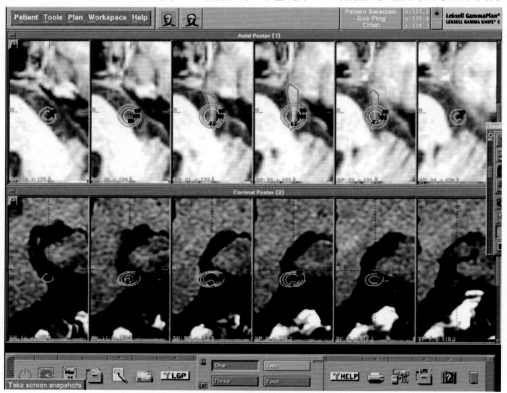

图 2-5-7　在不同层面治疗剂量的分布

（刘晓民）

参 考 文 献

1. Katusic, S, Williams, DB, Beard, CM, et al. Epidemiology and clinical features of idiopathic trigeminal neuralgia and glossopharyngeal neurallgia: similarities and differences, Rochester, Minnesota, 1945-1984. Neuroepidemiology 1991; 10:276.

2. MacDonald, BK, Cockerell, OC, Sander, JW, Shorvon, SD. The incidence and lifetime prevalence of neurological disorders in a prospective community-based study in the UK. Brain 2000; 123 (Pt 4):665.

3. Love, S, Coakham, HB. Trigeminal neuralgia: pathology and pathogenesis. Brain 2001; 124: 2347.

4. Cheng, TM, Cascino, TL, Onofrio, BM. Comprehensive study of diagnosis and treatment of trigeminal neuralgia secondary tumors. Neurology 1993; 43:2298.

5. Linskey, ME, Jho, HD, Jannetta, PJ. Microvascular decompression for trigeminal neuralgia caused by vertebrobasilar compression. J Neurosurg 1994; 81:1.

6. Matthies, C, Sammi, M. Management of 1000 vestibular schwannomas (acoustic neuromas): clinical presentation. Neurosurgery 1997; 40:1.

7. Love, S, Hilton, DA, Coakham, HB. Central demyelination of the Vth nerve root in trigeminal neuralgia associated with vascular compression. Brain Pathol 1998; 8:1.

8. Hilton, DA, Love, S, Gradidge, T, Coakham, HB. Pathological findings associated with trigeminal neuralgia caused by vascular compression. Neurosurgery 1994; 35:299.

9. Barker FG, 2nd, Jannetta, PJ, Bissonette, DJ, et al. The long-term outcome of microvascular decompression for trigeminal neuralgia. N Engl J Med 1996; 334:1077.

10. Tronnier, VM, Rasche, D, Hamer, J, et al. Treatment of idiopathic trigeminal neuralgia: comparison of long-term outcome after radiofrequency rhizotomy and microvascular decompression. Neurosurgery 2001; 48:1261.

11. Zheng LG, Xu DS, Kang CS, Zhang ZY, Li YH, Zhang YP, Liu D, Jia Q.Stereotactic radiosurgery for primary trigeminal neuralgia using the Leksell Gamma unit.Stereotact Funct Neurosurg. 2001;76 (1):29-35.

12. Young RF, Vermeulen SS, Grimm P, Blasko J, Posewitz A.Gamma Knife radiosurgery for treatment of trigeminal neuralgia: idiopathic and tumor related.Neurology. 1997 Mar;48(3):608-14..

13. Konziolka D , Lunsford LD , Flicckinger JC , et al. Stereotactic radiosurgery for tribeminal neuralgia : amultiinstitutional study using the gamma unit . J Neurosurgery ,1996 ,84 :940－945.

第三节　强迫症

一、概述

强迫症的原因及发病机制尚不清楚。目前对强迫症的治疗主要为药物和心理治疗,但至少有 20% 以上的患者无效。手术是治疗强迫症的新方法之一。既往对强迫症发病机制的研究提出了强迫症环路假说(眶额回-纹状体-苍白球-丘脑功能环路)[4],认为强迫症患者由于上述环路存在异常,导致患者的强迫症状。而利用手术破坏环路中任何一点,就可达到治疗强迫症的目的,这就是手术治疗强迫症的理论基础。通过 MRI 导向,在立体定向下进行双侧内囊前肢毁损术,使异常的神经元通路中断,达到解除或改善患者的症状。强迫症在脑解剖结构上无任何改变,脑电图检查等也无明显改变,而脑血流灌注显像如 SPECT 等亦不能完全反映强迫症患者脑认知功能状态,而 PET 显像则可监测强迫症认知功能和治疗疗效。本研究中术前 FDG PET 显像发现强迫症异常环路的相关区域呈高代谢表现,表明这些区域有异常兴奋的神经元存在,并成为异常通路的组成部分。治疗后,随着这些区域 FDG 代谢的减低,相应症状也改善,充分表明异常环路假说的成立。这不但可用于解释强迫症异常脑环路的存在,而且在治疗前有助于脑异常功能区域的定位,为立体定向手术提供必要的依据,并与 YALE-BROWN 和 HAMA 的量表评分联合,有助于强迫症的诊断及鉴别诊断。

二、伽玛刀治疗参数

病例　24 岁女性患者,强迫性书写及捡拾垃圾病史 5 年余,药物治疗无明显改善,病人家属要求试行伽玛刀治疗,以双侧内囊前肢为靶点行毁损术,中心剂量 150Gy,边缘剂量 75Gy,等剂量线 50%(图 2-5-8)。

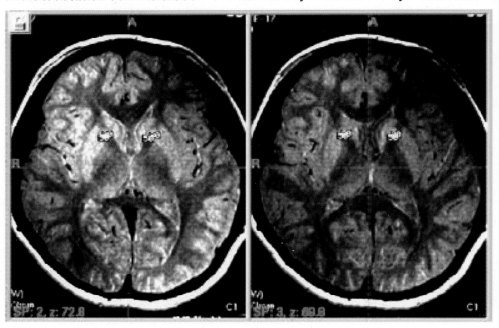

图 2-5-8　伽玛刀行双侧内囊前肢毁损治疗强迫症

(刘晓民)

参 考 文 献

1. Cecconi JP, Lopes AC, Duran FL, etal. Gamma ventral capsulotomy for treatment of resistant obsessive-compulsive disorder: a structural MRI pilot prospective study. Neurosci Lett, 2008, 447 (2-3):138-142.

2. Kondziolka D, Hudak R. Management of obsessive-compulsive disorder-related skin picking with gamma knife radiosurgical anterior capsulotomies: a case report. J Clin Psychiatry,2008 ,69(8): 1337 -1340.

3. Kim MC, Lee TK. Stereotactic lesioning for mental illness. Acta Neurochir Suppl. 2008,101:39-43.

4. Friehs GM, Park MC, Goldman MA, et al. Stereotactic radiosurgery for functional disorders. Neurosurg Focus. 2007;23(6):E3.

5. Rosenfeld JV, Lloyd JH. Contemporary psychosurgery. J Clin Neurosci,1999,6(2):106-112.

6. Lippitz BE, Mindus P, Meyerson BA, et al Lesion topography and outcome after thermocapsulotomy or gamma knife capsulotomy for obsessive -compulsive disorder: relevance of the right hemisphere. Neurosurgery,1999 ,44(3):452- 460.

7. Martuza RL, Chiocca EA, Jenike MA, et al. Stereotactic radiofrequency thermal cingulotomy for obsessive compulsive disorder. J Neuropsychiatry Clin Neurosci,1990 ,2(3):331-336.

第六章　并发症

一、概　述

　　伽玛刀放射外科作为现代神经外科重要的组成部分，已广泛应用于各种颅脑肿瘤、血管畸形、功能性神经外科疾病的临床治疗。由于伽玛刀是将高能伽玛射线精确聚焦于颅内局限性靶区进行单次适形照射，靶区外射线剂量迅速衰减，周围组织损伤轻微；另外伽玛刀单次聚焦照射所产生的电离辐射效应较传统分次放疗倍增，治疗所需剂量亦明显降低，因此伽玛刀放射外科的并发症与传统的分次全脑放疗不同。伽玛刀放射外科术后可能出现的不良反应有早中晚期之分。

　　1. 早期反应　指在伽玛刀放射外科治疗后即刻至 1 周内发生的反应，包括框架固定钉孔处疼痛、麻木，其在治疗后立即发生，具有自限性，会很快缓解。另有 4%~5% 的患者在治疗后可出现不同程度头痛、头晕、轻度的恶心呕吐、乏力等、低热等反应，症状多可在 24~48 小时内自行缓解，无须住院治疗。影像学检查一般无明显变化。严重的早期反应非常少见，一般表现为新的局灶性症状或者癫痫发作。在一组 835 名接受伽玛刀放射外科治疗的患者中，治疗后 7 天内仅有 18 名患者出现了上述并发症，影像学检查发现病灶周围水肿加重。严重早期反应的发生与病灶的位置和放射剂量有关，如癫痫发作常见于病灶位于大脑皮质运动区附近的病人。

　　2. 中期反应　一般指患者在伽玛刀治疗后出现病灶周围脑水肿。脑水肿是伽玛刀治疗后一个常见的并发症，国内有报道其总的发生率达 22.2%。电镜检查发现伽玛刀治疗后脑水肿病人的肿瘤及瘤周组织中由于电离辐射的影响，脑肿瘤及瘤周脑组织血脑屏障三层结构均发生不同程度的变性破坏：毛细血管内皮细胞大多变得扁平菲薄，部分内皮细胞皱缩，血管周围基底膜明显变薄；星形胶质细胞终足围绕形成的胶质膜变薄。这种超微结构形态的改

变缩短了细胞间离子通道的距离及水分子、一些大分子物质的渗透距离，从而使水分子从毛细血管内转移到脑组织中变得更快捷，有利于脑水肿的形成；内皮细胞间的紧密连接缝隙均增大，部分紧密连接断裂，这些形态改变提示跨细胞亲脂性通道开放，使水分子及一些大分子物质易于渗透进脑组织，与一些血管活性物质产生更直接的接触，从而进一步加剧脑水肿；细胞质内吞噬小体数量增加，表示细胞吸收性内吞作用增强；星形细胞线粒体肿胀，嵴减少或消失。星形细胞作为血脑屏障的构成成分，对血脑屏障的生理功能有重要作用，这一作用归因于脑内皮细胞和星形细胞的闭合交流。因此，星形细胞损伤可导致血脑屏障再修复功能丧失，血脑屏障出现不可逆的破坏，是脑水肿之所以非常顽固的一个重要病理基础。同时脑肿瘤间质和微小血管内膜明显增生，血管管壁增厚，管腔进行性狭窄甚至闭塞，可使脑肿瘤的静脉引流受阻，进一步加重瘤周脑水肿。

　　伽玛刀治疗后脑水肿的发生与病灶的病理性质密切相关，在各病理类型中以胶质瘤、AVM、海绵状血管瘤和脑膜瘤发生水肿概率略高，脑转移瘤和松果体区肿瘤较少见，垂体瘤和神经鞘瘤则几无水肿发生，甚至部分脑转移瘤在术前水肿严重，治疗后水肿可很快减退。脑水肿的相关因素还有：①治疗体积与剂量大小：病灶直径小于 2cm 者，使用高剂量几乎不发生明显的脑水肿，直径大于 3cm 者，使用中等剂量也有部分患者发生病灶周围水肿；②病变部位：大脑凸面病灶发生灶周水肿的概率高于颅底部；③放疗史：放射外科治疗前已接受过常规放疗者，其脑损伤发生率明显增高；④个体差异：病变性质、部位、大小、剂量等基本相同的患者，治疗后部分患者可发生明显水肿。

　　对于伽玛刀治疗后脑水肿发生的时间，普遍认为多发生在伽玛刀治疗后 2 周到 9 个月。可发生病

灶周围不同程度的脑水肿，95%以上的水肿患者均无临床症状，延续3~6个月水肿可自行消失；发生严重脑水肿的者低于5%，患者可出现颅内压升高症状，给予脱水剂、激素治疗后，多数可平安度过水肿期，患者因颅内压过高须开颅行病灶切除或减压术者一般不超过1%。

3. 晚期反应 发生于伽玛刀放射外科治疗后数月至数年，包括以下症状。①脱发：病灶接近头皮，局部剂量大于3Gy即可发生脱发，多数可自行恢复；局部头皮剂量大于7Gy则可能造成永久性脱发；②颅神经功能损伤：包括视神经、动眼神经、滑车神经、三叉神经、展神经、面神经、前庭蜗神经等，但若严格掌握适应证并且治疗计划规范合理，发生永久性神经损害的概率一般不超过3%；③病灶周围放射性脑损伤：放射性脑损伤多为局灶性，发生率低，潜伏期较长，主要发病机制包括血管内皮损伤，血管腔扩张，血管周围间隙扩大，内皮细胞肿大、血脑屏障破坏等；神经胶质细胞损害，尤其少突胶质细胞的损伤是发生脱髓鞘性改变和白质萎缩的重要原因，照射后具有增殖能力的非成熟细胞丢失和胶质细胞反应性增生；细胞因子的反应，一些细胞因子与放射性损伤有明显相关性，照射后小胶质细胞明显增加，分泌多种细胞因子。基于放射性脑损伤的病理基础，其主要的效应是水肿和脱髓鞘，增加了脑组织中自由水与结合水含量，MRI检查时损伤组织的T_1、T_2弛豫时间延长，即T_1加权像呈斑片状和大片状低信号，T_2加权像呈斑片状、团块状、和环状略高信号影，其信号强度明显低于周围水肿者。晚期病变出现液化坏死，则T_1WI信号更低，T_2WI信号更高，与脑脊液相仿。若行增强扫描则强化表现为不规则的单发和多发斑点状、斑片状、花环状、珊瑚状、地图状等，强化区散在，有辐射发散感，其信号强度均匀或不均匀，边缘呈毛刷状，有的中央可见不强化的缺血坏死区，随着时间的延长坏死区逐渐扩大。

二、不同疾病伽玛刀治疗后的常见并发症及影像学表现

1. AVM AVM伽玛刀治疗后至其完全闭塞前仍有出血可能。一般认为AVM伽玛刀治疗后的出血率与其自然史相同，为2%~4%。Vymazal等发现易出血之AVM有其自身特征，如畸形血管巢内合并动脉瘤，供血动脉瘤样病变，中央静脉引流，脑室旁、脑室内AVM等。多中心研究结果显示，伽玛刀放射外科治疗1255例AVM，有8%的病例出现并发症，症状多为轻微，仅有两例致命。AVM经伽玛刀放射外科治疗后再出血的机会在少年儿童和成人中分别是1.3%和2.7%。迟发囊肿形成是AVM经伽玛刀放射外科治疗后的另一并发症，国内可见文献报道。有研究报道其发生率为0.6%（2/341）其主要症状是头痛和癫痫发作，其预后一般良好。在一组运用伽玛刀放射外科治疗72名AVM病人的研究中，MRI扫描T_2像观察，约1/3的病人在病灶周围出现了新发的高信号区域，这1/3病例中有一半出现了头痛或者神经功能损失伤的症状，但绝大多数病人的影像学改变和症状都呈一过性（图2-6-1）。

2. 脑膜瘤 伽玛刀放射外科常被用来治疗颅底部的脑膜瘤，梅奥医学中心Stafford等用伽玛刀放射外科治疗190位患者的206个脑膜瘤，其中77%位于颅底部，肿瘤平均周边剂量为16 Gy，13%的病人发生了并发症（图2-6-2）：8%为颅神经损伤，3%为症状性的脑实质改变，另外颈内动脉狭窄和症状性的囊肿形成各占1%。仅有3%的病人因为放射外科治疗造成功能状态减退。匹兹堡大学Kondziolka等治疗99例脑膜瘤病人，肿瘤平均边缘剂量也为16 Gy，治疗后3年中仅有5位患者发生并发症，包括视觉问题和一过性轻偏瘫，其中两例病人的症状后来完全缓解。

3. 听神经瘤 运用伽玛刀放射外科来治疗小于3cm的听神经瘤是非常合理的选择，以12.5Gy或者13 Gy的边缘剂量可以得到较高的肿瘤控制率同时减少并发症的发生。超过50%的病人可以保存有效听力，2-3%的病人发生第五颅神经损害，1-5的病人发生第七颅神经损害。新近完成的1项伽玛刀治疗听神经瘤的10年随访揭示：以12~13 Gy的边缘剂量治疗216例单侧听神经瘤病人仅有3名接受了肿瘤切除或部分切除手术，71%保留了原来的听力；74%保留了有用听力。仅一例发生了邻近肿瘤的蛛网膜下腔囊肿，面神经和三叉神经功能保留率分别为100%和94.9%。

4. 脑转移瘤 单发或者多发脑转移瘤的病人接

受伽玛刀放射外科治疗，边缘剂量 18～20 Gy，发生放射性坏死的概率为 5%。匹兹堡大学的一项研究中，137 名伽玛刀放射外科治疗后生存时间大于 12 个月脑转移肿瘤患者，治疗后一年发生并发症的比率约为 3%。脑转移瘤病人接受全脑放疗（WBRT）加伽玛刀放射外科可能会得到比单独伽玛刀放射外科治疗更好的肿瘤控制率，但是病人的认知功能可能会受到损害。

5.垂体瘤　垂体瘤的病人接受伽玛刀放射外科治疗后主要的并发症为垂体功能低下，视力损害和动眼神经损害罕见，并且可以自行缓解。在一组包含 651 名接受 SRS 治疗的患者的研究中，有 33 名病人发生中到重度的并发症，其中重度 6 名。

6.胶质瘤　胶质瘤伽玛刀术后 MRI 强化较普遍，其初起形态多具特征性，呈无张力的花边状环绕在病灶边缘区，少数呈斑片状，二者间可相互转化。MRI 强化具特征性的花边状，是因其边缘胶质增生纤维化，中心部分细胞死亡破坏而形成。这种放射性反应是可逆的。对于首次强化出现的时间在

术后 2 年以上的，不排除病灶恶性级别增高的可能，更长期的追踪有助于该问题的探讨。为放射反应对于疗效的评价会产生一定的影响。但随着时间推移和放射反应的消退，其影响会渐小，据此作者认为，术后近期内的 MRI 复查易受放射反应的影响不能准确反映疗效情况，3 年以上的远期 MRI 复查更能客观准确地评价伽玛刀对低恶度胶质瘤的治疗价值。

7.海绵状血管瘤　Karlsson 报告 23 例海绵状血管瘤患者伽玛刀后平均 16 个月内有 6 例出现放射相关并发症，远高于 AVM 放射后反应。在海绵状血管瘤早期伽玛刀治疗的病例中，多参考 AVM 治疗剂量，边缘剂量平均在 18Gy 左右，并发症发生较多。但实际上海绵状血管瘤与 AVM 是不同的，他并非是动脉通过畸形血管巢直接流入静脉，其血流缓慢，出血压力也较低，因此，治疗剂量较 AVM 应降低，一般不超过 16Gy，对于重要功能区病灶更应谨慎（图 2-6-3）。

病例 1 （图 2-6-1）

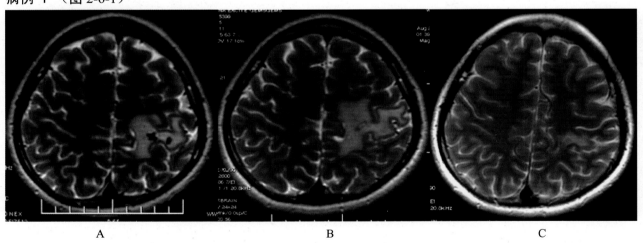

图 2-6-1　脑 AVM 伽玛刀治疗后水肿过程

患者女性，25 岁，因 AVM 行伽玛刀治疗。A：治疗后 5 个月，病灶周围水肿；B：治疗后 8 个月，病灶基本消失，周围水肿加重；C：治疗后 16 个月，病灶消失，水肿基本消退。

病例 2（图 2-6-2）

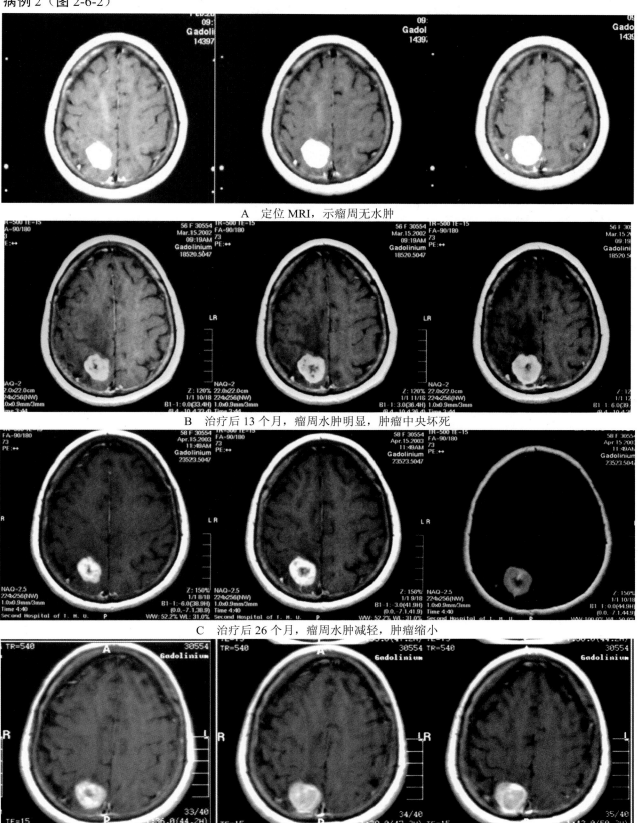

A 定位 MRI，示瘤周无水肿

B 治疗后 13 个月，瘤周水肿明显，肿瘤中央坏死

C 治疗后 26 个月，瘤周水肿减轻，肿瘤缩小

D 治疗后 67 个月，瘤周无水种

图 2-6-2 56 岁女性，矢状窦旁脑膜瘤行伽玛刀治疗

病例3（图 2-6-3）

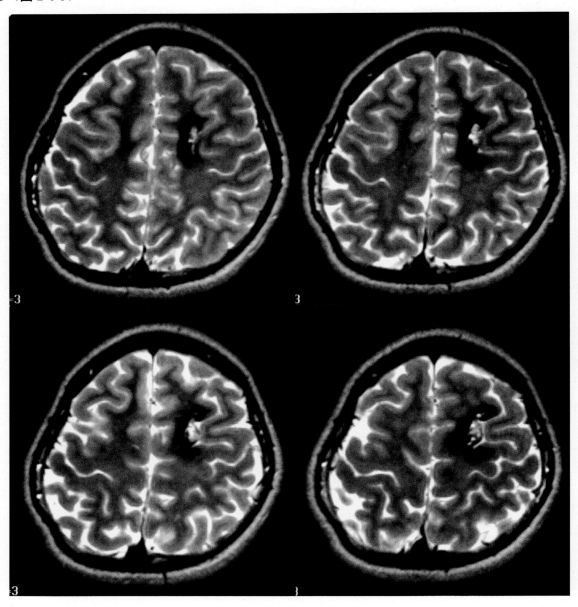

A　定位 MRI

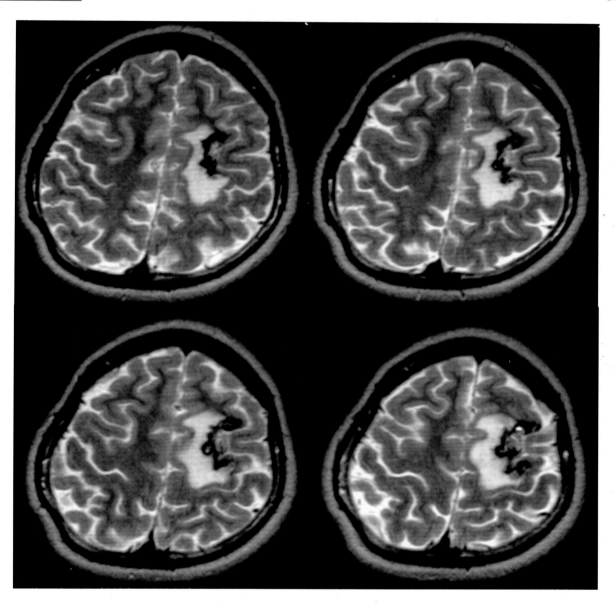

B　伽玛刀治疗后 1 年，病灶周围水肿

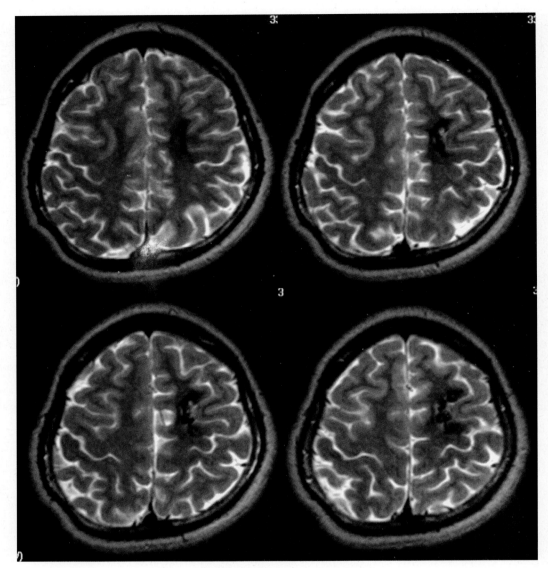

C 伽玛刀治疗后 1 年半，水肿消失

图 2-6-3　患者女性，13 岁，因海绵状血管瘤行伽玛刀治疗

（刘晓民）

参 考 文 献

1. St George EJ, Kudhail J, Perks J, Plowman PN. Acute symptoms after gamma knife radiosurgery. J Neurosurg. 2002 Dec;97(5 Suppl):631-4.

2. Chin LS, Lazio BE, Biggins T, Amin P. Acute complications following gamma knife radios urgery are rare. Surg Neurol 2000; 53:498.

3. Gelblum DY, Lee H, Bilsky M, et al. Radiographic findings and morbidity in patients treated with stereotactic radiosurgery. Int J Radiat Oncol Biol Phys 1998; 42:391.

4. Kondziolka D, Lunsford LD, Tompson TP. Stereotactic Radiosurgery with the Gamma Knife. In: Schulder M, Gandhi CD, eds. Handbook of stereotactic and functional neurosurgery. 1st ed. New York: Marcel Dekker, 2003. 165-177

5. 陈群，刘启勇，姜红，等.伽玛刀治疗后发生放射性脑病的原因分析及治疗 立体定向和功能性神经外科杂志，2005，（6）

6. 沈光建，唐文渊，许民辉，等.伽玛刀治疗后脑水肿的临床特征和影响因素.第三军医大学学报，2006（8）

7.　吴旭，卢刚，陈书达，等.脑肿瘤伽玛刀治疗后顽固性脑水肿的病理分析 浙江医学，2007，（4）

8.　Flickinger JC, Lunsford LD, Kondziolka D, et al. Radiosurgery and brain tolerance: an analysis of neurodiagnostic imaging changes after gamma knife radiosurgery for arteriovenous malformations. Int J Radiat Oncol Biol Phys 1992; 23:19.

9.　Flickinger JC, Kondziolka D, Lunsford LD, et al. A multi-institutional analysis of complication outcomes after arteriovenous malformation radiosurgery. Int J Radiat Oncol Biol Phys 1999; 44:67.

10.　Nicolato A, Lupidi F, Sandri MF, Foroni R, Zampieri P, Mazza C, Maluta S, Beltramello A, Gerosa M. Gamma knife radiosurgery for cerebral arteriovenous malformations in children/-adolescents and adults. Part I: Differences in epidemiologic, morphologic, and clinical characteristics, permanent complications, and bleeding in the latency period. Int J Radiat Oncol Biol Phys. 2006 Mar 1;64(3):904-13. Epub 2005 Oct 27

11.　黄劲柏，郭大静，徐海波.脑动静脉畸形γ刀术后迟发性囊肿形成二例.临床放射学杂志，2005，（5）

12.　赵刚，梁军潮，吴鸿勋，等.伽玛刀治疗脑动静脉畸形长期并发症分析.中国临床神经外科杂志,2007,（3）

13.　Stafford SL, Pollock BE, Foote RL, et al. Meningioma radiosurgery: tumor control, outcomes, and complications among 190 consecutive patients. Neurosurgery 2001; 49:1029.

14.　Kondziolka D, Levy EI, Niranjan A, et al. Long-term outcomes after meningioma radiosurgery: physician and patient perspectives. J Neurosurg 1999; 91:44.

15.　Liu D, Xu D, Zhang Z, et al. Long-term outcomes after Gamma Knife surgery for vestibular schwannomas: a 10-year experience. J Neurosurg, 2006,105 Suppl:149-153.

16.　刘东，徐德生，张志远，等．伽玛刀治疗听神经瘤中、长期疗效分析．立体定向和功能性神经外科杂志，2005，18(4)：225-229.

17.　Foote KD, Friedman WA, Buatti JM, et al. Analysis of risk factors associated with radiosurgery for vestibular schwannoma. J Neurosurg 2001; 95:440.

18.　Lunsford LD, Niranjan A, Flickinger JC, et al. Radiosurgery of vestibular schwannomas: summary of experience in 829 cases. J Neurosurg 2005; 102 Suppl:195.

19.　Chopra R, Kondziolka D, Niranjan A, Lunsford LD, Flickinger JC. Long-term follow-up of acoustic schwannoma radiosurgery with marginal tumor doses of 12 to 13 Gy. Int J Radiat Oncol Biol Phys. 2007 Jul 1;68(3):845-51.

20.　Petrovich Z, Yu C, Giannotta SL, et al. Survival and pattern of failure in brain metastasis treated with stereotactic gamma knife radiosurgery. J Neurosurg 2002; 97:499.

21.　Andrews DW, Scott CB, Sperduto PW, et al. Whole brain radiation therapy with or without stereotactic radiosurgery boost for patients with one to three brain metastases: phase III results of the RTOG 9508 randomised trial. Lancet 2004; 363:1665.

22.　Aoyama H, Tago M, Kato N, Toyoda T, Kenjyo M, Hirota S, Shioura H, Inomata T, Kunieda E, Hayakawa K, Nakagawa K, Kobashi G, Shirato H. Neurocognitive function of patients with brain metastasis who received either whole brain radiotherapy plus stereotactic radiosurgery or radiosurgery alone. Int J Radiat Oncol Biol Phys. 2007 Aug 1;68(5):1388-95.

23.　Pollock BE, Cochran J, Natt N, Brown PD, Erickson D, Link MJ, Garces YI, Foote RL, Stafford SL, Schomberg PJ. Gamma Knife Radiosurgery for Patients with Nonfunctioning Pituitary Adenomas: Results from a 15-Year Experience. Int J Radiat Oncol Biol Phys. 2007 Oct 27

24.　Nakamura JL, Verhey LJ, Smith V, Petti PL, Lamborn KR, Larson DA, Wara WM, McDermott

MW, Sneed PK. Dose conformity of gamma knife radiosurgery and risk factors for complications. Int J Radiat Oncol Biol Phys. 2001 Dec 1;51(5): 1313-9.

25. 郭轶虹，吴锡标，邓印辉，等.低恶度脑胶质瘤伽玛刀术后疗效及放射反应的磁共振研究.实用肿瘤学杂志，2007，（05）.

26. Shinoda J, Yano H, Ando H, Ohe N, Sakai N, Saio M, Shimokawa K. Radiological response and histological changes in malignant astrocytic tumors after stereotactic radiosurgery. Brain Tumor Pathol. 2002;19(2):83-92.